中文翻译版
原书第3版

颞下颌紊乱病诊治指南

Manual of Temporomandibular Disorders

原著者　Edward F. Wright

主　译　刘洪臣

副主译　王燕一　张清彬
　　　　姜　华　邢鹤琳

河南科学技术出版社
· 郑州 ·

内容提要

颞下颌紊乱病是口腔科的常见病、多发病,是长期困扰患者和口腔医师的疾病。本书是一部关于颞下颌紊乱病临床诊断治疗的指南,共由六部分组成。本书的特点是实用性强、涉及面广,对认识颞下颌紊乱病的病因,临床检查、诊断、治疗方案的设计、治疗方法的选择、综合治疗方案的实施、疗效的评价,特别是每个个案病例的分析,有临床实用与指导价值,可作为口腔医师诊治颞下颌紊乱病的参考工具书。

图书在版编目(CIP)数据

颞下颌紊乱病诊治指南/(美)爱德华·F. 赖特(Edward F. Wright)著;刘洪臣主译. —郑州:河南科学技术出版社,2021.1(2021.11重印)
ISBN 978-7-5725-0245-3

Ⅰ.①颞… Ⅱ.①爱… ②刘… Ⅲ.①颞下颌关节综合征-诊疗-指南 Ⅳ.①R782.6-62

中国版本图书馆 CIP 数据核字(2020)第 265108 号

Manual of Temporomandibular Disorders
This edition first published 2014
© 2014 by John Wiley & Sons,Ltd
First edition © 2005 Blackwell Munksgaard
Second edition © 2010 Edward F. Wright
All Rights Reserved. Authorised translation from the English language edition published by John Wiley & Sons Limited. Responsibility for the accuracy of the translation rests solely with Henan Science & Technology Press and is not the responsibility of John Wiley & Sons Limited. No part of this book may be reproduced in any form without the written permission of the original copyright holder,John Wiley & Sons Limited.
著作权合同登记号:豫著许可备字-2017-A-0042

出版发行:河南科学技术出版社
北京名医世纪文化传媒有限公司
地址:北京市丰台区万丰路 316 号万开基地 B 座 1-115   邮编:100161
电话:010-63863186 010-63863168
策划编辑:梁紫岩 孟凡辉
文字编辑:韩 志
责任审读:周晓洲
责任校对:龚利霞
封面设计:龙 岩
版式设计:崔刚工作室
责任印制:苟小红
印   刷:河南瑞之光印刷股份有限公司
经   销:全国新华书店、医学书店、网店
开   本:787 mm×1092 mm 1/16   印张:18   字数:430 千字
版   次:2021 年 1 月第 1 版 2021 年 11 月第 2 次印刷
定   价:198.00 元

译者名单

主　译　刘洪臣　解放军总医院

副主译　王燕一　解放军总医院

　　　　张清彬　广州医科大学附属口腔医院

　　　　姜　华　解放军总医院

　　　　邢鹤琳　首都医科大学附属北京口腔医院

译　者　陈　琰　北京大学口腔医院第二门诊部

　　　　乔朋艳　解放军战略支援部队特色医学中心

　　　　王培欢　解放军联勤保障部队第九六〇医院

　　　　张　戎　解放军总医院

　　　　郭庆圆　青岛大学附属青岛市市立医院

　　　　王非凡　天津市口腔医院

　　　　李传洁　广州医科大学附属口腔医院

　　　　张　硕　南开大学医学院

主译简介

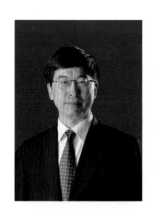

刘洪臣　主任医师,教授,博士生导师。历任解放军总医院口腔医学中心主任、全军口腔医学研究所所长,军队口腔医学重点实验室主任。中华口腔医学会副会长、口腔修复专委会前任主任委员,北京口腔医学会副会长、口腔种植专委会主任委员,中国整形美容协会副会长、口腔整形美容分会会长,中华口腔医学会全科口腔医学专业委员会第 2 届主任委员、颞下颌关节与𬌗学专业委员会第 3 届主任委员、老年口腔医学专委会第 2 届主任委员。国际牙医师学院 Fellow,亚太种植协会名誉会长,第 18 届世界美容医学大会主席,教育部研究生教育指导委员会委员,国务院学位委员会学科评议组第 4—6 届委员。《中华老年口腔医学杂志》《口腔颌面修复学杂志》主编,《中华口腔医学杂志》《中华医学美学与美容学杂志》等副主编。北京大学、清华大学、南开大学等院校客座教授。在口腔全科医疗、口腔修复与咬合,老年人工种植牙,颌面美容等领域做了大量工作。主持国家课题 20 余项,培养研究生 150 余名,发表论文 400 余篇,主编专著 16 部,获国家科技进步二等奖等奖项 20 余项。2005 年获保健特殊贡献奖,2006 年获首届杰出口腔医师奖,2007 年被评为解放军总医院首届 10 位名医,2009 年获中国医师奖,享受国务院政府特殊津贴。

中文版前言

由 Edward F. Wright 编著 Wiley Blackwell 出版的《颞下颌紊乱病诊治指南》(第 3 版)(*Manual of Temporomandibular Disorders*)的中文版经解放军总医院等单位的颞下颌关节和咬合病团队翻译,由河南科学技术出版社正式出版发行了。

颞下颌紊乱病是口腔科的常见病、多发病,是长期困扰 TMD 患者甚至口腔医师的疾病。分析其原因是由于颞下颌关节(TMJ)不仅结构功能复杂,还是全身唯一的联动关节,而且与牙体、牙列、咬合、牙周、肌肉、骨骼、关节、中枢神经、精神、心理、口颌功能密切相关;TMD 多为多因素发病,病因不确定,不同的理论机制研究认为与咬合、微小创伤、外伤、解剖生理结构改变、免疫、激素变化、老化、退行性变等因素相关,与精神心理也存在密切关系;TMD 的治疗方法众多,涉及口腔和临床的多个学科,但治疗效果在每一个个体并不确定;在对该病的认识上也存在着"紊乱",不仅在疾病的认识上存在差异,在名称的规范上也不相同,如本书的 Temporomandibular Disorder (TMD)是翻译为颞颌紊乱还是颞下颌关节紊乱,是翻译为颞下颌关节紊乱症还是颞下颌关节紊乱病,专家就有不同的意见,这些差异也影响到对 TMD 的认知。

本书是一部关于 TMD 临床诊断治疗的指南,共由六部分组成。第一部分是对 TMD 的初诊,包括病史采集、问卷调查、临床检查、各类影像学检查以及 TMD 诊断分类。第二部分介绍了 TMD 的常见症状与治疗,如 TMD 的常见急性症状及治疗、口腔疾病导致的 TMD 翼外肌痉挛等的诊治,以及对伴张口受限的 TMJ 关节盘前移位及颞下颌关节不全脱位等的诊治。第三部分重点介绍了 TMD 的咬合矫治器治疗,有针对性地在临床应用矫治器治疗 TMD。第四部分重点介绍了 TMD 的多学科治疗,包括患者的自我管理、物理治疗、认知行为干预、药物治疗、综合多学科的联合治疗等。第五部分介绍了 20 例经典病例,这是本书的亮点。第六部分介绍了 TMD 的相关临床基础研究。该手册的特点是实用性强、涉及广面,对认识颞下颌紊乱病的病因、临床检查、诊断、治疗方案的设计、治疗方法的选择、综合治疗方案的实施、疗效的评价,特别是每个个案病例的分析,有临床实用与指导价值,可作为口腔医师诊治 TMD 的参考工具书。期望该中文版的出版发行能够对我国颞下颌关节紊乱病的认知及诊疗有所帮助。

在该手册翻译过程中,得到了解放军总医院、首都医科大学附属北京口腔医院、广州医科大学附属口腔医院、北京大学口腔医院、解放军战略支援部队特色医学中心、解放军联勤保障部队第九六○医院、南开大学医学院、青岛大学附属青岛市市立医院、天津市口腔医院等单位的大力支持,在此一并感谢。

本书的翻译工作经过全体译者认真反复讨论、核对、修改，在全国抗击新冠肺炎期间则通过网络讨论，由于 TMD 及咬合病的特殊性，各相关知识、诊断治疗方法技术的认识不尽相同，受译者的水平所限，仍难避免出现疏漏等不尽如人意之处，希望得到各位专家及读者批评指正。

刘洪臣

2020 年 8 月 6 日于北京

前　言

当我给住院医师讲授颞下颌紊乱病(TMD)时,感到大家特别需要一部简明、具有临床指导意义且以循证医学为基础的 TMD 专著。这部专著应该是:①适合于普通水平的口腔专业的医师或学生阅读;②针对大多数 TMD,遵循循证医学的原则,对疾病进行诊断和采用多学科诊疗方法;③论述如何鉴别类似 TMD 的疾患和如何识别致病的因素;④如何鉴别超出多数口腔科医师知识范围的复杂的 TMD。

我编写此书的动力就是源于上述要求。本书是我遵循循证医学原则和对我的 TMD 治疗临床经验的总结。本书在科学文献、实验成果及临床经验的基础上,力图简化 TMD 的复杂性,以方便临床理解和应用。本书还尽可能地提供一个系统的、高效的诊断和处理不同类型的 TMD 患者的指南。本书旨在探讨如何通过问诊和检查获得信息,并根据这些信息选择最有效的循证治疗方法,从而使每一个病人都能获得长期的症状改善。

作为 TMD 专家在治疗 TMD 患者时,应该不仅考虑骨骼肌肉系统因素,更应该考虑心理学和神经生理学的相关因素。本书的读者并非需要被训练成 TMD 专家,因此选择了一些简单易懂的机制及其相关的治疗方法。偶尔,如果简单的机制无法解释的现象也会加入心理学和 CNS 的内容讨论。本书并非关于 TMD 的全面的教科书,因而建议临床医师将那些有特殊症状的病人转给在此领域具有专长的专家进行诊治。

为了使医师们能够迅速地融会贯通本书的知识,我将学生们经常提的问题排在了临床应用部分的最前面,整本书中的重要概念都予以突出强调。在词汇表中重要的词汇都以斜体或黑体字印刷。

大部分 TMD 患者多是由全科口腔医师提供诊疗,我希望本书能为你对 TMD 的诊断和治疗提供有益的参考。

Edward F. Wright

导　论

TMD 的主要症状和体征是咬肌、颞下颌关节和(或)颞肌区的疼痛,张口受限和关节弹响。迄今为止,TMD 的疼痛症状是患者就诊的最常见原因。

◉ 要点

> TMD 的主要症状和体征是咬肌、颞下颌关节和(或)颞肌区的疼痛,张口受限和关节弹响。

TMD 是位于第二位的骨骼肌肉疼痛(位于第一位的是腰痛),多发生于 20－40 岁人群。在整个人群中,约 33% 的人至少有一种 TMD 症状,有 3.6%～7% 的人症状严重而需要治疗。

◉ 要点

> TMD 是一种极常见的疾病,多见于 20－40 岁人群。在整个人群中,约 33% 的人至少有一种 TMD 症状,有 3.6%～7% 的人症状严重而需要治疗。

TMD 的症状常会随时间变化而改变,常与咀嚼肌紧张、紧咬牙、磨牙症及其他口腔不良习惯密切相关。TMD 的症状也和一些心理社会因素有密切关系,如焦虑、紧张、愤怒、挫折和抑郁等。另外,对于心理上社会适应能力较差的 TMD 患者,牙医在治疗 TMD 症状的同时,应对患者进行认知行为干预,可获得更为显著的症状改善。

◉ 即刻会诊

> **观察 TMD 的相关性**
> TMD 的症状常会随时间变化而改变,与咀嚼肌紧张、紧咬牙、磨牙症及其他口腔不良习惯密切相关。TMD 的症状也常与一些心理社会因素有密切关系,如焦虑、紧张、愤怒、挫折和抑郁等。

TMD 也会导致其他的咀嚼肌骨骼肌肉系统的症状,如牙痛、非耳源性耳痛(耳痛但是不由耳朵引起)、头晕、耳鸣、颈痛等。TMD 常伴有偏头痛、压力性头痛、区域性肌肉痛和其他疼痛。

与男性患者相比,女性 TMD 患者就诊更为频繁,TMD 就诊的患者中女性与男性比例为 3∶1。此外,女性患者与男性患者相比症状更不易自行缓解。许多假说试图解释这种性别差异,迄今为止,对导致这种性别差异的原因仍然不很清楚。

◉ 即刻会诊

> **男女性对疾病反应的比较**
> 相较男性而言,女性 TMD 患者症状更不易缓解。

对于 TMD 的知识在逐年增长。一般来说,其治疗原则已从机械的牙科治疗模式发展到整合了神经科学的生物-社会-心理治疗模式。这与机体其他关节和肌肉疾病的治疗相一致。

在 19 世纪早期,已经有关于口腔矫治器治疗及关节盘复位术的报道。随着天然牙修复技术的发展,人们认识到咬合协调对于维持咀嚼肌及双侧颞下颌关节的健康的重要性。随着人们对于最佳的健康、功能状态的理解与需要,保持天然牙列自然的概念也越来越普及。

早在 1930 年,耳鼻喉科医师 James Costen 将 TMD 对内科和牙科医师作了报道,现今有时仍能看到 TMD 被称为 Costen 综合征。Costen 医师报道 TMD 疼痛和非耳部症状可以通过改变咬合调整来降低。

TMD 是一种多因素疾病(存在多种病因),多种疗法都有一定的积极作用。在 20 世纪,多种疗法都被认可。全科医生、内科医师、理疗医师、推拿医师及其他治疗肌肉和(或)颈部疾病的医师,均报道过不同的治疗 TMD 的有效方法。应用松弛疗法、减压疗法和认知-行为疗法进行治疗的心理学家及其他心理治疗医生也曾有报道,应用他们的治疗方法治疗 TMD。口腔正畸医师、修复医师及全科牙科医师也观察到通过改变病人的咬合关系对改善 TMD 症状能起到积极作用。

⊗ 要点

> TMD 是一种多因素疾病(存在多种病因),多种疗法都有一定的积极作用。

有外科医师报道,多种不同的颞下颌关节手术方法对于治疗 TMD 有效。多种类咬合矫治器已被试用或提倡使用,研究显示各类型的咬合矫治器疗效相似。用于治疗机体其他部位肌肉和关节疾病的药物及自我治疗方法也显示可以改善 TMD 症状。在观察时期,TMD 的治疗主要建立在患者的反馈和临床选择,更多的依据主诊医师相信的假说而非科学研究。

又有不同观点出现,热衷于通过非外科手术方法使关节盘复位,因此外科医师通过自体材料来复位或置换关节盘。用于置换关节盘的自体材料最终会分解,使得外科医师重新回到之前关注的治疗方法上,并且意识到 TMD 的多因素特性和非侵入性和循证医学基础的治疗方法的重要性。

在过去的 50 年中,人们对疼痛的基本机制及对三叉神经脊束核、其他颅神经和颈神经共有的神经元群有了一定了解。这些认知使人们更好地理解了局限性的和广泛性疼痛对 TMD 的影响,慢性 TMD 疼痛和其他慢性疼痛性疾病的相似性及需要应用心理、社会和行为观点来治疗慢性疼痛。

现今有大量可逆的非手术治疗方法供 TMD 患者选择。通过分析问诊和临床价差所获取的信息,医师能够找到一种经济、能长期缓解患者症状且遵循循证医学原则的治疗方法。这种治疗方法通常能够既减少患者的疾病促发因素,又能促进患者自身恢复能力。该治疗方法与其整形外科和风湿科疾病的治疗方法具有一致性。

◉ 即刻会诊

> **选择 TMD 治疗**
> 现今有大量可逆的保守治疗方法供 TMD 患者选择。

⊗ 要点

> 通过分析问诊和临床价差所获取的信息,医生能够找到一种经济、能长期缓解患者症状且遵循循证医学原则的治疗方法。这种治疗方法通常能够既减少患者的疾病促发因素,又能促进患者自身恢复能力。

我们对 TMD 及其发生发展的机制尚未充分了解。临床医师应该牢记,不是所有的 TMD 治疗方法都疗效相同,也没有任何一种治疗方法适合于所有的 TMD 患者。总的来说,全科医师可以通过可逆、非手术和非侵入性治疗方法治愈大多数的 TMD 患者,而不用采用昂贵、高科技治疗。

接受治疗的 TMD 患者症状会明显缓解,而未接受治疗的患者症状一般不会出现明显变化。

TMD 治疗一般推荐给患有明显的一过性头痛、耳前痛、颞下颌关节绞索、颞下颌关节杂音、张口受限、TMD 导致的进食困难及 TMD 引起的非耳性耳痛患者。

为了帮助保健专家分类 TMD,附录提供了保健专家参考标准。

目　录

第一部分

初　诊

颞下颌紊乱病（TMD）一般会涉及多种组织结构不同强度的病变。在初诊时需要根据患者的症状对组织结构不同强度的病变进行分类，从而有助于对症治疗。

因此初诊检查的目的在于确定患者主要症状的第一级、第二级、第三级诊断，找出致病因素及确定症状类型。

❂ 要点

> 初诊检查的目的在于确定患者主要症状的第一级、第二级、第三级诊断，找出致病因素及确定症状类型。

主要诊断是指对导致患者主诉的最主要疾患所做出的诊断。颞下颌紊乱病（TMD）的诊断可能是颞下颌关节源性疾病（如肌筋膜痛、颞下颌关节炎，或者不可复性急性颞下颌关节盘脱位），也可能是非颞下颌关节源性疾病（如牙髓病变、鼻窦炎或者颈源性头痛）。

❂ 要点

> 主要诊断是指对导致患者主诉的最主要疾患所做出的诊断。

第二、第三级诊断是对其他疾患的诊断，对主要诊断的疾病症状有促进作用。典型的情况如：主要诊断源于 TMD（如肌筋膜痛），

第二、第三级诊断是 TMD 中的其他疾病（如颞下颌关节炎和可复性颞下颌关节盘移位），对患者主诉具有促进作用。当非 TMD 病症（如纤维肌肉痛）对主要诊断起促进作用时，此非 TMD 病症，可称为促发因素，而不是作为第二或第三诊断。

❂ 要点

> 第二、第三级诊断是对其他疾患的诊断，它们与主要诊断具有相关性。

促发因素是指那些促进疾病发展（而不是使其消退）的各种因素，如夜间不良习惯、咀嚼口香糖、白天紧咬牙、精神紧张或者颈部疼痛等。症状类型包括每天症状发生时段或症状最明显的时段（如睡眠醒来时最重），以及发生的部位（如开始时症状发生在颈部，然后转移到下颌）。

❂ 要点

> 促发因素是指那些促进疾病发展（而不是使其消退）的各种因素，如夜间不良习惯、咀嚼口香糖、白天紧咬牙、精神紧张或者不良姿势等。

症状类型包括每天症状发生时段或症状最明显的时段（如睡眠醒来时最重），以及发

生的部位（如开始时症状发生在颈部，然后转移到下颌）。

下面这些非 TMD 患者的例子可以帮助大家理解这些术语的应用。一名患者因手腕疼痛求治。她的主治医生发现她的手腕疼痛是由于腕关节压痛（这个诊断就是主要诊断）。医生还发现该患者手腕处的肌肉也有疼痛但弱于腕关节（肌肉的诊断就是第二级诊断）。医生还知道该患者患有全身性关节炎，这使得她对手腕疼痛更加敏感（诱发因素）。

通过询问得知，疼痛只发生在晨起的半个小时，暗示了夜间手腕活动是主要的诱发因素。她的医师建议在夜间佩戴腕部夹板以保证手腕在睡眠时的位置是正常位置。

第二个例子，患者同样被诊断患有全身性关节炎但是却表现出不同的症状。该患者在使用电脑半小时后开始手腕疼痛，并且在使用电脑的过程中持续疼痛，暗示使用电脑是该患者手腕疼痛的主要因素。

为了治疗该患者的手腕疼痛，她的主诊医师提出了以下建议：①学习使用键盘和鼠标的人体工学方法；②给患者开非甾体抗炎药暂时缓解疼痛，知道该患者是因为电脑键盘和鼠标的人体力学原因。这两例病例，都不强调对全身性关节炎进行治疗，因为主治医师认为局部治疗就可以缓解患者的疼痛。

即使是相同的诊断和系统疾病，对于不同的诱发因素也要采取不同的治疗手段。

对于 TMD 患者的初诊评估应该包括患者的症状、潜在的诱因以及潜在的非 TMD 因素。

初诊时主要检查患者的主诉症状，可能存在的促发因素及非 TMD 疾患。问诊对于确定患者最终的治疗方法最为重要，而且通过问诊也常常能够观察到患者的担忧，这正是医师在临床检查过程中对患者的状况进行评估时所需要的。最初的问诊会影响到最终的诊疗计划，医师需要在临床检查时进行评估。

临床检查将会有助于明确诊断，还有助于排除患者主诉的解剖区域内存在着对这次生的主诉症状起促进作用的其他可疑疾病。有时也可行适当的影像学检查，但以我的经验，患者的治疗最终取决于病史和临床检查，而非影像学检查。

20 世纪 80 年代后期，我在美国空军工作时的一次经历使我体会到：应该对有 TMD 症状的患者进行更为全面彻底的评估，以确定是否为非 TMD 疾患。当时情况是一位全科医师问我是否知道我科一位医师将脑膜炎患者诊断为 TMD 的事。后来，我复查了该患者的牙科病历，发现她是在急诊科怀疑为 TMD 而转到牙科就诊的，该患者诉其此前曾患有 TMD，且口内戴有咬合矫治器，因而自认为是 TMD 复发。接诊的牙科医师触诊检查了患者的咀嚼肌和双侧颞下颌关节，发现肌肉紧张、易于触及，遂将其诊断为 TMD，对其进行了自我治疗的指导，并嘱其到地方医院就诊以调改口内咬合矫治器看起来，当时该医生的处理及诊断并无不妥。

然后我又查阅了患者的急诊科病历，从而对患者被误诊的情况有了更全面的了解。病历上记载了该患者也曾告诉急诊科医生说她曾患有 TMD，口内戴有咬合矫治器，自己怀疑是 TMD 复发。急诊科医师发现其咀嚼肌和颈部肌肉紧张，且有发热，便建议其到牙科和神经科就诊。在神经科就诊并行腰椎穿刺检查后，发现其所患为脑膜炎。

这次令人沮丧的经历促使我去研究所有我能想到的、与 TMD 相似的疾病。我主要研究如何对这些疾病进行鉴别诊断，最终总结了一份简短的问卷。这个问卷可用来提醒每个临床医师使之知道，某个患者可能患有与 TMD 相似的非 TMD 疾患。这份问卷应用于临床后几经反复，又补充了一些与可怀疑为牙源性疼痛及风湿性疾病的症状相关的问题。当然，这份问卷虽然不能完全避免误诊，但它确实有助于鉴别非 TMD 疾病，据我记忆所及，自我使用这种问卷方式后，我还没有误诊过任何一例非 TMD 患者。

第 1 章

病史采集

常见问题回答

问:如果患者描述颞下颌关节内有四氟乙烯植入物,或硅橡胶植入物,或整个颞下颌关节为假体,应该如何处理?

答:对于颞下颌关节内有四氟乙烯或硅橡胶植入物,或整个关节为假体的情况,是有明确的处理原则的。对此种情况的后续处理不在本书所讨论的范围之内。如果临床医师对植入物种类或处理措施没有把握,建议将患者介绍给在此领域有专长的专家或与他合作共同治疗患者。

问:请问在什么情况下,会推荐患者找专科医师诊疗?

答:表 1-4 中提供了初诊问诊时遇到需要推荐专科医师治疗的症状。表 3-4 中提供了临床检查时遇到需要推荐专科医师治疗的症状。

问:对于 TMD 患者,什么是继发症状?其发生频率如何?

答:继发症状就是一种患者在患有 TMD 之后随之出现的症状。例如患者陷入经济困境或逃避家务、工作。在临床上,这种情况并不多见。如果此种情形存在,对患者采用任何治疗措施可能都不会有明显效果。

问:当患者存在牙齿病变且怀疑是引起或促进 TMD 症状的病因时,应该如何处理?

答:牙齿为引起或促进 TMD 的症状见本章相关问题的第 9 和 10 条,确定牙齿是否为引起或促进 TMD 症状的方法见第 3 章

"口内检查"一节。

推荐使用"初诊患者问卷调查表"见附录 B,可通过随书附带的 CD 获取。这份调查问卷在与患者的初次晤谈时使用,需要配合询问患者的全身系统病史。

◉ 即刻会诊

> **采集病史**
>
> 这份"初诊患者问卷调查表"设计的目的旨在提高初诊时对患者问诊的工作效率,可以与医师的传统表格病历结合起来应用。

在临床上,医师可能会再增加一些问题,如患者医疗及牙齿保险方面的信息、推荐患者来就诊的人的姓名、地址及为患者服务的内科医师与牙科医师的姓名、地址等。对于推荐患者前来就诊的人来说,如果能收到一封肯定他的指导并提供医师检查所见和处理意见的信,他一定会很受鼓舞。这有助于鼓励推荐者在下一次碰到有类似症状又需要治疗的患者时再次将患者推荐到你处就诊。而患者的内科和牙科医师(如果他们并非推荐者)通常也应该给他们复信。在问卷中包括了一份致谢声明也正是为此目的。

此问卷旨在避免与患者进行无意义的讨论,或防止患者对过多的问题感到厌烦,还可以防止医师忘记对一些相关信息进行提问。临床经验告诉我们,患者的回答并不总是准

确的,而检查者需要和患者一起回顾核实这些回答。为了患者能够更好地回忆,如果患者能够在约定就诊时间的 15 分钟前到达并在检查前完成此问卷是最好的。在患者就诊期间,医师通常要建议患者对某些问题进行详细的叙述。

◉ **即刻会诊**

> **核实患者的回答**
>
> 临床经验告诉我们,患者的回答并非总是准确的,而检查者需要和患者一起回顾核实患者的这些回答。

▼ **专业提示**

> **帮助患者回忆**
>
> 为了患者能够更好地回忆,患者最好能够在约定就诊时间前 15 分钟到达并在检查前完成此问卷。

第 2 章中的"初诊患者问卷调查表"为每个问题都提供了一些关键点以帮助临床医生迅速地对病人的回答做出判断。尽管这些问题中有许多已经有了答案,但我们仍然对其中一些问题进行简略的讨论并提供一些辅助信息。

相关问题 1(在下面的图表中,请遮挡你的疼痛区域。)首先对患者疼痛的部位有一个大体的认识。通过患者遮盖的区域,观察疼痛的来源:①咬肌或者颞下颌关节(最常见的 TMD 疼痛部位);②颈后区这一区域的颈部疼痛经常导致牵涉痛(比如眶周、额部及颞肌区);③颈前区,我尝试判断该区域的疼痛是否会导致局部问题或是牵涉性痛(6% 伴有心肌缺血的患者会有颌面部疼痛,颈前区是缺血性疼痛最常发生的部位);④其他类型的疼痛(比如窦痛)。

相关问题 4 和 5(什么使其感觉更糟?什么使其感觉更好?)提供了患者的症状由 TMD 引起的见解。我们的研究发现 99% 的 TMD 患者反映他们的疼痛通过运动、功能、副功能运动或者休息得到改变。直接说,运动、功能、副功能运动会加重 TMD 疼痛,而休息可使 TMD 疼痛得到缓解。这是判断患者的疼痛是否是由 TMD 所致的一个行之有效的方法。相反,9% 的患者说他们的疼痛会因一些特殊的运动得到缓解,比如曾经有 TMD 的患者告诉我咀嚼口香糖或是敲击颞下颌关节可以缓解他们的 TMD 疼痛。

相关问题 6(你曾接受过何种治疗?)及附带的问题,能指出患者以前接受的何种治疗措施对病情有效。例如:如果患者发现以前所戴用的矫治器(现已不再使用)对消除症状有效,那么为患者重新制作一个矫治器就是一个适宜的选择:让患者继续使用他以前发现有效的治疗方法(如热疗)通常仍然能够获得良好效果。如果患者以前接受的常规治疗方法没有取得满意疗效,那么,医生可能希望将患者转给更精通此领域的专家进行治疗。

由聚四氟乙烯或硅橡胶构成的颞下颌关节植入体会导致髁状突和关节窝渐进性变性,因而患者有关节破碎音的病史。对于这种关节内有植入体或整个关节为假体的情况,我们已推荐了一个明确的治疗原则。但对此种情况的后续处理不在本书讨论范围之内。如果临床医生对植入体种类或处理措施没有把握,我们建议经治医生将患者转给在此领域有专长的专家或与其合作共同治疗。

相关问题 7(疼痛在何时最重?)常常有助于确定疾病促进因素存在的时间点。有夜间不良习惯的患者常常会在初醒后出现疼痛加重,相反,有白天不良习惯的患者则会在白天或晚间出现疼痛加重。而经治医生可能会发现更为明确的时间段,例如:开车过程中或开车之后,或在使用电脑时。

⊗ 要点

> 有夜间不良习惯的患者常常会在初醒后出现疼痛加重,相反,有白天不良习惯的患者则会在白天或晚间出现疼痛加重。

◉ 即刻会诊

对重要促进因素的观察

> 在讨论患者的症状特征时,检查者可能会发现有明确的时间段,在这个时间段内(比如在开车过程中或在开车后,或者在使用电脑时),患者存在明显的可加重症状的因素。

相关问题 8(疼痛给你造成了哪些困扰?)让医生了解疼痛是否影响患者的生活。这与患者能在何种程度上参与治疗及对接受治疗的兴趣有关。但有时,此问题的回答与体征不相符。例如患者由于疼痛无法工作,但检查仅有轻微触痛。其他一些问题可发现患者是否继续参与其他的一些活动,比如在篮球场上加油助威。这种不相符问题提示疾病涉及一些其他因素,也就是继发症状。

相关问题 9(疼痛为何种性质?)有助于确认一些可能与患者疼痛症状相关的情况。患者通常将 TMD 的疼痛症状描述为隐痛、压痛或钝痛。如果患者的疼痛呈搏动性疼痛,那么患者所患疾病一般属于下列三种情况:

第一,一些患者主诉他们的疼痛呈隐痛、压痛或钝痛,疼痛加重时,转变成搏动性疼痛。这种患者可能会有恶心、畏光和(或)伴有搏动性疼痛的畏光。临床上存在这种情况,如果隐痛、压痛或钝痛能够得到有效缓解,就不会加重到搏动性疼痛的程度。

◉ 即刻会诊

消除搏动性疼痛

> 临床上存在这种情况,如果隐痛、压痛或钝痛能够得到有效缓解,就不会加重到搏动性疼痛的程度。

第二,患者从未主诉隐痛、压痛或钝痛发展为搏动性疼痛,但有时治疗措施对 TMD 疼痛无效。对这种情况,临床医生可先试行咬合矫治器治疗,并观察疗效效果,如果效果不佳,则考虑将患者转到内科或神经科就诊,看是否为偏头痛。研究显示有些类型的偏头痛在接受 TMD 治疗后可缓解,但偏头痛诊断的标准目前尚未建立。

而对于其他的一些患者,其搏动性疼痛可能是源自口腔问题(最常见的是牙齿)的一种牵涉性疼痛。对于患者来说,有时他所认为的疼痛部[例如咀嚼肌和(或)颞下颌关节]似乎就是病灶,而真正的病灶(例如牙齿)却几乎无症状。这与心脏病发作的患者的情况类似:患者感觉疼痛只发生于左背部,但真正的病灶却在心脏。对这种疼痛的治疗必须是针对病灶,不是针对患者感觉疼痛的部位。

◉ 即刻会诊

观察搏动性疼痛的病因

> 搏动性疼痛可能是源自急性牙髓炎的反射性疼痛。

牙髓和咀嚼肌的神经分布具有相似的神经通路,所以从中枢神经系统传导的疼痛,在共同的敏感区域可能会被认为是另一方所致。进入中枢神经系统的神经远多于神经元传输信息更高级的中枢神经,这使得不同来源的疼痛信息集中,中枢集中使得来源于牙髓的疼痛被误认为来自咀嚼肌(图 1-1)。这也使得一个来源的疼痛被认作另一来源。再

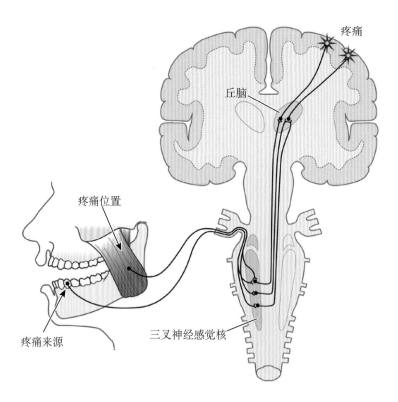

疼痛

丘脑

疼痛位置

疼痛来源

三叉神经感觉核

图 1-1　中枢集中使得来源于牙髓的疼痛被误认为来自咀嚼肌

加上,肌肉紧绷也会导致相应区域的疼痛,增加颞下颌关节的负重会增加颞下颌关节区咀嚼肌的疼痛。临床上,牙源性的疼痛表现出咀嚼肌或是颞下颌关节症状,而患者又将这些症状作为主诉。

　　有些患者被牙科医生怀疑患有 TMD,但经过详细的检查,发现其疼痛为牙源性反射痛。对这些病例的研究显示:①X 线牙片并未显示有根尖病变;②患者主诉在触压感觉疼痛的部位时,常可再次引起疼痛。

　　此研究发现,患者是否患有引起或促进 TMD 症状的牙齿疾病有三个特征:①患者会在夜间痛醒;②在患者躺卧时疼痛可加重;③患者在饮冷热水时可出现疼痛加重,这些表现如表 1-1 所述。对于牙源性反射痛的诊断和治疗将在相关问题 10 和第 3 章"临床检查"中进一步讨论。

表 1-1　患者患有引起或促进 TMD 症状的牙齿疾病

患者会在夜间痛醒
患者躺卧时疼痛可加重
患者在饮冷热水时可出现疼痛加重

　　TMD 患者很少主诉有烧灼痛,但大多数神经源性疼痛具有烧灼痛的特征。持续的神经性疼痛通常发生于组织损伤,也可能发生于常规的牙科治疗,如单纯的拔除术临床经验显示:如果烧灼痛同时合并具有典型 TMD 性质的疼痛(如隐痛、压痛或钝痛),在经过治疗后,烧灼痛通常会和隐痛、压痛及钝痛一起缓解。如果灼烧痛是患者的主要疼痛,且不能通过 TMD 治疗缓解,就需要推荐患者去找相关专家治疗。关于专科医生的鉴定见附录 M 中的"具有 TMD 专业知识和资质的专业医师"。

了解患者的疼痛性质有助于医生确定本次治疗是否会导致对另一种疾病的误治。了解患者的疼痛性质会帮助医生治疗 TMD，或是确定如果治疗延误是否会导致其他的疾病比如功能紊乱。

相关问题 10 旨在确认医生是否应该怀疑牙源性疼痛、颈部疼痛或者鼻窦充血是患者主诉症状的原因。临床经验表明，TMD 疼痛很少使患者夜间起床，而牙源性疼痛和颈部疼痛经常使患者夜间起床。患者并未意识到颈部是疼痛的来源，认为疼痛来源于不同的区域。关于颈部疼痛的讨论在第 3 章"TMD 触诊"部分讨论。

◉ **即刻会诊**

> **鼻窦充血的观察**
>
> 患有鼻窦充血的患者在改变头位时（比如躺卧或前倾时），常会发现症状加重。

在牙痛患者的病史里，患者常声称夜间会痛醒，在躺卧时和（或）在饮冷、热水时疼痛会加重。如果某个患者对一个或几个这样的问题均回答"是"，或者有搏动性疼痛，医生就应该高度怀疑是否是牙齿引起或激发了TMD 症状。

◉ **即刻会诊**

> **牙痛的观察**
>
> 在患者的病史中，患有牙源性疼痛的患者常夜间痛醒，在躺卧或饮冷、热水时疼痛会加重。

有的患者会对"在你饮冷、热水时疼痛是否会加重？"这一问题，错误地回答"是"。而当患者再进行详细描述时，却显然是冷刺激仅会引起牙齿的轻微不适，而不是加重面部的疼痛。临床经验显示，在 TMD 患者中，牙齿热敏感很常见。

当临床医生怀疑有牙齿可能引起或加重TMD 症状时，应进行更深入的检查和诊断。而我们所推荐的诊治原则和方法见第 3 章"临床检查"。

患有鼻窦充血的患者常会发现他们在改变头位时疼痛症状会加重，比如在躺卧或前倾时如果患者对这些问题均为肯定回答，医生应该进一步了解鼻窦充血是否对疼痛有促进作用，即患者是否发现服用解除充血的药物或抗生素可以缓解疼痛。如果患者未意识到病情而医生又怀疑患者的症状牵涉到鼻窦充血，那么医生需要先判断鼻窦充血激发TMD 症状的程度。可以使用上述药物中的一种或两种进行诊断性治疗，比如速达菲（盐酸伪麻黄碱）60mg，4～6 小时/片；羟甲唑啉（盐酸羟甲唑啉）每鼻 1 剂 12 小时；安美汀（阿莫西林/克拉维酸）500mg，每日 3 次，一次一片，共 10 天（通用配方），详见表 1-2。如果窦腔充血是近期发生的，患者近一周患过感冒，那么可能由病毒引起，抗生素的药效会不显著。

如果窦腔充血是慢性疾病，建议患者找内科医生进行长期的窦腔治疗。窦腔触诊疼痛可能与窦腔疾病有关，但是无触诊疼痛并不能排除窦腔受累。第五部分的"病例 3"介绍一例慢性鼻窦炎的患者治疗情况。

相关问题 11、12 和 13 则是旨在将疼痛症状进行量化，要求患者描述疼痛的强度、频率和持续时间。前两个问题引导患者将疼痛强度从 0～10 进行分级，并且告知医生他以前疼痛的级数。这个数字分级系统是目前我们所拥有的最有效的评定疼痛强度的方法。描述疼痛频率的简明而常用的术语有持续性疼痛（疼痛总是存在）、每天发作（疼痛每天都发作，但非持续性）、每周发作（疼痛每周都发作，但非每天都有）等。

表 1-2 药物暂时减轻窦腔疼痛

种类	药物	使用说明
口服	60mg 盐酸伪麻黄碱	每 4～6 小时 1 片
鼻饲	0.05％ 盐酸羟甲唑啉	每鼻每 12 小时 2 喷
抗生素	500mg 阿莫西林/克拉维酸	每日 3 次,一次一片,共 10 天

症状持续时间可以是短暂的,持续数秒到数小时,也可呈持续性。疼痛强度可能变化很大而难以对其进行准确的量化。简而言之,患者病历中描述的疼痛的平均强度和频率已足够了,但有时医生会试图将症状的极限和(或)持续时间也包括在描述之内。

相关问题 14 的目的在于鉴别一些罕见的症状,这些症状可能提示存在与 TMD 相似或与 TMD 共存的一些其他疾病。例如,渐进性加重的前牙开𬌗可能是由于颞下颌关节的垂直高度降低,而这种垂直高度降低通常是颞下颌关节的骨关节炎所致。随着髁状突高度丧失,同侧(受影响侧)最后的牙齿早接触,变成了支点,逐渐形成开𬌗。开𬌗通常开始于对侧(非影响侧)前牙,逐渐扩展到双侧,最后只有同侧(影响侧)最后的牙齿相接触。此种疾病及其治疗较为复杂,不在本书讨论范围之内。而观察到此类症状的医生可将病人转到更精于此领域的专家处诊治。

患者主诉曾有某些自发性症状的情况也并不罕见,这些症状多为疼痛刺激引起中枢神经系统兴奋,包括面部发红、发胀或疼痛部位邻近区域发热,眼睛充血或流泪和(或)鼻塞、流涕。这些自发症状通常在疼痛加重时出现,在疼痛减轻或缓解后消失。当医生在行触诊检查导致疼痛加重时,这种自发症状可再次出现。

头痛是另一种相关症状,如果患者有新发的剧烈头痛,建议其去找内科医生确认病因。

本书认为 TMD 疼痛、颈部疼痛及慢性头痛关系密切,因而很多用于 TMD 疼痛、甲状腺区疼痛的治疗手段也可以用于治疗慢性头痛。

我建议治疗 TMD 疼痛时可以参考颈部疼痛的治疗方法,也许这一治疗手段对慢性头痛也有疗效。如果慢性头痛无法治愈,我建议患者去找神经病学家进行药物治疗。

治疗 TMD 和颈部有助于紧张性头痛、非先兆性偏头痛和先兆性偏头痛。临床上尚未证实 TMD 和颈部治疗会加重头痛的程度。

关于头痛的治疗方法见表 1-3 所示。

表 1-3 给慢性头痛患者的建议

紧张性头痛、非先兆性偏头痛和先兆性偏头痛,或者合并几种类型的头痛

表现	治疗
如果患者表现出明显的 TMD 疼痛,需要接受 TMD 治疗。	进行 TMD 治疗,治疗时患者的头痛会明显加剧。
如果患者颈部疼痛,需要进行颈部治疗。	进行颈部治疗,治疗时患者的头痛会明显加剧。
如果患者的头痛不能通过药物控制,伴有咀嚼肌或颈部压痛。	对压痛区域进行 TMD 或是颈部治疗,治疗时患者的头痛会明显加剧。

对于可能导致患者疼痛或至少对其产生了消极影响的非TMD疾病,相关问题15、16和17提供了一种可将其迅速筛选出来的方法。临床医生可忽略患者给予否定回答的问题,但对给出肯定回答的问题,医生应进一步问诊并应在"初诊患者问卷调查表"(第2章)中深入思考。

在TMD患者中,有两种疾病相对较为常见,它们对TMD的症状和治疗产生不利影响,临床医生必须注意并要能够鉴别。第一种是颈部疼痛,研究显示约51%的TMD患者同时患有颈部疼痛。颈部疼痛不仅可直接影响咀嚼系统及其治疗效果,还可引起咀嚼系统各解剖结构的放射性疼痛,这会加重TMD的症状或直接引起TMD症状。

◉ 即刻会诊

> **颈部疼痛和纤维肌痛对 TMD 作用的观察**
>
> 颈部功能障碍和纤维肌痛常对TMD的症状和治疗产生不利影响。

来自颈部区域放射到头面部的放射性疼痛,在第3章"TMD触诊"一节中专门讨论了可以鉴别这种放射性疼痛的触诊检查技巧。目前已经确定的治疗TMD的执业范围包括影响整个头面部的各种疾病的诊断和治疗。这与历史上口腔医学的范围是一致的,而且也包括在现在的牙科执业范围之内。

另一种疾病就是纤维肌痛,临床医生必须警惕且要知道如何鉴别。该种疾病以范围广泛的疼痛、全身多处压痛点、睡眠质量下降、四肢僵直及全身疲劳等症状为特征。在整个人群中,纤维肌痛大约只有2%的发病率,但在TMD患者中,其发病率却为18%~23%。

已有证据显示:与无并发症的单纯性TMD患者相比,同时伴有纤维肌痛、范围广泛的疼痛或颈部疼痛的TMD患者对治疗反应不明显。因此,确定患者是否伴有上述并存病并且告知患者这些并存病对治疗可能存在的负面影响非常重要,如果患者不打算接受针对这些并存疾病的治疗,那么医生应与患者讨论其他的替代疗法或建议病人转到精于此领域的专家处诊治。

对怀疑患有纤维肌痛的患者,医生应将其转给全科医生确诊并进行治疗。以前曾发生过这样的事情:被风湿科医生诊断为纤维肌痛的患者可进一步发展为其他疾病,如多发性硬化症。

相关问题18、19和20主要是询问患者是否有颞下颌关节杂音和开、闭口功能障碍。后者可以是肌源性的,也可以是颞下颌关节源性的。在附录C中列有"关节盘移位"的简图,医生可将其复制下来给患者。它可帮助医生解释清楚出现颞下颌关节杂音和(或)开、闭口障碍的原因。

◉ 即刻会诊

> **解释功能性障碍**
>
> 附录C中列有关节盘移位的简图,它有助于对患者解释清楚出现颞下颌关节杂音和开、闭口障碍的原因。

这份简图分4个部分,位于左上角的是带有颧弓截面的颅骨图像,在这个图上可见到整个颞肌。这使得医生可以演示颞肌是如何行使功能的,可以用来解释磨牙症或其他口腔不良习惯加重这块肌肉的负荷而导致疼痛的机制,这与机体其他部位的肌肉因负荷过重引起疼痛的机制一样。也可以将颧弓画在图上,将咀嚼肌画在下颌支外面,来演示其他类似的肌肉负荷过重引起的疼痛。翼外肌也可以画在上面,来解释翼外肌痉挛(在第9章"翼外肌痉挛"中)的症状和治疗原理。如将关节结节画在图上,就可以演示髁状突脱位(髁状突卡在或锁在了关节结节前方)及其治疗原理,关节脱位的保守治疗将在第 11 章"颞下颌关节不全脱位和完全脱位"中讨论。

为了指导患者理解这份简图的第二部分,先引导患者观察左上图中的耳朵部位,然后再观察右上图中的耳朵部位。右上图的内容为正常的盘—突位置关系。如果患者有颞下颌关节弹响的症状,最可能的情况就是其弹性韧带(除了附着复合体之外的、牵拉关节盘的组织)被拉长且关节盘移位,盘—突位置关系同左下角图中所示。随着髁状突向前移位(比如在开口时),髁状突会慢慢移到关节盘中间的位置(可复性的位置),而当患者闭口时,髁状突后移而离开关节盘这就是通常所说的可复性颞下颌关节盘移位(TMJ disc displacement with reduction),此为本书中所使用的专业术语。

这个部分可直观地解释开口和(或)闭口过程中关节弹响的原理。有时也可向患者解释闭口肌(颞肌、咬肌和翼内肌)紧张牵拉髁状突使其处于高位,这亦增加了盘—突之间的机械干扰。因此临床上患者常诉说当他们处于紧张状态、进食时或者在紧咬牙之后,颞下颌关节的弹响或绞锁等症状出现的频率会更高或强度增强。对于患有关节盘有限移位而开口受限(不可复性急性颞下颌关节盘移位)的患者,右下图有助于直观地解释其病变机制和治疗原理。将会在第 5 章"TMD 诊断分类"和第 10 章"间断或持续性伴张口受限的不可复性颞下颌关节盘移位"中讨论。

颞下颌关节弹响在 TMD 患者和普通人群中普遍存在,所以许多患者都描述有关节弹响或杂音或曾有过类似病史(相关问题 18),这些关节弹响或杂音可能发生在开口期和(或)闭口期,声音强度也相差很大,可偶尔发生。如果患者有关节弹响,最可能的诊断是可复性颞下颌关节盘移位。如果关节杂音粗糙,最可能的诊断是慢性不可复性颞下颌关节盘移位(chronic TMJ disc displacement without

reduction)。对该术语的解释见第 5 章"TMD 诊断分类"一节。通过颞下颌关节的磁共振成像(MRI)检查,可对盘—突位置关系做出更为准确的判断,但检查结果不会影响对治疗方法的选择,因此在初诊时很少需要做 MRI 检查。而关于颞下颌关节影像学的详细讨论见第 4 章"影像学检查"一节。

◉ 即刻会诊

> **MRI 检查**
>
> 在 TMD 患者初诊时,很少需要做磁共振成像的检查,其结果很少能影响 TMD 治疗方法的选择。

张口受限(相关问题 19)通常是由 TMD 疾病(如不可复性急性关节盘移位)引起,或由肌性病变引起。对张口受限的起病情况和病史进行讨论通常是有益的,有助于确定其病因。如果张口受限仅是间断性的,通常能够意识到患者是患有急性不可复性关节盘移位。在正常开、闭口时,下颌髁状突滑动期间,盘—突结构发生交结或干扰产生弹响。典型症状是患者突然出现开口受限,又突然再次恢复正常开口度。急性不可复性关节盘移位可以是持续性的,但通常都有间断性的病史,相反,肌性病变引起的间断性的张口受限,其每次发作症状的出现和缓解均较为缓慢。

⊗ 要点

> 如果张口受限仅是间断性的,通常能够意识到患者是患有急性不可复性关节盘移位。在正常开、闭口时,下颌髁状突滑动期间,盘—突结构发生交结或干扰产生弹响。这类张口受限是突然发生,又会突然缓解。而肌性病变引起的间断性的开口受限,每次发作出现症状和使之缓解均较缓慢。

如果患者出现张口受限,医生可通过增加患者开口度的方法来确定其病因。方法是将示指放在下颌切牙的切缘,将拇指置于上颌切牙的切缘,然后两指做剪刀动作以迫使上下颌分开(图 1-2)。在张口受限的位置,患者通常会感觉到有紧绷感或疼痛。从临床经验来看,不是所有患者都能准确地指出感觉不适的位置,医生必须对颞下颌关节和肌肉系统进行触诊检查,引发或寻找出不舒适感,从而最终确定病因。

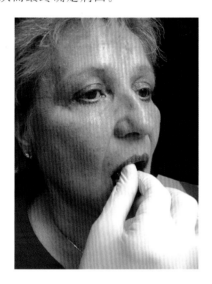

图 1-2　增加患者开口度的方法来确定其病因

▼ 专业提示

确定患者张口受限的原因

临床医生可通过增加患者开口度的方法及患者感觉不适的部位来判断张口受限的原因。

医生应该牢牢记住,引起患者张口受限还可能有其他一些不太常见的原因。一般情况,这些患者会以张口受限而非疼痛就诊。这些患者有可能是 TMJ 关节强直、挛缩和冠状增生。这些已不属于本书的讨论范围,建议患者转到精于此领域的专家处诊治。

患者可能有闭口障碍(相关问题 20)。从临床经验看,患者的闭口障碍有多种较常见的原因。如果患者诉其在张口到 45mm 位置或更大时,才出现颞下颌关节绞锁,其髁状突很可能是位于关节结节前方(颞下颌关节脱位)。研究者发现有此主诉的患者有多重盘—突位置关系,可能由于下列三种原因:①关节结节阻挡了关节盘和髁状突向后移动;②关节盘阻挡了髁状突向后移动;③两者同时存在。有证据显示传统的 TMD 治疗方法可改善此类症状。对于颞下颌关节脱位的保守治疗见第 11 章“颞下颌关节不全脱位和完全脱位”。

如果患者的颞下颌关节绞锁发生于闭口过程中 10～35mm 之间的位置时,则与关节结节无关,最可能的是关节盘阻挡了髁状突的向后运动。对于这种关节绞锁的盘—突位置关系,目前还没有统一的看法,估计最有可能是可复性关节盘移位。当髁状突运动障碍或髁状突位于关节盘后带下方而暂时运动受阻时,就会在闭口过程中发生关节绞锁,此时的盘—突位置就是发生典型的闭口期关节弹响的位置。引起开口期关节弹响的机械干扰继续恶化,则会发展成为开口期的关节绞锁,其机制与闭口期的关节绞锁类似。“颞下颌关节盘—髁突复合体紊乱病”(附录 C)中的左下图可帮助向病人直观地解释此干扰机制,从临床经验来看,经过常规保守的 TMD 治疗后,关节绞锁的症状会逐渐缓解。

患者发生闭口障碍的第三个常见原因就是翼外肌痉挛。翼外肌痉挛时,其下头肌束处于持续的、失控的收缩状态。这与夜间使我们痛醒的腓肠肌痉挛的状态相似。在清醒状态下,人们都会注意到在发生腓肠肌痉挛或疼痛时,有脚步运动障碍或者在试图运动时疼痛加重。翼外肌痉挛的患者试图使髁状突向前运动或做下颌前伸运动以到达最大牙尖接触位时,也会有类似的运动障碍和疼痛加重的症状。此外,患者通常会说其在同侧

（影响侧）后牙咬合接触时有剧烈疼痛，从而其上下后牙之间始终有几分之一毫米到几毫米的距离（如果患者有正常的牙列），上下牙齿是在对侧（非影响侧）尖牙处最先接触。由于患者有髁状突的向前运动障碍，其通常会有明显的开口受限。其具体的诊断和处理方法详见第9章"翼外肌痉挛"。

相关问题21到27主要了解患者有哪些可能对TMD症状起促进作用的因素。有些促进因素并未在这份问卷中提及，医务人员在指导患者学习的"TMD自我治疗"手册中，这些问题就很明确了（比如说：咀嚼口香糖、咖啡摄入过量或者过饮就寝）。该手册见附录D。

睡眠质量差包括：无法入睡、易醒或者清醒时感觉疲劳（问题21）。有资料显示睡眠质量差与肌肉酸痛有关，这预示患者接受TMD的治疗后可能效果不佳。睡眠质量评价系统就是要求患者将其睡眠质量从0-10进行分级。对大多数人来说，如果缺乏足够的睡眠，就会有头痛、易怒等感觉。但对TMD患者来说，睡眠不足不仅会在生理上，也会在社会心理上加重病人的TMD症状。临床经验表明，当患者述说其睡眠质量下降主要是由于TMD疼痛时，如果患者的TMD疼痛症状得到缓解，通常也可以观察到其睡眠质量的改善。为了确保患者的需求和愿望得到满足，当存在引起患者睡眠质量下降的原因时，医务人员应与患者讨论这些原因与他（或她）的治疗方法的关系，或者建议患者转科行放松疗法治疗，或者将患者转到精通睡眠疾病治疗的专家处诊治。如果患者睡眠质量下降，且在晨醒时即伴有TMD的疼痛症状，接诊医生可给患者开阿米替林或去甲替林口服。详见第17章中的"三环类抗抑郁药"。

了解患者是否因睡眠呼吸暂停导致晨起疲劳十分重要。伴有睡眠呼吸暂停的患者晨起头痛与夜间功能异常活动引起的头痛相似。伴有睡眠呼吸暂停的患者夜晚常出现打鼾，因呼吸困难而惊醒，白天处在昏昏欲睡的状态。建议患者找内科医生确认导致睡眠质量差的原因。

遭遇过巨大创伤的患者由于创伤后压力心理障碍症（PTSD）导致睡眠质量差，并有可能因为噩梦醒来。PTSD与TMD关系密切，如果患者未进行过药物和心理治疗，建议患者进行相关治疗。PTSD患者在大剂量药物控制同时接受心理治疗，依然会因为肌肉紧张而做与PTSD相关的噩梦。根据我的临床经验，稳定性咬合矫治器有助于缓解做噩梦醒来的咬合疼痛。如果患者的疼痛未得到缓解，建议患者使用下颌软质热塑性稳定咬合矫治器，具体详见第12章。

纤维肌痛的患者也表现出睡眠质量差。该类患者表现为广泛性全身痛和纤维肌痛，已在相关问题15，16，17中讨论过。

有时候患者也会陈述因为TMD而醒来。临床上来看，大部分是由与牙髓或者咀嚼肌系统所致的颈部疼痛而非TMD所致。

❖ 要点

有资料显示睡眠质量差与肌肉酸痛有关，这预示患者接受TMD的治疗后可能效果不佳。

患者平常每天感觉最为紧张、生气或沮丧的时间段的长短（相关问题22）是显示可能对TMD症状起负面影响的感觉。有这种感觉时TMD患者的颌骨肌肉常处于紧张状态或牙齿紧咬。有些患者可能意识到自己有这些不良习惯，有些患者整天地紧咬牙，其中有些人还会坚持说自己从未紧咬牙。在对他们进行观察后，发现他们有紧咬牙的习惯。对医务人员来说，帮助患者让他们了解自己在白天里一些无意识的不良习惯会加重TMD的症状是一项具有挑战性的工作。有些牙科医生培训内科医师或工作人员来帮助患者认识和摒弃这些不良习惯。还可以告知患者学记日记,每天记录他们每个小时的TMD症状和紧张程度,这样可以帮助患者了解这两者之间的关系,以达到使他们改变紧张状态和戒除不良习惯的目的。

　　心理压力也会加重夜间的功能异常活动。在一项研究中,受试者在睡觉时佩戴记录夜间的EMG活动的设备,受试者能够将较高的夜间EMG活动与有压力的生活事件联系起来(图1-3,图1-4)。

▼ 专业提示

缓解患者的紧张程度
　　告知患者学记日记,每天记录他们每个小时的TMD症状和紧张程度,这样可以帮助患者了解这两者之间的关系,以达到使他们改变紧张状态和戒除不良习惯的目的。

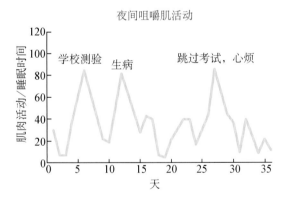

图 1-3　生活中的重大事件与夜间咀嚼肌活动增加的关系

　　在临床上,常可见到有些患者否认其有"压力",因为他们把"压力"这个词与更多的含义联系到了一起。他们似乎更愿意承认与这些不良习惯相关的是"紧张、易怒、挫折、担忧、忙碌、物质欲望或者生活环境"。

　　如果患者承认有这些感觉,我们建议在

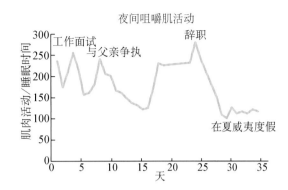

图 1-4　增多或减少生活中的重大事件与夜间咀嚼肌活动增加或者减少的关系

之后的讨论中要使用他们认可的词来进行交谈。要与患者讨论并询问社会心理因素是否会加重疼痛,因为在讨论的过程中,患者的颌骨肌肉常会处于紧张的状态(如果他们有颈部和肩部的疼痛或触痛,这些部位的肌肉也会紧张)。

　　有两种方法可用来改善这些与社会心理因素有关的TMD症状。患者可通过学习减少和控制这些心理社会因素(如使用心理应对策略、减轻压力处理方法等),和(或)注意自己肌肉紧张的习惯并摒弃这个习惯。医生通常建议患者将这两种方法结合使用。

　　有时候,有的患者对病情极为忧虑,希望和受过训练的专家进行病情讨论并学习应对技巧。在附录K提供了两个患者转到心理医生处就诊的病例。

　　患者每天感觉抑郁的时间长短可显示抑郁对TMD产生的影响(第23条)。为了更好地反映问题,患者被要求用0-10级来表述其抑郁或者其他心理疾病的程度。根据临床经验:有抑郁症状而不愿开口或不愿接受抗抑郁治疗的患者通常对每个问题都是以"很少"或"从不"来回答。对于总是用"一直"或"一半时间"来回答问题的患者,笔者建议应讨论患者的抑郁症状和转诊问题,比如转回其原就诊的医生处(讨论治疗方法的选择),

或转到心理医生处诊治（主要通过对话进行治疗），和（或）转到精神科医生处就诊（主要通过给药治疗）。根据临床经验，如果患者诉说其抑郁症状主要是由于 TMD 的疼痛症状引起的，那么在 TMD 疼痛症状缓解后，其抑郁症状也会相应好转。

☯ 要点

> 精神抑郁对 TMD 症状产生负面影响。

在 15—34 岁群体中，自杀是导致其死亡的三大诱因之一。青少年和成人因遭受慢性疼痛而增加其自杀的风险。如果患者表现出有自残或自杀的念头（相关问题 24），医生必须确认其危险性。询问患者是否有实施的计划、是否已选择了实施的时间和方法（药物、手枪等）。如果患者对上述问题都回答"是"，则该患者必须立即由受过社会心理自杀评估专业训练的人士（如临床社会工作者、心理学家、精神科医师、当地医院的预防自杀评估小组成员、"911"拨号台所承认的权威专家或者警察局精神紧急评估小组的成员）对其进行精神状态的评估，确定患者是否很快会实施自杀。患者不允许在无人陪同（医院工作人员、家庭监护人、警察或欲转诊的医院工作人员）的情况下离开，除非他或她已经被证明治愈。接诊医生应详细记录其检查所见、处理以及转诊后的追踪随访情况。当地的自杀防御热线电话可提供当地的信息资源，更多资源可由美国自杀防御基金会（AFSP；www.afsp.org）获得。

在歌唱和演奏乐器上花费时间太多（相关问题 25）可能也会明显加重患者的 TMD 症状。影响的大小与乐器和所花费的时间多少密切相关。据推测管乐器、一些弦乐器（小提琴、中提琴）和歌唱都会对 TMD 症状产生巨大的影响。患者出现症状的时间显示唱歌或演奏乐器对于患者 TMD 症状有负面影

响。有时这些活动是患者唯一的收入来源，因而对于限制或改变这种活动强度的利弊得失，患者很难进行权衡取舍。

大量研究显示，TMD 患者白天非功能牙齿的接触明显多于非 TMD 患者。许多人让他们的牙齿保持接触姿势很常见，但是过长时间会明显加重 TMD 症状（图 1-5）。我们建议患者除了在做吞咽动作时可作短暂接触外，应避免上下牙齿咬合接触（相关问题 26）。这个问题就引出了下列两个问题：患者白天的不良习惯和摒弃这些不良习惯的重要性。下面我们以手臂为例，来帮助患者理解上下牙咬合接触会导致疼痛。

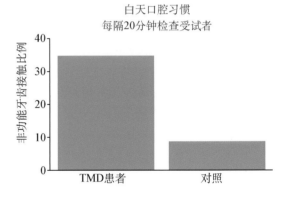

图 1-5　早 8 时至晚 10 时每隔 20 分钟对 TMD 患者和健康对照者进行一次检测，发现 TMD 患者非功能牙齿接触更频繁

当指尖接触手掌时，前臂的肌肉必然收缩，如果要持续保持这种状态，最终肌肉会疲劳并开始受到损伤。一旦养成这样的习惯：在忙碌、遭受挫折或生气时，都下意识地紧握双拳，会使前臂肌肉过度劳损。如果患者去医院就诊，诉说其前臂疼痛，他或她可能会奇怪自己该处肌肉为什么会比其他部位更易疼痛。医生应该意识到这种局限性的疼痛是由不良习惯引起的，最好的治疗方法就是患者改掉这些不良习惯。

如果患者没有广泛的全身病变（如纤维肌痛），我会一边检查他的肱二头肌和前臂

一边告诉患者,你的肱二头肌和前臂并没有触压痛,因此你肯定是咀嚼肌过度劳损。如果你的咀嚼肌保持松弛状态,你的下颌骨下垂与上牙脱离接触,正如我们放松臂部肌肉让手臂悬垂一样(此时,我会做出让手臂悬垂松弛的动作)。你应该一直保持下颌位于松弛状态,并进行轻柔的按摩(口呼吸患者除外)。

如果患者有磨牙、紧咬牙或其他的口腔不良习惯(相关问题 27 和相关问题 28),应告知他们这些习惯会对 TMD 症状产生怎样的负面影响。有时,只要通过改掉这些不良习惯及"TMD 患者自我治疗"(附录 D)就可以成功地缓解 TMD 症状。

相关问题 31 旨在帮助医生确定患者是否可能患有巨细胞动脉炎(颞动脉炎)。巨细胞动脉炎与轻度的 TMD 症状相似,被误诊为 TMD,如果不及时治疗会在短时间内导致失明。有多达 20%～60%未充分治疗和未治疗的患者失明。

⊙ 即刻会诊

> **对巨细胞动脉炎的观察**
>
> 巨细胞动脉炎与轻度的 TMD 症状相似,被误诊为 TMD,如果不及时治疗会在短时间内导致失明。

巨细胞动脉炎多发生在 50 岁以上人群。它引起头颈部的血供减少(包括咀嚼肌和眼部)。咀嚼肌血供减少可使肌肉易于疲劳,患者在咀嚼 1～2 分钟后即产生咀嚼肌疲劳、痉挛。有些 TMD 患者也有类似的症状,如下问题可以帮助区分这两种疾病。

对前面两个问题均回答"是"则意味着患者患有下颌功能运动障碍,轻度 TMD 的患者也可能回答为"是"。巨细胞动脉炎患者会有如下症状:原因不明的头皮压痛、原因不明或未察觉的体重减轻、半小时以上明显的早晨肢体僵直以及视觉症状或视力丧失。

发热(在前面的问卷调查中被询问)是巨细胞动脉炎患者的前驱症状。如果发热不是由牙齿原因引起,而患者未进行内科检查,建议患者先去内科就诊。巨细胞动脉炎的另一个体征就是颞动脉畸形,左右侧颞动脉可进行对比。畸形侧的血管更为明显,无搏动,或有可触及的结节。

这一疾病经常突然发病且双侧同时受累。常见的主诉是新发的头痛或者头皮疼痛,使得患者整夜无法睡眠只能在椅子上度过,并伴有头部或是颈部局部发炎和敏感。在报道的 390 例病例中,59%的患者诉之头痛,31%的患者诉之下颌疼痛或者运动障碍(使用后疲劳)。

如果患者有巨细胞动脉炎的症状超过 1 年,大概率并非患有此病。推断患者患有巨细胞动脉炎,有如下建议:①如果患者有任何视力改变,建议当天立即去找眼科医生、风湿病医生或者急诊医生就诊。②如果患者没有视力改变,也应该于 1 周内去找眼科医生、风湿病医生或者急诊医生检查。对于此病,多加注意胜过漏诊。患者患有颅内出血、脑膜炎、脑炎等其他疾病也有可能表现出类似的症状。

表 1-4　患者病史或者症状需要牙医转诊给专科医生

- 患者接受了传统治疗,却未达到理想的治疗效果。
- 患者需要植入 TMJ 聚四氟乙烯种植体、硅橡胶种植体或者 TMJ 假体,而你不确定种植体的类型或者治疗方式。
- 患者主诉有烧灼痛或者电击痛。
- 患者因 TMJ 骨关节炎而导致 TMJ 垂直高度丧失,进而发生快速进展的后牙开𬌗。

注:专科医生的名录见附录 M,TMD 专科医生和学会组织

小结

安排足够的时间了解患者的病史、症状、主诉及对治疗的满意度十分重要。这样可以尽可能地避免误诊。

表 1-4 提供了患者病史或者症状需要牙医转诊给专科医生的情况。

第 2 章

问卷调查

本书的附录 B 提供了推荐的初诊调查问卷,请在初诊前让患者填写。这将大大减少了你了解患者病史、症状及其他影响你诊疗患者的相关信息的时间。

为了使问卷调查更好地使用,本章提供了关于每个问题及各类答案的讨论。在问诊过程中让患者尽量详尽地回答问卷的问题。我推荐将此问卷与常用的病史表配合使用。

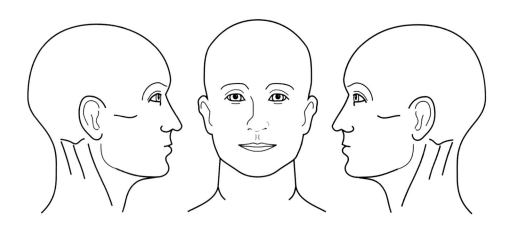

1. **请在下图中标出你疼痛的位置。**
可以让患者想出疼痛的具体位置。

2. **什么时候你的疼痛或者症状开始出现?**
它提示疾病的慢性特性。如果症状是最近才首次出现的,疼痛呈轻度到中度,医生可仅给予布洛芬并指导其进行 TMD 的自我治疗,然后观察症状是否会消退。

3. **什么原因导致症状开始出现?**
此问题的答案提示了致病的主要诱因,这是可被消除的。

4. **什么情况使得症状加重?**
从直觉上,有些加重 TMD 症状的传统因素比如进食、磨牙或者精神紧张。将这些

问题列成清单,有助于促使患者改掉这些不良习惯。要注意一些既不会加重 TMD 且提示患者可能患有非 TMD 疾患的活动,比如:在排便时屏息用力会使症状加重。

5. **什么情况使得症状缓解?**
可多进行改善症状的行为。当然也要注意提示患者所患疾病为非 TMD 疾病。比如:在使用抗生素后症状改善。

6. **你曾经接受过什么治疗?**
这些治疗是否有效?这提示了患者需要什么水平的治疗。患者是否接受了 TMJ 植入体手术,是否需要复诊?

7. **你的疼痛何时最重?**
睡醒时____每天稍晚____无规律____其

他____

这一问题能帮助确定疼痛发病的时间是白天还是夜晚,为治疗提供参考(参考第19章整合多学科治疗)。

8. 疼痛对你的生活有什么影响?

对患者生活的影响程度反映了患者参与治疗的动力和能够接受治疗和参与治疗的程度。

9. 你的疼痛类型是(可多选)

隐痛____压痛____钝痛____锐痛____搏动性疼痛____灼痛____其他____

隐痛、压痛或钝痛是常见的TMD疼痛。锐痛通常是间断性地发生,且常与TMJ或翼外肌有关。搏动性疼痛常于下面三种情形中的一种或多种中发生:

A. 隐痛、压痛或钝痛是其初始疼痛类型,但当疼痛加剧时,可转变为搏动性疼痛。如果针对隐痛、压痛或钝痛的治疗措施足以防止疼痛加剧转变为搏动性疼痛,那么就可以消除搏动性疼痛。

B. 患者有搏动性疼痛症状但无隐痛、压痛或钝痛病史。可能疼痛的来源超出了牙医的诊疗范围。医生可以尝试进行咬合矫治器治疗,如果无效可能考虑偏头痛,建议转诊给内科医生或者神经科医生。有研究显示TMD治疗可以治疗某些偏头痛。

C. 放射性牙痛,参考问题10。

有时,TMD也会有烧灼样疼痛。如果两者有关联,灼痛可随TMD的治疗而消退。它也可能是一种神经性的疼痛。

10. 你的疼痛症状:

是否会影响你的睡眠? 是____否____

TMD很少影响患者的睡眠,但是甲状腺区疼痛及放射性牙痛经常使患者夜间疼醒。

在躺卧时,疼痛症状是否会加重? 是____否____

疼痛不但与下颌骨的姿势有关,也可以与上颌窦充血或放射性牙痛有关。

当饮用冷热水时疼痛是否会加重? 是____否____

在饮用冷、热水时,TMD的疼痛常常不会加重。冷、热水在接触哪颗牙齿或何处区域时会引起疼痛加重?这种反应可能属于牙源性的放射性疼痛(关于牙源性放射性疼痛,详见第3章中"口内检查"一节)。

11. 请标出下面符合你目前疼痛程度的数字

(无疼痛症状)0－1－2－3－4－5－6－7－8－9－10(所能想象的最剧烈的疼痛)

12. 请标出下面符合你过去6个月平均程度的数字

(无疼痛症状)0－1－2－3－4－5－6－7－8－9－10(所能想象的最剧烈的疼痛)

13. 你目前是否持续疼痛? 是____否____疼痛发生的频率如何?

14. 请描述除了疼痛之外的,任何你认为和你的疾病有关的症状。

找出任何不合理的症状(可能与非TMD疾病有关),比如:短暂性黑矇或视野缩小。

快速进展性前牙开𬌗是严重的颞下颌关节骨性关节炎的症状,它可导致颞下颌关节垂直高度下降,这不在本书讨论范围之内。后牙开𬌗或者中线偏斜可能因为许多别的疾病所致,详见第3章中"口内检查"一节。

问题15-17用于判断患者所患的是否为非TMD疾病。对任何一个肯定的答案都要与患者讨论,并且加以注解。

15. 你是否有过如下情况:

头部或颈部手术史? 是____否____

患者的主诉是否为原有疾病的并发症或者复发。

是否有过头部或颈部扭伤或外伤史? 是____否____

患者的TMD是否与此病史有关?如果是,医生对此有充分的估计吗?患者是否曾患可导致TMD加重的颈部疾病?

是否有过头部或者颈部带状疱疹史？是
___否___

患者是否有过枕后神经节疼痛？

16. 你是否有过如下情况：

发热？是___否___

TMD不会引起发热。患者是否患有其他可能导致发热的疾病，比如：脑膜炎、牙齿或上颌窦感染？如果病因不明，考虑转诊给内科医生。

鼻黏膜充血或者鼻塞？是___否___

是否因为上颌窦疼痛导致TMD疼痛？

是否有面部肌肉、眼睛、口腔或者舌头运动障碍？是___否___

患者是否有神经疾患？

患者的运动障碍的区域经常疼痛。

是否有麻木感或者麻刺感？是___否___

是否有比TMD更易引起这种神经症状的疾病？TMD患者常描述有小范围的、在时间与空间上均与TMD相关的麻木感或麻刺感，它与疼痛相关联，且随疼痛的消失而消失。要注意该症状是否会随治疗而消退。

是否有牙齿疾病？是___否___

患者是否因牙齿疾病导致TMD？

是否有颞下颌关节区、口腔内或者咽喉部的肿胀？是___否___

判断这些病变和症状是否是引起或促进TMD疼痛的原因。

TMD患者常诉其疼痛的颞下颌关节区或咀嚼肌有肿胀（见第1章和相关问题14），但这种肿胀通常很难被察觉（通常仅有1～2mm）。如果肿胀明显或者发生在其他部位，那么就要进一步检查。

疼痛是否有扳机点？是___否___

患者是否有三叉神经痛或者其他部位的疾患？如果患者仅有TMD，那么这一扳机点可作为初步诊断的依据。

除了颞下颌关节，是否还有其他的复发性的关节肿胀或压痛？是___否___

患者是否有动脉炎或者其他导致TMD

的疾病？

除了颞下颌关节，是否还有其他部位的晨起僵直？是___否___

这一症状可能由关节和（或）肌肉引起，与某一系统疾病相关，导致TMD。需要注意的是身体的广泛性疼痛对TMD治疗无反应。

除了头部和颈部外，身体其他部位是否有超过50%的时间存在肌肉压痛？是___否___

患者是否有肌纤维痛、肌筋膜痛或系统性疾病？

17. 如下情形你的症状是否会加重：

在吞咽或者转头时症状开始是否会加重？是___否___

考虑：甲状腺区疼痛、Eagle综合征、舌咽神经痛以及亚急性甲状腺炎。

在阅读或者用眼过度后，疼痛是否加重？是___否___

如果有上述症状，则患者可能需要重新配眼镜，或可能患有因不良姿势而加重的颈部疾病，或可能是在做前述动作时有咬紧牙的习惯。

18. 你的双侧颞颌关节是否有杂音？是___否___

如果有，哪一侧：右侧___左侧___

如果患者回答是，很有可能患有颞下颌关节盘移位。

19. 你是否曾经有过张口受限？是___否___

如果是，请详细描述：

张口受限可能是由于颞下颌关节的病变（如急性不可复性关节盘移位），或者是肌肉的问题。临床医生可通过让患者被动张口的方法来确定发生张口受限的原因。

20. 你是否曾经有过闭口障碍？是___否___

如果是，请详细描述：

如果闭口障碍发生在张口超过45mm

时,可能是由于髁状突位于关节结节的前方,关节结节和(或)关节盘阻碍了髁状突的向后运动。

如果闭口障碍发生于开口度在 10～35mm 之间时,可能是由于髁状突无法到达关节盘后带下方。

如果闭口障碍发生于开口度少于 5mm 时,则可能是翼外肌痉挛。

21. 夜晚睡眠质量如何? 好____ 坏____ 请详细描述:

晨起时患者会感到轻松。TMD 患者诉诸睡眠质量差,通过 TMD 治疗,TMD 的症状并不会得到改善。患有肌纤维痛、创伤后压力心理障碍症、呼吸睡眠暂停综合征(第 1 章相关问题 21)的患者常诉睡眠质量差。你可考虑让患者与他或她的内科医生讨论此问题,或将患者转诊进行松弛疗法,或者转到精于睡眠疾患的专家处诊治。如果患者晨起时也有 TMD 疼痛,可以服用阿米替林或去甲替林。

22. 你每天有多长时间感到悲痛、紧张、易怒或沮丧?

总是____ 一半时间____ 有时____ 从不____

如果患者一直或有一半的时间如此,应考虑将患者转诊治疗精神紧张。

此种情况下,患者常紧咬牙或下颌常处于紧张状态。

23. 你每天有多长时间感到心情抑郁?

总是____ 一半时间____ 有时____ 从不____

如果患者总是或有一半的时间心情抑郁,应考虑将患者转诊做精神评估。我让患者自己选择去看心理医生(通过话疗)还是精神病科医生(通过药物治疗),或者两者兼顾。

24. 你是否曾经有过自残或者自杀的念头? 是____ 否____

如果患者回答是,通过患者是否有计划,是否确定了实施时间,实施工具(药物、枪等)

来判断严重性。如果对这些所有的问题都回答"是",该患者必须立即接受在此领域受过专门培训的专家的评估,并及时与当地防止自杀部门的工作人员电话联系,与他们讨论是否需要立即转诊。如果需要立即转诊,患者必须有人陪护(诊所工作人员、负责的家庭成员,或者医院派出的工作人员)送到所转诊的医院。对患者的检查结果、处理措施及以转诊后的追踪观察都应予以书面记载。

25. 你每周演奏乐器和(或)歌唱超过 5 小时吗? 是____ 否____

从事这类活动会加重患者的 TMD 症状。

26. 你每天上下牙接触的时间比例是多少? ____%

一般在工作忙碌、紧张等情况下,会无意识地紧咬牙。医生要告知并鼓励患者保持下颌肌肉放松,当这些肌肉放松的时候,上下颌牙齿会分开。

27. 你是否意识到有紧咬牙或磨牙习惯:在睡觉时____ 开车时____ 使用电脑时____ 其他时间____ 未注意到____

夜晚患者对这些不良行为的控制力最低,告知并鼓励患者摒弃在某特定时间里紧咬牙或磨牙的习惯,并且要注意是否在其他时间里也有同样的习惯。

28. 你是否注意到自己有某些口腔不良习惯,比如:咬颊____ 咬物____ 咬指甲____ 前伸下颌____ 其他习惯____ 未留意过____

鼓励患者摒除口腔不良习惯。

29. 你认为你的问题需要何种治疗?

与患者讨论他所期待的治疗方式。

30. 对于你的问题,你觉得还有什么需要我们了解的地方?

31. 如果你的年龄在 50 岁或以上,请圈出下列你符合的症状:

疼痛是否只在进食时发生? 是____ 否____
开口时无疼痛? 是____ 否____
是否有原因不明的头皮压痛? 是____

否___

是否曾有过原因不明或者未意识到的体重减轻？是___否___

是否有超过半个小时的晨起僵直？是___否___

是否有视力问题或者视力丧失？是___否___

这些特点在巨细胞性动脉炎（颞动脉炎）患者中更为多见，它几乎仅发生于 50 岁以上的人群，常引起头颈部血供减少。咀嚼肌血供减少可使肌肉易于疲劳，从而产生肌肉疲劳和痉挛，这种感觉可在咀嚼活动开始 1～2 分钟后消退。有些无巨细胞动脉炎的 TMD 患者也可能出现上述症状，因而对患者提出这些问题可帮助医生区别患者的这些症状源于何种疾病。如果患者患病超过 1 年，患巨细胞动脉炎的可能性就很低了。由于巨细胞动脉炎会导致失明，因而需谨慎对待，防止漏诊。

对前两个问题（30 题、31 题）都回答"是"，则患者可能患有下颌功能障碍，但轻症 TMD 患者也可能对这两个问题回答"是"。如果患者诉有无法解释的头皮压痛、不明原因或未意识到的体重减轻、明显的持续半小时以上的晨间僵直以及视觉症状或视力丧失等症状时，则应考虑巨细胞动脉炎。

发热（前面问卷调查已问）也是大部分巨细胞动脉炎的患者的前驱症状。如果不是牙源性疾病，且患者并未经过内科诊疗，建议转诊内科医生做评估。巨细胞动脉炎的另一个症状就是颞动脉畸形。这可由对左、右两侧颞动脉进行比较而得知。与正常侧相比，畸形侧颞动脉更为明显且无搏动，或触诊有结节。

如果推断患者有巨细胞动脉炎，有如下建议：①如果患者有视力改变，建议他当天就去找眼科医生、风湿病医生或者急诊医生就诊。②如果患者没有视力改变，也应该于 1 周内去找眼科医生、风湿病医生或者急诊医生检查。对于此病，多加注意胜过漏诊。

第 3 章

临床检查

常见问题回答

问:哪一个应该首先操作:运动范围的测量还是触诊?

答:应该在触诊之前测量运动范围,因为触诊经常加重咀嚼肌和(或)颞下颌关节的症状,这可能会导致患者运动幅度的降低。

问:运动幅度(正常运动范围)最小值是多少?

答:正常开口度的最小值是 40mm,向右或左侧侧方运动的最小值是 7mm,前伸运动最小值是 6mm。

问:牙医能为颈部疼痛的患者写处方或建议吗?

答:颈部治疗或建议在牙医处理颞下颌紊乱病患者的临床实践范畴内。

问:如果怀疑患者的牙源性痛导致颞下颌紊乱病患者的疼痛,旨在定位受累牙齿的临床表现是什么?

答:前牙(尖牙对尖牙)被观察表现为双侧牙源性牵涉痛,但是,前磨牙和磨牙仅表现为同侧的牵涉痛,但牵涉到对侧颞下颌紊乱病的症状很轻。

从就诊获得的重要信息明确患者是否患有颞下颌关节紊乱病,其他可能导致颞下颌紊乱病的疾病(如牙痛、上颌窦炎、颈部疼痛或颈源性头痛等),许多颞下颌紊乱病的影响因素,症状的好发位置和时间模式。因此,在临床检查之前,操作者应该明确哪些结构值得关注,并需要进一步评估。

⊙ 即刻会诊

> **获取所关注结构的信息**
>
> 从患者的就诊中,医生应该明确哪些结构值得关注并需要进一步的评估。

⊙ 即刻会诊

> **识别潜在的诱因**
>
> 通过观察是否某结构的加压会导致疼痛(如果无症状)或症状加重(如果有症状)或者通过局麻阻滞或降低某结构的压力以缓解疼痛的方式来识别潜在的诱因。

临床检查的主要目的是收集额外的信息来帮助确认或排除患者主诉所涉及的结构和可能导致这些主诉发生的疑似疾病。可以通过观察是否(触诊某结构,冷刺激某牙位)能导致疼痛产生(如果本无疼痛)或加重(如果有疼痛),或通过其他方式使某结构减压以降低疼痛的方式来识别潜在的诱因。

传统上采用触诊的方式加重咀嚼肌和颞下颌关节区的症状。通常引起颞下颌紊乱病患者的疼痛有多处结构是诱因。一部分医生将触诊由轻到重分为 0-3 级,以便于明确患者信息和相关结构参与诱因的分级。

采用局麻阻滞或缓解潜在的疼痛来源的方式:①对于个体肌面部扳机点的扳机点麻醉注射;②牙齿的浸润麻醉或阻滞;③对于所

怀疑的鼻窦充血进行抗生素和减充血药试验（表1-2）。显然，当测试进行时，局麻测试的限制因素是必须存在疼痛。

有时，在两个严重症状的结构都注射麻药，例如，伴随额窦痛的患者由于牵涉痛，触诊颈部扳机点会使疼痛加重可以通过在扳机点注射麻药的方式来明确扳机点对额窦痛的作用大小。

运动范围

患者的运动范围应该在触诊之前检测，因为触诊常常会加重咀嚼肌和颞下颌关节区的症状，这可能导致运动范围的减小。记录运动范围可以帮助医生明确患者是否存在运动受限（暗示某种疾病）并遵循客观的改善措施（运动受限的缓解表明症状改善）。许多运动范围的测量可以在以下情况下完成，例如辅助的，非辅助的，无疼痛和伴有疼痛等。

开口度的测量是在要求患者最大限度的张口时（图3-1），常规得到上颌中切牙的切缘与下颌中切牙切缘之间的距离（mm为单位）。由于医生可以跟踪患者每次就诊的开口度测量数据，因此医生保持如何让患者开口的一致性至关重要。因此，在每次复诊时的发音和音调必须保持一致。

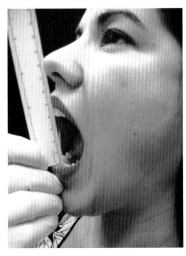

图3-1　测量上下切缘间的开口度

> **开口的一致性**
> 由于患者每次就诊均要复查开口度，因此医生应该试图保证患者开口方式的一致性。

患者开口度的真实距离包括中切牙的垂直覆𬌗。通过让患者闭口至最大牙尖交错位，把指甲放在上颌中切牙的切缘至下颌中切牙的唇面位置，再让患者开口，测量下颌中切牙切缘到指甲的距离（图3-2）。在初次就诊时，常规记录患者的覆𬌗，切对切的开口度在复诊时追踪。每次就诊都要测量该值并加上覆𬌗值，在覆𬌗值在整个治疗过程中很少改变。

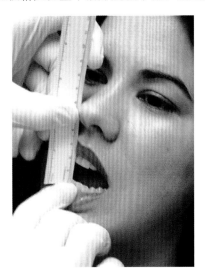

图3-2　测量中切牙的垂直覆𬌗

如果患者开口度明显受限，医生可以通过被动大开口的方式确定受限的来源，通常通过把示指放在下颌中切牙的切缘，拇指放在上颌中切牙的切缘，通过移动手指以剪刀的方式移动手指向牙齿加压（图1-2）。患者将通常会感到在受限的位置紧张或疼痛。临床经验表明所有患者都能准确地指出紧张不适的位置，为了鉴别不适的来源，有必要触诊颞下颌关节和肌肉组织。

▼ 专业提示

> **确定患者开口受限的来源**
>
> 如果患者明显开口受限,医生可以通过牵张更大的开口度来确定受限的来源。

如果患者明显开口受限,医生要告知患者需要低头看患者的喉咙。把口镜放在舌的后牙位,压低口镜,让患者发"啊"音,并尽可能大开口。有时,有的患者原本开口度仅为21mm,现在可能开到45mm。患者不能大张口有很多潜在的原因,这些原因都应该被充分讨论,这是医生的职责。

让患者闭口至牙尖交错位,把带凸起的刻度尺(如30mm)放在上颌中切牙与下颌中切牙唇面楔状隙的直线上来观测下颌侧方运动移动的距离,让患者下颌先尽量向一侧移动,然后再向另一侧移动(图 3-3)。人们通常没有移动下颌向单侧的意识,所以,让患者单侧移动下颌常常有困难。可以通过医生示范这些动作并让患者照镜子做这些动作来解决问题。

▼ 专业提示

> **让患者做随意运动**
>
> 如果患者做侧方或前伸运动有困难,让他照镜子做通常更好。

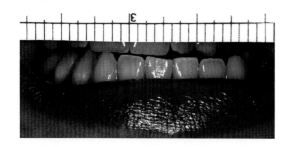

图 3-3　测量侧方运动

通过让患者闭口至牙尖交错位同时测量前牙覆盖能获得前伸运动。让患者尽可能前伸下颌。同时测量下颌切牙在上颌切牙前方的距离并将两个数值相加(图 3-4)。

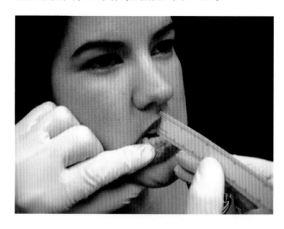

图 3-4　测量下颌切牙在上颌切牙前方的距离

当患者做这些运动时,医生要观察双侧颞突的位移。如果怀疑一侧或双侧髁突运动受限,建议触诊感受髁突的位移。把示指和中指放在髁突上方,让患者做开口、闭口、右侧方、左侧方和前伸运动。

▼ 专业提示

> **观察受限颞下颌关节平移**
>
> 如果医生怀疑患者的髁突平移受限,建议医生触诊髁突的平移。

在颞下颌紊乱患者中通常可以观察到运动范围轻到中度受限。然而,运动范围随患者状态而改变,受限程度也不是总与颞下颌紊乱病的严重程度相关。开口度正常值的最小值是40mm(包括覆𬌗),右侧和左侧侧方运动最小值是 7mm,前伸运动最小值是 6mm。

关节杂音

颞下颌紊乱病患者和普通人群一样,关节弹响非常普遍。捻发音是一种磨损声或破碎声,相似于人在沙滩的湿沙上或湿雪上走路的声音。这些噪音可能伴随开、闭口时发生,强度波动,偶尔发生。经常有报道显示患者有颞下颌关节杂音史,但在检查时不能重复。

有时患者和医生在鉴别哪一侧颞下颌关节有弹响或破碎音时比较困难,因为振动能穿过下颌骨,在对侧颞下颌关节也能感受到。通常需要让患者从牙尖交错位多次滑动下颌至一侧,然后多次滑动下颌至另一侧。在平移阶段,弹响和破碎音产生,无论哪一侧髁突平移,都是杂音产生的诱因。

弹响和破碎音通常相关于可复性盘前移位。捻发音多数与关节面粗糙有关,这可能是继发于退行性关节病(图3-5)。基于杂音发出的方式,捻发音有时可以再分为粗糙或柔和的捻发音。对于这些诊断的额外信息,请见第5章中的"颞下颌紊乱"。

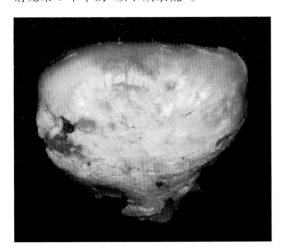

图3-5　去除一部分关节纤维结缔组织,暴露关节骨面,呈现出髁突表面粗糙

颞下颌关节杂音很少使我改变治疗方法,所以花昂贵的时间或使用特殊的装置来改变杂音是无根据的。通常,颞下颌关节杂音并不比身体其他关节部位的杂音更受关注,不对称的颞下颌关节杂音并不需要治疗。

如果杂音与易感的或间断的绞锁相关,

就要关注它避免导致持续的绞锁。所以,我建议最有效的颞下颌关节治疗要消除它;见第10章"间歇性紊乱"。仅伴有颞下颌关节杂音的患者病例情况在第五部分"病例11"将会呈现。

▼ **专业提示**

> **理解颞下颌关节杂音的意义**
>
> 通常,颞下颌关节杂音并不需要比身体其他部位的关节杂音更受关注,单纯的颞下颌关节杂音不需要治疗。

颞下颌关节杂音通常伴随颞下颌紊乱病的治疗而得到缓解但是较其他颞下颌紊乱病的症状缓解得较少。它随时间而波动,与颌骨疲劳、紧咬牙和夜磨牙均相关。观察到患者杂音改善的程度随研究的不同而不同,也随测量杂音的方法不同而不同。如果患者要问他的关节杂音减少的可能性,通常我将告知患者稳定性咬合板治疗后,大约1/3患者杂音减轻或消除,1/3患者轻度改善,1/3患者无改善。对于个体的结果没有明确的预期。

TMD 触诊

通常采用示指或中指的指尖或掌面触诊咀嚼肌和颈部肌肉及颞下颌关节。如果适用的话,放在头部的力量应该同时触诊双侧以平衡头部或在对侧放非触诊手的手掌稳定头部。建议医生在触诊时,面对患者,而不是在患者身后。在此位置,医生可以观察患者的眼睛和面部表情(眼睛通常会睁大或闭合。触诊肌肉和颞下颌关节时,患者肌肉应放松,触诊不应该引起健康肌肉损伤。)

肌肉和颞下颌关节触诊将加重这些结构的症状,以至于它与疼痛相关,触诊将诱发(如果疼痛不存在)或加重(如果疼痛存在)。医生触诊的强度要根据患者的症状程度而改变。例如,对于柔弱的患者通常采用较轻的力度触诊以诱发疼痛,而对于肌肉强壮,几周都未出现疼痛的男士需要较强的触诊力度诱发他的疼痛。

建议使用 2～3lb 的力度触诊口外肌肉,11b 的力度触诊颞下颌关节和口内肌肉。但是,可能需要更大的力量诱发患者的主诉症状。作者的教学经验显示大多数医生原本不愿意使用充分的力量诱发颞下颌紊乱病的症状。相反,过大的力量会导致不必要的触诊和检查后疼痛。

▼ 专业提示

> **触诊力度**
>
> 1 或 2～3lb 的力度有多大? 大约是一包绞牛肉的重量,使用这个力度在触诊结构的部位。

◉ 即刻会诊

> **触诊力度**
>
> 作者的教学经验表明:多数医生最初不愿意使用充分的力量诱发颞下颌紊乱病的症状。相反,过大的力度导致不必要的触诊和检查后疼痛。

触诊可能会在组织内或外产生疼痛或在远处产生牵涉痛。不同的触诊技术会导致触诊部位疼痛程度改变或加重。加重的程度相关于触诊结构反应的灵敏程度。通常,使用三种触诊方法提供不同的强度:①在预定的部位非特异性触诊;②触诊肌肉的扳机点或压痛点的结节(这些点定位在稳定的、应激过度的节点处,肌肉内的稳定的节点比周围的肌肉更易产生压痛);③稳定、持续地触摸这些敏感区。

建议采用分层触诊方式。先在预定部位触诊双侧颞肌、颞下颌关节和咀嚼肌的前部。试图在枕骨结节的下方颈动脉、甲状腺和肌肉产生牵涉痛。从触诊双侧颞肌、颞下颌关节和咀嚼肌的前部开始,从较轻的力度开始,慢慢增加力度直到患者的眼神和面部表情传递患者正处于不适的状态或指导建议的力度。临床经验表明患者眼神和面部表情的不适比患者语言上表达的不适要早。作为触诊医生,要问患者触诊是否会导致不适,是否这种疼痛就与患者主诉的疼痛一致。

▼ 专业提示

> **降低触诊不适**
>
> 建议医生在触诊时要面对患者,这样他能更好地观察患者的眼神和面部表情;眼神和面部表情表达的不适要先于患者语言表述的不适。

触诊这些结构后,再通过触诊颈动脉、甲状腺和枕骨下结节区的头夹肌和斜方肌检查是否存在其他特定的紊乱。关于触诊第一层的特别指导和辅助信息详见下文及表 3-1。

表 3-1 推荐的初始触诊

颞肌前份	双侧触诊,大约在眼角后 1.5 英寸和颧弓上 0.5 英寸(图 3-6)。
颞下颌关节	双侧触诊颞下颌关节的三个区,如果颞肌前份或任何其他肌肉对触诊敏感。常见的错误是触诊颞下颌关节区时没有让患者充分张口。①让患者开口大约 20mm,触诊髁突侧极。②让患者尽可能大开口,用指尖触诊髁突后凹陷的深度。③用手指在凹陷区,向前推髁突后部(图 3-7)。

（续　表）

咀嚼肌	双侧触诊咀嚼肌中心（图3-8）。如果不确定肌肉的范围，让患者紧咬牙，肌肉的范围很容易感受到。
颈动脉	在甲状软骨两侧，双侧触诊颈动脉（图3-9）。触诊未诱发患者主诉疼痛，这排除颈动脉痛作为患者的病因。
甲状腺	先触诊胸骨上切迹，然后双侧触摸大约距切迹上方1英寸，侧方1英寸（图3-10）。触诊未诱发患者主诉疼痛，这排除了甲状腺炎的病因。
头夹肌	这块肌肉定位在颅骨基底，胸锁乳突肌后方。沿颅骨基底可以发现肌肉起点。触诊颅骨下大约1英寸，所以，这些结节在颅骨基底。触压该部位持续大约5秒，试图产生牵涉痛。触诊时用另一只手的手掌放在额部，稳定住头部（图3-12）。
斜方肌	沿着颅底找到肌肉的起点。触诊大约颅底下1英寸，所以，这些起点压在颅底。按压住约5秒，试图产生牵涉痛。触诊时用另一只手的手掌放在额部，稳定住头部（图3-13）。

颞肌常被分为前、中、后三区。肌纤维的方向随着纤维束的方向移动下颌，所有三个区可以轻柔触诊，有敏感结节，是疼痛的来源。双侧触诊颞肌前份，大约在眼角后1.5英寸和颧弓上0.5英寸（图3-6）。

如果颞肌前份或任何其他肌肉对触诊敏感，最可能的诊断是肌痛。如果肌肉导致牵涉痛，建议肌肉压痛诊断为肌面痛伴牵涉痛。

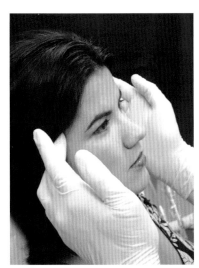

图3-6　触诊颞肌前份

咀嚼肌是颞下颌紊乱病疼痛最常见的来源，所以伴随牵涉痛的肌痛或肌面痛是颞下颌紊乱病疼痛最常见的诊断。

⊗ 要点

> 肌肉触诊压痛通常为伴随牵涉痛的肌痛或肌面痛提供临床诊断，见第5章"TMD诊断分类"更好地描述了患者的情况。

临床观察发现，颞下颌关节需要触诊3个部位。这些部位上一个点的压痛与另一点的压痛不相关。先让患者开口大约20mm，触诊髁突侧极。再让患者尽可能大开口，用指尖触诊髁突后凹陷的深度（在盘后组织的上方）。最后，用手指压在凹陷区同时大张口，向前推髁突后部（图3-7）。

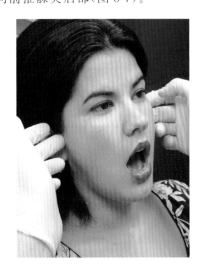

图3-7　颞下颌关节的触诊

颞下颌关节区的压痛临床诊断是颞下颌关节痛;除了颞下颌关节少有的炎症或感染[例如:水肿、红斑和(或)温度上升等],另一种可能的临床诊断是颞下颌关节骨关节炎。临床治疗经验显示:大多数医生没有充分触诊颞下颌关节,多数常见的错误是患者的嘴没有充分张开。颞下颌关节痛是颞下颌紊乱病疼痛的第二常见诊断。

☯ 要点

颞下颌关节区的触诊压痛通常提供的临床诊断是颞下颌关节痛。

咬肌是由浅层和深层两部分组成。双侧触诊咬肌中心部位将会同时加重双侧肌肉症状(图3-8)。如果医生不确定肌肉的中心位置,当医生触诊肌肉的范围时,让患者紧咬牙就能很容易描绘出来。如果咬肌有压痛,而其他肌肉无症状,其诊断请见第5章"TMD诊断分类"会更好地描述患者状况。

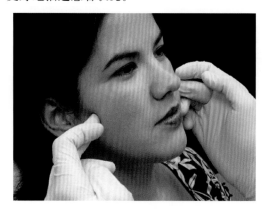

图3-8　触诊咬肌

建议肌肉压痛被诊断为肌痛,如果它导致牵涉痛,建议诊断为伴有牵涉痛的肌面痛。

颈动脉的触诊要触诊双侧甲状软骨以确定触诊这些结构是否加重患者的疼痛(图3-9)。这个部位的压痛常见于大多数人,所以进行触诊之前,建议医生先触诊自己的这个部位以确定合适的触诊力度不至于引起难以

忍受的疼痛。患者可能认为触诊导致的疼痛,但这与他的疼痛主诉不同。如果触诊检查带来的疼痛与患者的主诉不同,患者可能认为是医生的触诊导致的疼痛。如果触诊疼痛与患者的主诉相同,表明是颈动脉痛引起的疼痛,牵涉痛由内科医生处理。

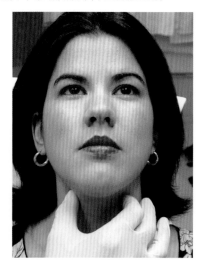

图3-9　颈动脉的触诊

双侧触诊甲状腺。如果不确定它的位置,首先触摸锁骨上切迹,建立标志,然后双侧触诊距切迹上方1英寸,侧方1英寸的位置(图3-10)。如果触诊导致疼痛,这表明甲状腺炎导致的疼痛,牵涉痛应由患者的内科医生处理。

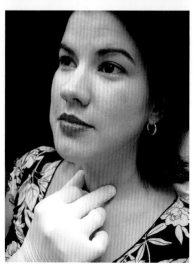

图3-10　甲状腺的触诊

鉴别来源于头夹肌（定位在沿着颅底，胸锁乳突肌后方的凹陷）的牵涉痛非常重要，因为颈部来源的牵涉痛在颞下颌紊乱病的患者中较为常见。230例颞下颌紊乱病患者的研究发现：分别有18和31个患者的头夹肌和斜方肌触诊产生颞肌的牵涉痛。这个研究观察到在枕骨结节的下方触诊这些肌肉是产生前额部、眶周、最高点、颞部、枕部、耳廓后部和耳朵等部位牵涉痛的最常见的来源。

◉ 即刻会诊

> **鉴别来自颈部的牵涉痛**
>
> 　　来自颈部的牵涉痛在颞下颌紊乱病的患者中相当普遍。触诊颈部枕骨结节下的颈部肌肉常常产生前额部、眶周、最高点、颞部、枕部、耳廓后部和耳朵等部位的牵涉痛。

颞下颌紊乱病的疼痛通常发生在颞肌和咬肌，我观察到一些牙医自动地将这些部位疼痛的患者诊断为颞下颌紊乱病。少部分颈部疼痛的患者会伴有轻度到中度颞肌或咬肌的触诊压痛，当触诊其枕骨下肌肉时，他们的眼睛由于颞肌和咬肌的疼痛主诉而睁大。正如第一章解释的，中枢致敏和汇集是牵涉痛后的主要机制，可以导致颈部痛，表现为典型的颞下颌紊乱病的疼痛（图3-11），如果这些患者采用传统方式治疗，患者要得到满意的症状缓解可能性很低。这是我评估每个颈部牵涉痛的颞下颌紊乱病的患者的原因之一。

✖ 要点

> 　　颈部可能是颞肌或咬肌区牵涉痛的来源，这是颞下颌紊乱病的疼痛最常见的部位。

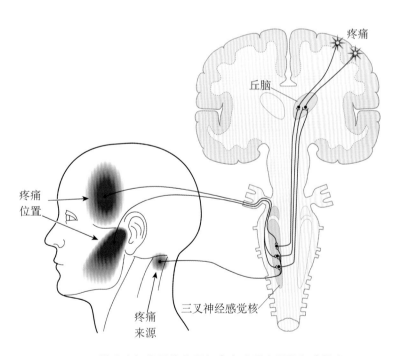

图 3-11　描述中枢传导能使颈部疼痛感受为颞肌和咬肌痛

鉴别来源于头夹肌或斜方肌的牵涉痛之前,沿着颅底触诊肌肉找到最敏感的位置。触诊时用指尖在颅骨下大约 1 英寸,向上抵住颅底,仔细触压指尖与颅底之间的肌肉,触诊需要相当的力度,需达到患者的忍耐力,持续按压大约 5 秒。

触诊时用另一只手的手掌放在前额部,稳定住头部。触诊头夹肌(图 3-12),触诊斜方肌(图 3-13)。由于这些肌肉被触诊,问患者是否在其他部位感觉到疼痛,而不是触诊部位。

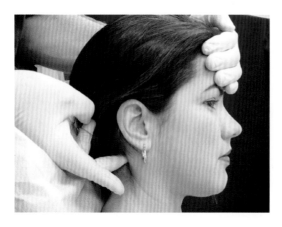

图 3-12 触诊头夹肌

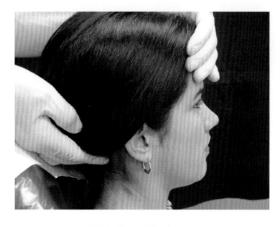

图 3-13 触诊斜方肌

前额和眶周(内部、后部或眼周)是这些肌肉牵涉痛的常见部位。以前没有用这种方式触诊的医生将会对颈部触诊产生的高频率的牵涉痛非常吃惊。1 例源自颈部的慢性前额部疼痛

患者在第五部分的病例 4 中有病情分析。

临床上观察到大量颞下颌紊乱病的患者仅仅通过最初建议的触诊诱导出疼痛。如果患者的疼痛通过触诊这些部位产生,人们会感觉到额外触诊其他部位的咀嚼肌将仅仅产生更多的不适,改变诊断和治疗计划的可能性不大。停止这些患者的触诊评估原因如下:①最初的触诊已经证明了疼痛来源于咀嚼肌结构;②多数保守的颞下颌紊乱病的治疗要治疗所有咀嚼肌结构;③肌肉和关节原因的对比可以从已获得信息得到;④其他结构通常指咀嚼肌系统或排除哪些因素是重要的,在最初的触诊中完成。

如果最初的触诊不能诱导出患者的疼痛,需要进一步的触诊。进一步触诊肌肉的好技术涉及肌肉内的扳机点或压痛点。这些点感觉像在肌肉内打结,比周围肌肉更敏感。

一旦发现,在每个点上施加压力,这将在肌肉内产生更多的张力性疼痛,产生疼痛可能超出这些结构,有时会导致远处组织的牵涉痛。通过更强烈地触诊压痛点,颞下颌关节的疼痛会同样加重更多。

如果第二层没有诱发患者疼痛,医生相信疼痛来源于这个位置,可以施加更有力的触诊,在试图产生牵涉痛时常常采用这种方式。完成这个操作通过首先鉴别定位在肌肉内或关节内的压痛点,在这些位置使用持续的力量达到患者的耐受程度,持续至少 5 秒,直到诱发出预期的疼痛为止。这样产生更强烈的局部疼痛,可能会超出此结构或到远处的牵涉痛,操作时问患者是否能感觉到疼痛,而不是医生一味地施压。肌肉内的每个节点都可能产生不同部位的牵涉痛;因此,这种触诊技术要反复在每个压痛点应用。

选择是否在相同的位置施加更大的压力或试图在不同的位置诱发患者的疼痛要根据医生的推测和经验。对于没有这方面经验的医生,图 3-14 提供了触诊位置图,显示了头面部可能产生牵涉痛的标识的解剖区。

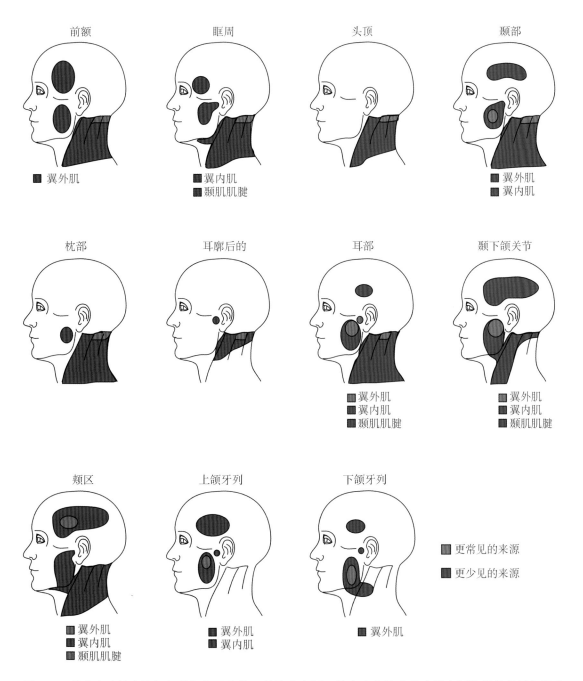

图 3-14　能产生牵涉痛的标记的解剖区定位了触诊分布图。能产生牵涉痛的头部表面位置被着重标记出来，口内触诊位置列在示意图下

通常应用的疼痛来源的定位策略是首先考虑疼痛是由于患者感觉到某位置疼痛的病理因素。所以，如果患者抱怨上颌第一磨牙疼痛，试图鉴别病理因素（例如，采用 X 线等）或诱导该部位的疼痛（例如，冷刺激该牙位）。如果在这个位置没有导致患者疼痛的病理因素，然后考虑局部的来源，通过评估邻近牙位，对侧牙，询问近期的窦充血状况等。

一旦局部的疼痛来源被排除,考虑疼痛可能来自不同部位的牵涉痛。

对于这例上颌第一磨牙疼痛的患者,图 3-14 鉴别了上颌牙列牵涉痛最普遍的来源是咬肌的上部。使用上面提到的技术确定是否触诊咬肌上部的压痛点诱发牙齿疼痛。如果触诊这个部位没有产生预期的牵涉痛,建议医生像之前描述的采用更大的强度触诊或尝试一种更少可能的常见疼痛来源位置。疼痛也可能来源于多个因素的结合。对于牙痛不是由于局部病理性因素的其他信息,见"口内检查"这一章节。

触诊疼痛来源的技术不是初步触诊的部分,将在后文详解并总结于表 3-2。医生可以在图 3-15 中找到触诊疼痛分布图,有助于鉴别每个结构的哪个位置显示牵涉痛。

表 3-2　辅助触诊

颞肌中份	颞肌可以分为三部分。双侧触诊颞肌中份的中心部位,大约在颞下颌关节上 2 英寸(图 3-16)。牵涉痛可能通过在这个部位定位并施加持续的压力而产生。
颞肌后份	双侧触诊颞肌后份的中心部位与中份的触诊相似,在耳后上(图 3-17)。牵涉痛可能通过在这个部位定位并施加持续的压力而产生。
二腹肌前腹	二腹肌前腹起始于颌骨的二腹肌窝,邻近中线的舌骨。我不能从周围组织鉴别出这个肌肉,但是触诊这块肌肉横行穿越的这个部位有一定的优势(图 3-18)。如果观察压痛点,排除导致压痛的口内疾病。如果压痛不是由于口内疾病,施加持续的压力在压痛区,可能会产生牵涉痛。
二腹肌后腹	二腹肌后腹起自舌骨到胸锁乳突肌,附着在乳突的近中,把指尖放在下颌角的后方,胸锁乳突肌的近中,然后施加触诊力度(图 3-19)。如果观察压痛点,施加持续的压力在压痛区,可能会产生牵涉痛。
胸锁乳突肌	通过在拇指和示指之间挤压来双侧触诊胸锁乳突肌。如果敏感,持续 5 秒,可能会产生牵涉痛。临床上,头部和面部更上部的肌肉更容易产生牵涉痛(图 3-20)。
其他肌肉的颈部触诊	把非主导手的手掌放在患者前额上,主导手的四个指尖放在枕部结节下方,压入几毫米后,慢慢地滑动指尖到颈部肌肉,感觉压痛点(图 3-21)。对于每个压痛点,施加稳定、持续的压力达到患者的耐受水平,持续 5 秒,询问是否有牵涉到另一个位置的不适(图 3-22),与胸锁乳突肌相似的是,临床上,头面部越是上部,越容易引起牵涉痛,而肩膀和后背的上部,这样越靠下的部位,越不容易诱发牵涉痛。
翼外肌	小指沿上颌牙槽嵴的外侧滑行,止于前庭最后区(后上牙槽嵴注射的位置)。分别以上、中、下的方向触诊(图 3-23)。如果观察到压痛,施加更大的持续的力,可能会产生牵涉痛。
翼内肌	示指向后一点滑行到传统下齿槽神经注射的位置,指导你感觉到肌肉,向侧方施加压力。如果患者呕吐,手指就太靠后了(图 3-24)。如果观察到压痛,施加更大的持久力,可能会产生牵涉痛。
颞肌肌腱	示指向上沿着下颌升支前内侧中央动脉的边缘滑动;随着手指接近上界,触诊与冠突重叠的颞肌肌腱(图 3-25)。如果观察到压痛,施加更大的持续的力,可能会产生牵涉痛。
颈突下颌韧带	用一个圆钝的器械或指尖近中触诊下颌骨的后界,以前内侧中央动脉的走行方向(图 3-26)在下颌角上 10~15mm。如果观察到压痛,施加更大的持久力,可能会产生牵涉痛。

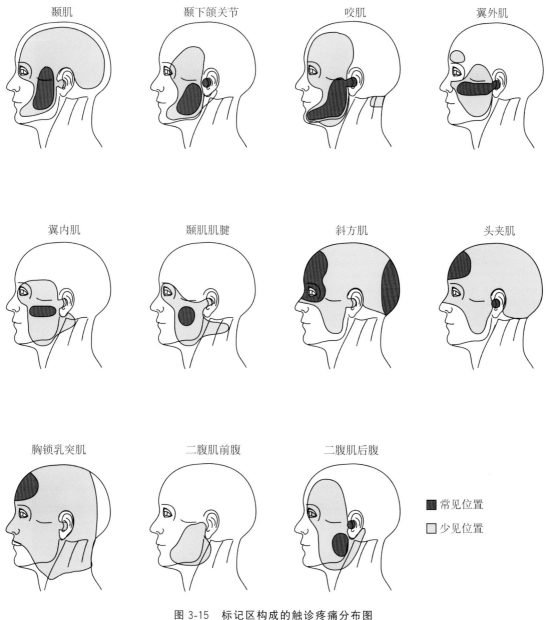

图 3-15　标记区构成的触诊疼痛分布图

颞肌可以分为三部分。双侧触诊颞肌中份的中心部位,大约在颞下颌关节上 2 英寸(图 3-16)。双侧触诊颞肌后份的中心部位与中份的触诊相似,在耳后上(图 3-17)。如果预期的位置没产生患者的疼痛,医生怀疑患者的疼痛可能来源于这些结构,医生应该发现和施以短暂或持续的压力在压痛区,以增加疼痛强度和产生牵涉痛的可能性。

二腹肌以中间腱分为前腹和后腹,中间腱向下移行止于舌骨。

这些是主要的开口肌,临床上,我无法从周围组织描绘这些肌肉。当患者吞咽时,这些肌肉收缩,有时可以以这种办法区分。二腹肌前腹附着在舌部和颏部,移行接近中线至舌骨。基于解剖知识,触诊二腹肌前腹横穿的这个位置,并观察压痛点(图 3-18)。

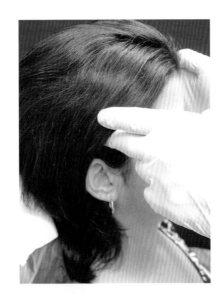

图 3-16　触诊颞肌中份的中心部分

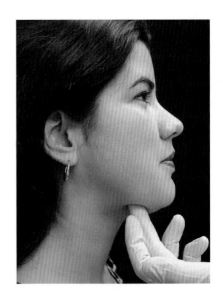

图 3-18　触诊二腹肌前腹

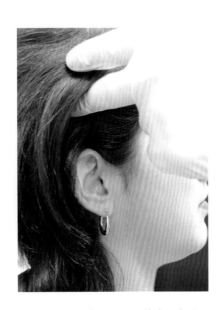

图 3-17　触诊颞肌后份的中心部位

压力在压痛区，可能会产生牵涉痛。二腹肌后腹是开口肌，临床经验显示当患者近期开口受限（颞下颌关节盘不可复性移位伴开口受限），二腹肌的后腹可能非常敏感。

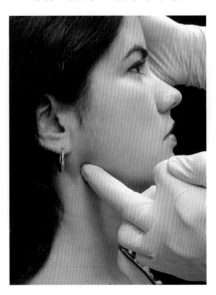

图 3-19　触诊二腹肌后腹

　　如果这个位置有压痛，医生应该考虑和排除口腔疾病以确定淋巴结病不是压痛的原因。

　　二腹肌后腹起自舌骨，胸锁乳突肌的近中，附着在乳突的近中，把指尖放在下颌角的后方和胸锁乳突肌的前缘，然后向后施压（图3-19）。如果观察压痛点，施加持续而更重的

　　在这种情况下，患者反复有力地试图更大地张口，二腹肌后腹最可能疼痛。

　　尽管这些部位的触诊在头夹肌和斜方肌

更常见牵涉痛,胸锁乳突肌的触诊能产生颞部、咬肌、耳朵和颞下颌关节区的牵涉痛。临床经验显示:胸锁乳突肌的上部更可能产生头面部的牵涉痛。双侧同时触诊胸锁乳突肌要用拇指和示指沿着肌肉的长轴触诊(图3-20)。如果怀疑患者的疼痛可能来自这些结构,应该持续触诊敏感区5秒,从而试图产生牵涉痛。

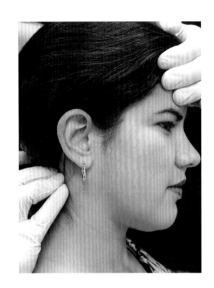

图3-21 触诊其余颈部肌肉

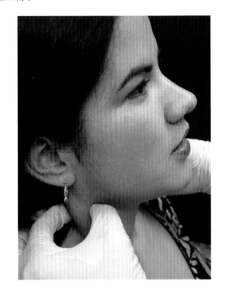

图3-20 触诊胸锁乳突肌

初次触诊时就应该评估枕骨下肌群和其他颈部肌群。但是颈部肌群有重叠,因此很难鉴别。常见的最表层的肌肉触诊阳性,常提示斜方肌,特定疾病的问题则可能实际定位于一个更深层的肌肉。

余留在颈部的敏感结节可以被鉴别和触诊到。先把非主导侧手的手掌放在患者的前额,主导侧手的四个指尖仅仅放在枕骨结节下。按压进几毫米,然后慢慢地滑动指尖向下部的颈部肌肉,感觉敏感结节(图3-21)。对于每个敏感结节,施加稳定而持续的力度达到患者的耐受力并持续5秒,询问另一区牵涉的不适(图3-22)。

在整个颈部,持续这个过程,正如每个敏感结节可能产生不同部位的牵涉痛。临床

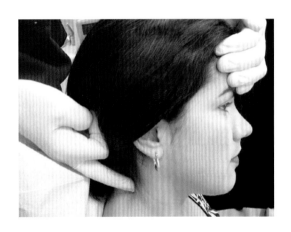

图3-22 施加稳定、持久的压力在颈部肌群的敏感结节部位

上,颈部的上部常产生头面部的牵涉痛,而下部倾向于背上部和肩部的牵涉痛。

当我在美国空军讲课时,常被问到的是对于对颞下颌紊乱病治疗无反应的患者,怎样评估这样的患者。一例患者有定位在咬肌区的单侧颞下颌紊乱病的症状,已经接受了多年治疗,但是症状一直没有改善。在我最初建议触诊和更大力度地触诊咬肌,没能诱导出患者的疼痛。而完成这些额外的颈部触诊,发现了几个颈部肌肉的敏感结节,牵涉痛

到远处的部位,但是仅仅一个结节诱导出患者咬肌主诉的疼痛。这个经验确认了发现和验证每个敏感结节的必要性。我的评估表明患者咬肌区的疼痛将从颈部的直接治疗得到最好的反馈。

◉ 即刻会诊

> **对病因的直接治疗**
>
> 　　如果患者的颞下颌紊乱病疼痛主要来自颈部,需要直接对颈部进行直接的治疗。

　　尽管颈部肌肉触诊诱发了患者的疼痛,颈部肌肉压痛的来源很可能实际上是脊柱内的紊乱。脊柱紊乱倾向于导致该区肌肉紧张而疼痛,这是按摩师能治疗椎骨以缓解肌痛的原因。相似的疼痛的肌肉倾向于导致椎骨的排列不良,这可能是按摩师的治疗不能时间太长的原因。牙科医生试图触诊脊柱,但倾向于推荐患者到治疗颈部的专科,让专科医生确定诊断、病因和治疗。

　　翼外肌不能直接感觉和触诊到,但是,施加到翼外肌的压力看起来是施加到能把负荷传递给翼外肌的结构。临床经验显示:当症状(例如,患者由于翼外肌痉挛而不能闭合后牙)表明翼外肌应该相对敏感,触诊这个区显示了相应的敏感。功能测试翼外肌没有发现像触诊该区一样的敏感。

　　触诊翼外肌,小指沿上颌牙槽嵴的外侧滑行,止于前庭最后区(后上牙槽嵴注射的位置)。分别以上、中、下的方向触诊(图 3-23)。如果观察到压痛,施加更大的持久力,可能会产生牵涉痛。

　　颞下颌紊乱病的患者被触诊翼外肌时通常敏感,但这也是非颞下颌紊乱病的患者触诊最可能敏感的部位。

　　指甲不太整洁的医生将更可能得到疼痛反馈。当被问及时,有时患者将反应为,"疼

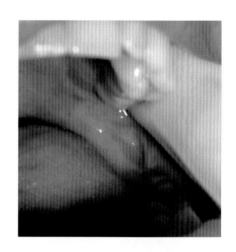

图 3-23　翼外肌触诊

痛是由于你的指甲挖进我的牙龈。"作为变换的方式,一些医生使用口镜头触诊这个位置。

　　这个区的触诊空间有限,所以右侧或左侧的小指将沿牙槽嵴的曲线触诊。偶尔,医生让患者向同侧移动下颌以提供更大的空间。如果医生发现空间仍然紧张,用口镜头触诊这个区。

　　当教住院医师学习这种触诊时,小指放在颅骨的触诊区。颅骨被转到从底部观,可见翼外肌从翼外板横跨到髁颈前内侧的关节翼肌窝,关于这个肌肉触诊的相对精密性一直在进行讨论。MRI 研究支持这项触诊技术在翼外肌上施压。

　　翼内肌与咬肌相似,但是穿越下颌支的内侧面。翼内肌的小部分能在口内触诊(比传统下齿槽神经阻滞麻醉注射位置稍向下),其下头能在口外触诊到。临床经验显示口外触诊不像口内触诊一样可靠。

　　口内触诊翼内肌,示指向后一点滑行到传统下齿槽神经注射的位置,直到你感觉到肌肉,向侧方施加压力(图 3-24)。如果患者呕吐,手指就太靠后了(图 3-24)。口外翼内肌触诊是通过滑动示指至下颌升支下缘,向上施加压力直到遇到阻力,然后牵拉外侧缘

而使翼内肌负重。如果观察到翼内肌的压痛点,并怀疑患者的疼痛来源于此结构,施加更大的持久力,可能会产生牵涉痛。

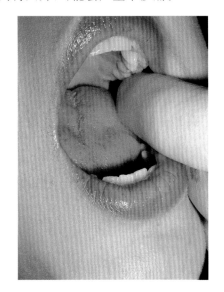

图 3-24 翼内肌触诊

颞肌嵌入下颌喙突的前内侧面。颞肌肌腱的压痛评估是通过触诊完成的。触诊这个结构是通过将示指向上沿着下颌升支颈前内动脉走行滑动;随着手指接近上方,触诊与喙突(图 3-25)重叠的颞肌肌腱。如果观察到压痛点,并怀疑患者的疼痛来源于此结构,施加更大的持久力,可能会产生更强烈的牵涉痛。

这个结构的压痛表明肌腱炎,临床上,保守的颞下颌紊乱病的治疗能反应性地提高它与其他肌肉结构的治疗效果。如果疼痛局限于此区,而且患者反对颞下颌紊乱病的治疗,医生可以要求口服口内抗炎药或在肌腱注射抗炎药。偶尔,患者陈述疼痛的来源定位于升支内侧,下颌角的前上 10~15mm。据报道颈突下颌韧带的肌腱炎是这个位置疼痛的来源,而且导致其他部位的牵涉痛。这种紊乱的诊断为 Ernest 综合征。

触诊这个结构是用圆钝的器械或指尖内侧到下颌骨的后缘,在下颌角前内侧上 10~

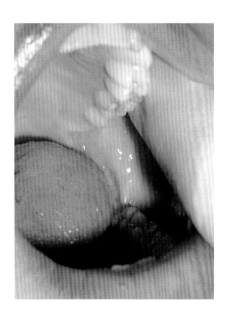

图 3-25 触诊颞肌肌腱

15mm(图 3-26)。临床经验显示:保守的颞下颌紊乱病的治疗能反应性地提高它与其他肌肉结构的治疗效果。如果疼痛局限于此区,而且患者反对颞下颌紊乱病的治疗,医生可以要求口服口内抗炎药或在肌腱注射抗炎药。

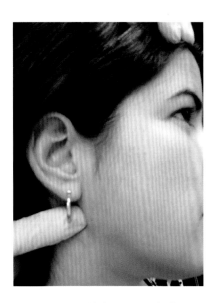

图 3-26 触诊颈突下颌韧带

牵涉痛频繁地导致医生和患者的困惑。潜在的没有产生疼痛的部位可能来自远处的牵涉痛。牵涉痛常见于心脏病发作；疼痛位置可能在左侧胳膊或肩膀，而疼痛来源是心脏。疼痛治疗必须针对病因，而不是感到疼痛的部位。

为了证明牵涉痛来源的临床相关性，假设患者伴有耳痛，内科医生已经排除了他的耳部病理性原因，由于内科医生怀疑耳痛来源于颞下颌紊乱病，所以建议患者看牙医。在颞下颌紊乱病评估的过程中，医生将需要明确耳痛的来源。建议医生触诊图 3-14 下"耳部"的这个位置。如果发现头夹肌是能产生耳部牵涉痛的唯一位置，这表明颈部的治疗将很有可能解决患者的耳痛。如果触诊咬肌和颞下颌关节会产生耳部的牵涉痛，但是触诊颈部肌肉不能诱导耳部疼痛，那么，颞下颌紊乱病的治疗将很有可能解决患者的耳痛。

如果颈部和咬肌区均能产生耳部的牵涉痛，这表明当患者这些任何部位的症状加重（例如，姿势不良导致的颈部加重口腔咀嚼导致的咬肌加重等）均可能产生耳痛。治疗建议是基于这些因素的临床判断例如①理解颞下颌紊乱病和颈部痛之间负效应，治疗一个将对另一个有利；②患者症状形式的相关知识（例如是否咬肌或颈部先痛，然后疼痛转移到其他位置）；③是否咬肌或颈部更容易产生疼痛或对触诊敏感的知识；④医生和患者对于颞下颌紊乱病和颈部治疗的有效经验；⑤理解许多颞下颌紊乱病患者描述的咬合矫治器治疗后颈部症状的改善。和患者讨论这个信息，医生可能选择颞下颌紊乱病的治疗或颈部治疗，也可能两者同时开展。观察研究报道了联合治疗提高了潜在的成功。

颈部治疗和转诊对于颞下颌紊乱病属于牙科的临床实践范畴内。许多治疗结果显示：治疗颈部疼痛是有益的，医生的临床经验通常决定了医生采用的治疗方法，例如，医生可选择开处方药、指导颈部锻炼、建议看内科医生或理疗师。给患者可选的治疗方法，让患者获得自己控制颈部疼痛的能力，而不需要他们连续到治疗师那去缓解疼痛。

当评估患者来自颞下颌紊乱病的疼痛时，有时触诊并不能诱导疼痛。医生需要平衡触诊产生的不适和通过触诊鉴别疼痛来源的可能性。如果通过这些触诊不能诱导疼痛，医生在一些点将需要继续触诊这些结构或进行描述为"口内检查"的检测，见"额外的评估"一章。

口内检查

"初诊患者问卷调查表"的反应应该提醒医生口内疾病可能导致颞下颌紊乱病样症状，但是问卷不是绝对可靠的。如果有必要做口内触诊，假设这些以前已经完成。牙医必须观察能导致疼痛的牙齿紊乱，因为非牙医治疗颞下颌紊乱病的患者通常假设这一点，如果患者已经被牙医评估为颞下颌紊乱病，将要鉴别口内的紊乱。

建议医生先完成全面的口腔检查。整个口腔应该被可视性地评估病理因素，例如，软腭的肿胀和偏斜。让患者发"啊"音，把口镜头放在舌的后部，向下压口镜，观察咽部和软腭是否同时升高。鼻咽部肿瘤可能表现为颞下颌紊乱病（例如，开口受限、咬肌疼痛和咬肌触诊压痛），但是不同的是常伴有病变同侧软腭麻痹，双侧软腭不对称。

咬合改变

患者初诊问卷调查结果通常可以提示医生需要重点评估的口内部位。例如，进展性的开殆，进展性的中线偏移，和（或）进展性的后牙开殆。当评估感受到的咬合改变时，通过在咬合面上放置薄咬合纸检查所有咬合牙齿，让患者咬殆，并让咬合持续一会儿（图 3-27）。然后记录上颌哪一颗牙能咬住咬合纸；

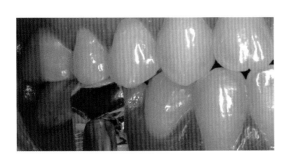

图 3-27 患者咬住薄咬合纸在第 4 牙位和对颌牙之间。这个技术用于确定哪一颗上颌牙有充分的咬合接触,能将薄咬合纸咬住

可能过后用这个信息确定是否存在咬合改变,增加或减少。

进展性的前牙开殆,如果排除了局部因素,表明是因为严重的骨关节炎导致了髁突高度丧失。由于髁突高度降低,造成同侧后牙接触不良和前牙进展性的开殆增加,最终导致只有同侧后牙接触,前牙开殆,最后,多数同侧后牙将成为仅仅有咬合的牙齿。这种紊乱能发生在双侧,开殆可能是对称的。这是一个很难的情况,去管理和超出这本书的范围,观察主诉的医生可能需要建议患者去看这个领域更有经验的医生。选择这些医生的方法见附录 M 中的具有 TMD 专业知识和资质的专业医师。

后牙开殆或中线偏移表明髁突平移紊乱。

由于髁突被推或拉,它沿着关节结节的前斜面向前平移,导致下颌后部向下移动,所以发生后牙开殆。如果紊乱间断发生并相关于患者的颞下颌紊乱病的疼痛,可能由于颞下颌关节炎症局限于盘后组织推动髁突前部和(或)翼外肌;拉动髁突前部。合理的颞下颌紊乱病的治疗可能可以解决后牙开殆或下颌偏斜。由于有许多其他潜在因素,医生必须确保紊乱解决或医生可以要求患者去找在该领域更有经验的医生。

如果后牙开殆或中线偏移是慢性进展性紊乱,可能不是由于颞下颌关节炎症在盘后组织或翼外肌内,医生可以要求患者立即去找在该领域更有经验的医生。

◉ 即刻会诊

进展性的后牙开殆或中线偏移

如果后牙开殆或中线偏移是间断发生的并相关于患者的颞下颌紊乱病的疼痛,合理的颞下颌关节紊乱病的治疗很可能可以解决问题。

牙齿引起的 TMD 疼痛

神经系统在许多结构中分享神经回路的深部疼痛(由肌肉骨骼、神经、血管和内脏组织产生)。这能使来自口腔紊乱的疼痛被咬肌和(或)颞下颌关节接受。

医生除了要在临床检查评估患者龋病和牙周状况,也需要让患者拍摄放射片来评估。迄今为止,我见过的误诊为颞下颌紊乱病的最常见的口腔紊乱是牙源性的牵涉痛。要牢记在心,患者可能有牙源性疼痛,即使牙齿无龋坏,不需要修复,牙周健康在正常限度内。患者牙源性疼痛可能来自于创伤史和不完的根折。伴不全根折的患者通常在咬合坚硬的食物时伴随尖锐的剧痛或在咬合易碎的食物(如熏猪肉、面包皮)时疼痛缓解。

◉ 即刻会诊

观察牙源性痛的原因

迄今为止,我见过的误诊为颞下颌紊乱病的最常见的口腔紊乱是牙源性的牵涉痛。

牙齿紊乱可能不仅仅导致患者的颞下颌紊乱病的疼痛,而且可能改变患者的治疗计划,对于任何做咬合矫治器修复的患者,需要医生调整咬合矫治器。如果患者诊断为颞下颌紊乱病,有明显的颞下颌紊乱病的症状,并需要修复,医生可以选择使用下面的技术,提供在表 3-3。

表 3-3 对于需要多种修复的颞下颌紊乱病患者稳定性咬合矫治器的调整

- 能将牙弓上需要最少治疗的牙齿修复,当戴上对𬌗修复体,调整咬合矫治器的咬合。
- 能提供临时修复体(例如,软𬌗垫)吗,当戴上对𬌗修复体,调整咬合矫治器制作永久咬合矫治器,当戴上对𬌗修复体,调整咬合矫治器的表面。
- 给颞下颌关节紊乱病的患者能用药物治疗吗?(例如,环苯扎林 5mg,临睡时 1～2 片;印度蛇根碱拮抗药 10mg,临睡前 0～3 小时 1～5 片,按照医嘱服用,或阿米替林 10mg,临睡前 1～6 小时 1～5 片,按医嘱服用)。

1. 将牙弓上需要最少治疗的牙齿修复,戴上对𬌗修复体,调整咬合矫治器的咬合。

2. 提供临时修复体(如软𬌗垫),戴上对𬌗修复体,调整矫合矫治器的咬合。制作永久咬合矫治器,戴上对颌修复体,调整咬合矫治器的咬合。

3. 给颞下颌紊乱病的患者药物治疗(例如,环苯扎林 5mg,临睡时 1～2 片;印度蛇根碱拮抗药 10mg,临睡前 0～3 小时 1～5 片,按照医嘱服用,或阿米替林 10mg,临睡前 1～6 小时 1～5 片,按医嘱服用)。直到为患者提供临时或永久咬合矫治器。研究发现颞下颌紊乱病症状相同的患者采用 10mg 阿米替林和稳定性咬合矫治器治疗的效果相当(图 17-1)。阻止颞下颌紊乱病加重的技术在第 8 章"口腔治疗所致 TMD"中着重阐述。

如果怀疑疼痛来自牙源性痛(如图 1-1 描述),牙医需要寻找受累牙齿。有几种临床观察可以帮助定位患牙,而观察到同侧前磨牙和磨牙的牵涉痛。

双侧疼痛不排除患者来自后牙的牙源性疼痛的可能。通常观察主诉为双侧疼痛,伴有牙源性痛的患者,压痛、钝痛和单侧刺痛,双侧疼痛,压痛,和(或)同时伴有的颞下颌紊乱病来源的疼痛。一例这样的患者病情在第五部分病例 1 展示。

当患者喝热饮或冷饮时,疼痛增加,询问患者哪颗牙接触到液体导致疼痛增加。回答应该表明疼痛牙齿位于的象限来评估最初的牙齿来源。通常当肌肉受凉,伴随肌肉症状的患者描述疼痛加重,所以一些颞下颌紊乱病患者描述当冷的液体接触到翼内肌而不是牙齿,疼痛加重并不令人吃惊。在这种情况下,牙源性的原因通常不存在。

⊛ 要点

> 如果患者描述当喝冷饮或热饮时,疼痛加重。这应该导致医生怀疑牙齿可能是疼痛的来源。

受累牙齿应该通过触诊和温度实验(热或冷,依靠某一刺激产生疼痛)。在一个关于牵涉性牙源性疼痛的研究中,所有诊断为牙源性疼痛的患者由于触诊受累牙时,主诉有敏感症状。

一些温度实验呈阳性反应的患者叙述温度导致牙齿(低反应)内的迁延痛,其他人叙述他们主诉的牵涉痛的位置,而也有一些人叙述在会诊时,这个测试产生序列疼痛形式。

如果热实验呈阳性,可疑牙位的牙周韧带注射将帮助确定低反应牙齿对疼痛的影响。当完成温度和麻醉测试,用 0-10 的刻度有助于分级患者疼痛强度,而 0 是不疼,10 是最疼。

如果牙周膜注射可有效地降低或消除疼痛,牙源性疼痛很明显与主诉相关,牙周膜注射而不是传统的牙齿注射,建议用于麻醉实验。上颌浸润或下颌牙槽神经阻滞可能导致症状减轻,由于麻药直接作用在翼外肌或翼内肌。

❎ 要点

> 如果牙周膜注射可有效地降低或消除疼痛,牙源性疼痛很明显与主诉相关。

对于医生来说,意识到牙周韧带注射不是仅仅麻醉注射牙位很重要。它提供了麻药的骨内分布,这可以导致注射牙位的每一侧的两个牙位的牙髓麻醉。因此,先于注射管理,通过触诊和温度实验来鉴别受累牙齿很重要。认真的诊断实验必须也用于排除邻近牙齿的可能。

将牙齿归类为颞下颌紊乱病疼痛的牙源性因素的推荐标准是(如果两项都是阳性):①温度实验导致延迟的牙痛;②牙周膜注射显著减少或消除颞下颌紊乱病的疼痛。

一旦找到受累牙位,医生必须确定是否牙源性疼痛是由于可逆的或非可逆性紊乱。不可逆状况的例子包括深龋或内科治疗后需要的修复治疗,伴牙髓症状的不完全根折和牙髓牙周联合病变。伴不可逆情况的受累牙齿应该接受传统的牙科治疗,通常涉及牙体治疗或拔除。

临床经验显示受累牙的可复性牙髓炎常常由于患者对颌牙持续加重这颗牙的症状。这可能来自于与对颌牙的摩擦和撞击,高的修复体导致牙齿成为第一个或仅仅有接触的牙位,等等。

◉ 即刻会诊

观察可复性牙髓炎的牙齿

临床经验显示当颞下颌紊乱病患者的疼痛主要来自可复性牙髓炎,牙髓炎常常由于患者对颌牙持续加重这颗牙的症状。

对于受累牙的疼痛是由于某种习惯导致的可复性牙髓炎的患者,通常有三种治疗的选择:①让患者观察和打破磨牙习惯。因为一些患者不愿意或者没有能力停止磨牙。②调磨咬合;例如,除去后牙随意的咬合接触。③制作咬合矫治器,这将干扰对颌牙,使习惯不能完成。

一旦解除牙源性疼痛,能够观察到颞下颌关节紊乱病症状的减少或消除。如果患者对其余的颞下颌紊乱病的症状持续治疗感兴趣,症状可能持续改变,需要医生重新评估颞下颌紊乱病的症状和促进因素。

无局部病理因素的牙痛

通常牙病和颞下颌紊乱病患者都有牙齿和颞下颌紊乱病类的疼痛症状。患者通常集中主诉在他们认为是疼痛来源的方面,但是这两者可能相关。

伴主要牙痛的患者应该首先被评估并鉴别是否来源是牙齿的病理因素,例如,龋病,牙周病,或不完全的牙折。如果这些病理状况作为疼痛的病因被排除,应该考虑其他牙痛原因,例如,鼻黏膜痛次于鼻窦炎,牙周膜的炎症次于副功能活动,可复性牙髓炎次于副功能活动或来自咬肌或颞下颌关节的牵涉痛。

鼻黏膜疼痛的程度取决于牙痛(通常上颌),疼痛可以通过实验来检测,口腔减充血药,鼻喷解充血药,和(或)抗生素[例如,伪麻黄碱 0.05%(pseudoephedrine HCL)60mg,4 小时 1 片;安福能(盐酸羟甲唑啉)500mg,1 片/次,3 次/日,持续 10 天(所有有成分组成)〕；见表 1-2。

一旦局部的病理因素和鼻黏膜疼痛已经被排除，多个牙齿伴有触诊敏感，多个牙齿伴有疼痛，牙痛在不同的牙齿间移动，推测是明显的副功能习惯。当它涉及对侧牙弓或双侧，这尤其正确。疼痛来源可能是牙周膜炎症，可复性牙髓炎，来自咬肌的牵涉痛，或这些联合症状。由于每个主要因素是相同的（明显的副功能习惯），传统的颞下颌紊乱病的治疗将减少这个因素，通常不必确定每个病因对症状影响的百分比。

❌ **要点**

> 颞下颌紊乱病治疗的一个目的是减少副功能运动和它对咀嚼系统的影响。因此，许多用于颞下颌紊乱病的治疗也对明显副功能导致的牙痛有益。

牙周膜的炎症通过在牙齿根尖和侧方负荷被验证，例如，通过用口镜把手的尾部叩诊牙齿。通常对于颞下颌紊乱病患者有多个牙齿叩诊敏感，笔者的颞下颌紊乱病患者约有1/3 通常有牙齿叩诊敏感。

通常我的许多颞下颌紊乱病患者主诉牙齿温度敏感。这可能由于可复性牙髓炎次于明显的副功能习惯，通常被在这些牙齿吹冷空气而得到验证。

咬肌的牵涉痛可以通过观察触诊咬肌时是否会产生牙痛判断。牵涉痛常常不仅限制于牙齿，也会导致牙龈和牙槽突疼痛，甚至无牙区的疼痛。

神经系统分配牙髓痛和肌肉骨骼痛之间的神经回路。与中枢致敏和中枢融合怎样导致牙髓痛相似的是咬肌肌肉骨骼痛（图 1-1），咀嚼肌肌肉骨骼痛和牙髓痛一样能被获得（图 3-28）。

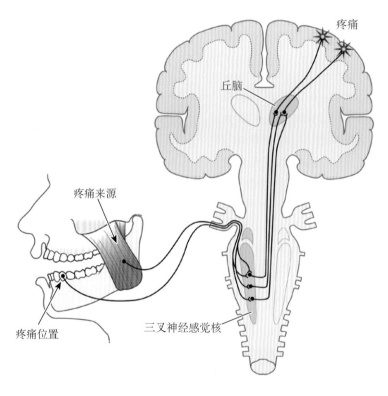

图 3-28 中枢传导能使咬肌痛感受为牙髓痛的描述

在图 3-14,除了下面标注的翼外肌和翼内肌之外,上颌牙列的图有标记在头部的颞肌、颞下颌关节和咬肌(这些是不能画在头上的口内肌肉。)咬肌是标记颜色标识的位置,正是更常见的病因,所以较强的触诊咬肌的标识区最可能产生上颌牙列的牵涉痛。这也帮助患者意识到疼痛不是来源于牙齿,而是来源于咬肌。

伴随这些症状的患者可能没有找到能理解这个概念和能够展示疼痛真实来源的医生。偶尔,这些患者能使牙医确信通过牙体治疗来治疗他们的牙痛,然而这并不能改善症状,由于不同的疼痛原因可能被感受为来自源于另一颗牙齿(图 3-29)。每年的评估,当疼痛来源于其他原因时,超过 680 000 颗牙齿接受了根管治疗。

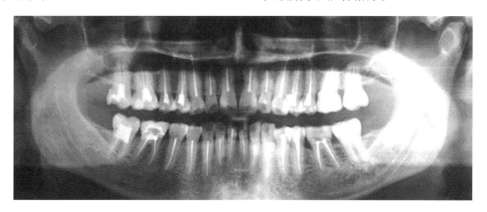

图 3-29 将颞下颌紊乱病的疼痛感受为牙髓痛,使牙医确信牙体治疗可以治疗患者疼痛的颞下颌紊乱病患者的 X 线片

证明这个的另一个方式是用牙周膜注射的方式麻醉牙齿和告知患者牙齿是麻木的,但是疼痛仍然存在。相反,如果你麻醉一颗牙齿来治疗它的疼痛,在治疗前必须明确麻醉消除了疼痛。

◉ 即刻会诊

> **治疗无牙齿病理因素的牙齿**
>
> 如果患者主诉牙痛,而且并无牙齿病理因素,要谨慎处理根管或拔除牙齿以安抚患者;疼痛可能是由于咬肌或颞下颌关节疼痛产生的牵涉痛。

其他检查

在患者就诊期间,医生可能怀疑紊乱,并且可能不在医生评估的能力之内。有时医生可能宁愿建议患者直接到内科医生那里寻求治疗,而有时医生又可能希望获得额外的信息来支持或排除怀疑的紊乱。

如果一个人希望评估窦充血,要牢记窦充血不能因触诊上颌和额窦无压痛被排除。即使患者可能有引起疼痛的窦充血,上颌窦和额窦常常触诊无压痛。临床症状有时也可能来源于不能被触诊的筛窦。因此医生可以要求患者进行口内减充血药物、鼻喷除充血药物和(或)抗生素试验性治疗(表 1-2)。如果窦充血是最近开始的,并且在一周内患者患有感冒,窦紊乱可能由于病毒引起,抗生素无法治疗。如果窦充血是慢性紊乱,建议患者去找内科医生评估和管理窦问题。正如前面提到的,疼痛加重可能预测窦充血。

偶尔,患者就诊收集的信息表明患者有颞下颌紊乱病,但是触诊咬肌、颈部肌肉和颞下颌关节(正如前面描述的)不能产生疼痛。一个不算特别的检测能用于加重咬肌系统为了证明疼痛可能来源于咬肌。

这涉及让患者把他的牙齿放进 M1 并用力地挤压直到出现第一个体征即疼痛开始或直到 1 分钟过去。这项技术加重了咀嚼肌系统（包括牙列）的症状，所以医生需要确定牙列不是疼痛的来源。

在少有的情况下，就诊表明患者有颞下颌紊乱病，所有其他传统的疼痛原因在某种可能的程度下被排除，但是，前面提到的技术都没有产生疼痛。这通常发生在仅仅偶尔有主诉的患者。告知患者起源于疼痛的颞下颌紊乱病不能被验证，但是伴有颞下颌紊乱病的体征、症状、加重行为、缓解行为要例行观察。为患者提供试验性的咬合矫治器并确定是否有效。如果医生观察到试验性的咬合矫治器治疗无效，建议患者去看在本领域更有经验的内科医生来评估疼痛的非典型原因。

许多文献的病例报告显示伴有颞下颌紊乱病症状的患者实际上患有脑肿瘤、眼部疾病、喉癌等。这可能是共病的情况，在这种情况下，咬合矫治器治疗可能满意地减轻颞下颌紊乱病的症状，所以共病是开始被承认的。也可能由于没发现疼痛的主要病因，医生要求患者去看这个领域更有经验的医生。在颞下颌紊乱病的治疗上，首要的是继续控制症状，因为紊乱的主要问题解决后，次要问题（如颈部疼痛等）可能会成为主要问题。

表 3-4 大多数牙医将建议去看更有经验医生的患者特点

- 患者接受了颞下颌关节聚四氟乙烯树脂植体，硅橡胶植体，或颞下颌关节修复体，你不确定种植体类型或管理。
- 患者有正如强烈的或电击样疼痛主诉。
- 当你强制性地试图开更大口时，患者开口明显受限。
- 患者有进展性的前牙开𬌗，尽管来自于颞下颌关节垂直高度丧失。
- 患者有进展性的后牙开𬌗或下颌中线偏移，通过你的颞下颌关节紊乱病的治疗无任何反应。
- 患者以前接受过你的传统治疗无效。
- 患者接受了你提供的传统的颞下颌紊乱病的治疗，但是没有获得满意的效果。
- 患者从你的颞下颌紊乱病的治疗没获得满意的效果。

鉴别更有经验的医生的方法见附录 M 中"具有 TMD 专业知识和资质的专业医师"

表 3-4 提供了患者特点，多数牙医将建议患者去找更有经验的医生。我通常建议去找美国口颌面疼痛协会的专科医生。他们的名字和地址可在美国口颌面疼痛协会的网址（www. abop. net/并选择"Diplomate Directory"）上找到。颞下颌紊乱病或口颌面疼痛成员计划将成为患者能找到有颞下颌紊乱病治疗经验医生的另一个途径。这些项目列在 www. aaop. org/上，选择"Education and Research"和"Orofacial Pain Programs. "

◉ **即刻会诊**

> **通过治疗管理症状**
>
> 通过颞下颌紊乱病的治疗，医生继续管理患者的症状，因为主要的紊乱可能解决，次要的问题（如颈部疼痛）可能成为主要问题。

第 4 章

影像学检查

可用于颞下颌紊乱病的患者的影像学检查有多种的选择,它们在价格、有效性和能获得的信息质量方面差别很大。这一章提供这些影像学检查操作的综述和成像介绍。

颞下颌关节的骨性部分经常用 X 线片、曲面断层片、轴矫正的矢状位体层摄影片、CT 和 CBCT 评估。通常颞下颌紊乱病的患者有影像学上的骨改变特征,随着患者年龄增长,这些改变加重。这些骨性改变最多出现在髁突,通常开始于髁突的外极,并慢慢地发展到中部。

副功能习惯(紧咬牙、磨牙症等)是大多数颞下颌紊乱病患者骨改变的主要原因。这些习惯使颞下颌关节负荷过重,因此导致滑膜破坏,进而导致颞下颌关节区疼痛。滑膜为颞下颌关节表面结构提供营养,退化的滑膜不能维持这些组织的健康,导致成像中观察到的慢性进展性的骨改变。当颞下颌关节负荷充分降低,新的滑液在颞下颌关节内慢慢替代退化的滑液时,骨关节炎得到了缓解。此后颞下颌关节表面组织恢复健康的状态,去矿化反应性地停止。某些的系统性疾病(例如风湿性关节炎)使个体更容易适应这种过程。

正如在身体其他部位的关节,颞下颌关节影像学表现与患者的症状没有很好的相关性,这可能部分由于影像学检查不能鉴别退行性改变和正常适应性改建之间的区别。临床上,颞下颌关节骨关节炎可以通过触诊颞下颌关节的压痛来确定。与不可复性牙髓炎相似需要 2 周时间才会显示出影像学改变,

颞下颌关节骨关节炎的放射学骨破坏可能延迟 6 个月才表现出来。因此,颞下颌紊乱病患者最真实的状态通常是通过患者当前的体征和症状来明确的,而不是通过放射学的发现。

因此建议颞下颌紊乱病的评估主要基于病史和临床评估而不是由影像学结果决定。如果需要获取影响患者治疗方式的额外信息,才考虑颞下颌关节成像。

◉ 即刻会诊

> **影像学骨性改变停止**
>
> 通常颞下颌关节紊乱病患者有相对的影像学骨性改变,这通常反映颞下颌关节过度负载导致的颞下颌关节炎。(如副功能习惯)当患者颞下颌关节炎问题解决了,去矿化相应性地停止了。

✖ 要点

> 影像学改变通常比临床症状滞后 6 个月。

颞下颌关节骨关节炎也可导致软组织的损害,它破坏了颞下颌关节的生物机械性能和关节盘的移动。颞下颌关节的软组织部分通常采用 MRI 评估,这种成像通常在闭口和最大开口时完成关节盘位置的观察。关节盘也能通过 CT 成像观察,但是目前的 CBCT 看不到关节盘。

关节 X 线片

关节 X 线片能对颞下颌关节的骨性部分成像。然而,这些成像明显变形并与其他结构重叠,因此,关节 X 线片仅能用于观察总体的退行性改变和评估髁突移位,不能明确髁突在关节窝的位置。经颅投射能通过生产商提供的定位装置和标准的牙科 X 线获得。这种投射的成像能评估早期骨性改变的外极。

全口曲面断层片

全口曲面断层片能提供颞下颌关节、上颌、下颌、上颌窦、牙齿和牙周膜的总体影像。它能鉴别骨折(包括髁突下骨折),颞下颌关节总体的退行性改变和上下颌病理性改变。全口曲面断层片不建议用于鉴别陈旧性髁突骨折与髁突下骨折。这些问题被之前的医生漏诊,患者接受了不良的治疗,常常是导致颞下颌紊乱病的主要原因。开口度减小可能没有表现出来,非减少的髁突或髁突下骨折很少导致患者的问题。

由于颞下颌关节成像,X 线束从后下的方向投射,导致髁突侧极与髁突头部重叠,所以早期的髁突去矿化看不到。相似的,关节结节在全口曲面断层片上重叠。髁突上方的关节凹影像重叠可以通过在成像时,让患者最大限度的开口,来减少重叠,但是这影响了大部分下颌骨的成像。

一些全口曲面断层机允许在一张胶卷上 2～4 个投射,这使髁突的动度可见。这些图像的 X 线束通常沿着全景成像的路径,在髁突的外极投照。

◉ 即刻会诊

> **全口曲面断层片影像**
>
> 髁突外极(通常是退行性改变的第一个区)在髁突头内重叠,而且在曲面断层片中不可见。

通常在全口曲面断层片看到在髁突前部边界清楚的透射区(图 4-1)。这些髁突的假性囊肿主要由髁突翼外肌窝的瓦形弯构成,有调查发现 18% 的儿童曲面断层片可见髁突的假性囊肿。

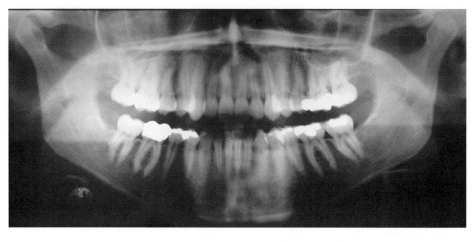

图 4-1 髁突假性囊肿,主要由髁突翼外肌窝的瓦形弯构成,常见于全口曲面断层片

全口曲面断层片可能是最常使用的用于颞下颌紊乱病患者的普查成像。这个成像没有提供确定早期髁突退行性改变或髁突在关节窝中位置的信息，但是能排除许多可以导致颞下颌紊乱病症状的其他紊乱。

轴向矫正矢状位断层片

这些放射片是没有重叠的髁突真实的外侧投照，能使医生看到关节表面的骨性改变。闭口和最大开口位成像常规投照，能使医生看到髁突移位的范围。通过冠状面成像，可以评估内外极。被显示的髁突位置不能预测关节盘的位置。

这些放射片主要缺点是价格高和不普遍适用（体层摄影片很少用在牙科诊室）。

CT

这个技术使用 X 线获得颞下颌关节和局部的断层成像。这些成像能鉴别硬组织和软组织异常，而且，头和颈部异常，主要用于排查颞下颌关节关节强直、肿瘤和异常。它们也用于制作三维立体模型，能使外科医生更好地理解他将要治疗的紊乱，并使技术室制作病情颞下颌关节修复体。

为了区别这类 CT 和下一类 CT 成像的差别，这类 CT 指的是"医疗"CT，因为这些 CT 机型较大，价格昂贵，主要用于评估身体的其他部分，通常在医院和大规模的医疗成像中心才有。

CBCT

这是一个相对较新的技术，能使用低放射剂量（等同于全口的根尖片）得到较高的分辨率（优于医疗 CT 成像）的颞下颌影像，而且机型相对小，价格不贵。CBCT 提供最好的视野评估硬组织的完整性和颞下颌关节内的骨改变；目前，它还不能观察关节盘。软件程序可以提供颞下颌关节的三维视图，并可以旋转图像，观察任何面。这种成像提供了最好的评估颞下颌关节硬组织的视野。CBCT 可以用于大多数牙科学校、放射学成像中心和一些牙种植和颞下颌紊乱病的专科诊室。

MRI

MRI 使用磁场和射频而不是放射线成像。对于颞下颌紊乱病患者，它主要用于鉴别关节盘位置，通常在闭口和大开口位。当采用 MRI 鉴别关节盘的位置时，与外科手术发现和通过尸体解剖获得的关节盘位置，有 90%～95% 的一致性。

医生应该牢记对颞下颌关节盘位置的鉴别并不表明这是颞下颌关节紊乱病症状的来源，因为基于 MRI 的发现，超过 35% 的个体有盘移位但并无颞下颌紊乱病的症状。而且，大多数颞下颌关节紊乱病患者的主要疼痛来源于肌肉。

除了盘移位之外，MRI 也能提供关节液、骨髓改变和不同断面颞下颌关节骨性结构的信息。MRI 的禁忌证是有起搏器，颅内血管支架，眼部金属颗粒，或其他极其重要结构的患者。

这种成像技术是鉴别关节盘移位的金标准。花费高与不普遍适用是这种成像的主要缺点。

⊙ **即刻会诊**

> **MRI 图像**
> 当采用 MRI 鉴别关节盘的位置时，与外科手术发现和通过尸体解剖获得的关节盘位置，有 90%～95% 的一致性。

关节造影

为了获得关节造影，不透射线的介质必须注射进颞下颌关节。当患者移动髁突时，通过对空隙的轮廓和对比介质渗漏的观察，有时能鉴别关节盘的位置，是否有穿孔和关节盘的状态。这个成像之后可以进行关节灌洗术，这经常加重症状,并可能改变一些信息。

通常,医生想要评估关节盘时,正是患者有明显颞下颌关节关节痛的时候。这时在颞下颌关节注射介质非常疼,所以,MRI 适用范围广,颞下颌关节造影术很少开展。

高分辨率的超声

颞下颌关节的软硬组织可以通过高分辨率的超声成像。这个操作能够探测到髁突在前方和侧方的缺损,但是,在关节结节和髁突之间有限的空间内很难检测到近中面的缺损。这导致例如骨赘被误诊为关节间隙内的钙化小体。软组织成像对比 MRI 对关节盘位置的鉴别准确率低,其结果无法令人满意。

高分辨率的超声是无创、便宜和容易对颞下颌关节成像的可获得的技术。不幸的是,由于关节结节和髁突之间有限的空间,即使采用更高级的超声技术,要想观察髁突近中也成问题。

影像学检查策略

正如体内的其他关节,很少在症状和放射学结果之间有相关性;伴明显疼痛的个体影像学检查可能有正常的发现,而无症状的个体做影像学检查可能有异常。

患者的就诊和检查为得出颞下颌紊乱病的临床诊断、病因和治疗计划提供了最重要的信息。颞下颌关节内的肿瘤很少导致颞下颌紊乱病,对无症状个体影像学检查骨内缺损既多花钱,又无生物学意义。

❸ 要点

> 患者的就诊和检查为得出颞下颌紊乱病的临床诊断、病因和治疗计划提供了最重要的信息。

仅仅在如果有合理的预期,额外的信息将影响患者的治疗方法时,才建议医生做影

像学检查。这种选择性的做影像学检查是合理的,过度的做影像学检查将阻碍医生为患者提供最经济的治疗策略。

除了怀疑牙源性病理因素需要拍片外,影像学检查很少改变我的治疗方案。

表 4-1 提供了建议的列表,为所需要的目的成像。

表 4-1 为建议做影像学检查的列表

鉴别颞下颌关节或咀嚼肌部位	经颅或全口曲面断层片
评估颞下颌关节骨性结构	锥形束 CT(CBCT)或轴向矫正的矢状位断层片
评估关节盘位置和软组织	磁共振成像(MRI)

❸ 要点

> 仅仅在如果有合理的预期,额外的信息将影响患者的治疗方法时,才建议医生做影像学检查。

◉ 即刻会诊

> **描述图像**
> 除了怀疑牙源性病理因素需要拍片外,很少有影像学检查改变我的治疗方案。

影像学检查建议

文献支持的已证明有意义的影像学检查适应证如下:

1. 如果医生无法确诊患者的龋坏和牙周状况,医生可以要求拍牙片以明确这些紊乱不会导致颞下颌紊乱病症状。

2. 基于医生的会诊和临床检查,医生怀疑患者可能有异常改变,应该毫不犹豫地拍

全景片,例如经颅或曲面断层片。使用通常的触诊;例如,拔除下颌牙之后伴有面痛和肿胀的患者,可能有下颌骨骨折。

◉ 即刻会诊

> **全景片的描述**
>
> 基于医生的会诊和临床检查,医生怀疑患者可能有症状,应该毫不犹豫地拍全景片,例如经颅或曲面断层片。

3. 如果患者疼痛主诉的主要原因是由于颞下颌关节,拍一张全景片,例如,经颅或曲面断层片。如果颞下颌关节主诉仅仅是不需要处理的杂音,不需要拍全景片。

◉ 即刻会诊

> **当颞下颌关节是患者主诉的主要原因**
>
> 如果患者主诉的主要原因是颞下颌关节,拍一张全景片;除非主诉不仅仅是杂音,否则不必拍片。

4. 如果患者颞下颌关节紊乱病症状由外伤引起或明显加重,拍一张曲面断层片来排除骨折是否是患者疼痛的原因。如果患者的外伤引起的骨折没有被及时发现,医生怀疑患者在骨内有曲面断层片发现不了的骨折,那么应该建议拍适合的放射片。

◉ 即刻会诊

> **观察外伤史**
>
> 如果患者颞下颌紊乱病症状是由外伤引起或明显加重,拍一张曲面断层片来排除骨折是患者疼痛的诱因。

5. 如果患者有疼痛并且正在服用(或已经服用一段时间)双膦酸酯(即 Boniva、福善美、抗组织疏松药 Actonel 或注射用唑来膦酸),拍一张曲面断层片排除骨性异常是疼痛的原因。

6. 如果患者前牙开𬌗进行性地加重,患者可能有严重的颞下颌关节骨关节炎或髁突炎,导致髁突丧失垂直高度。如果患者有严重的骨关节炎,应该拍摄一种曲面断层片。CBCT 将提供更好的退行性改变的影像,医生可以要求拍 CBCT,为了更好地跟踪整个治疗过程中髁突的形态。这种紊乱和它的治疗很复杂,超出了本书的范畴。医生可以建议这种主诉的患者去看在该领域更有经验的医生。用于选择这些医生的方法见附录 M 中的"具有 TMD 专业知识和资质的专业医师"。

7. 如果患者有渐进性加重的后牙开𬌗,中线偏斜,或可见的耳前肿胀,患者颞下颌关节内可能有新生物生长,医生可能需要全景片。新生物来自于受限的颞下颌关节间隙内,可能导致髁突向下或前下方移动,进而,导致后牙开𬌗和(或)中线偏移渐进性加重。在颞下颌关节侧面附近的新生物可能在临床上表现为渐进性加重的可见的耳前肿胀。后牙开𬌗或中线改变频繁地发生在颞下颌紊乱病的患者。咬合改变通常是翼外肌痉挛或颞下颌关节关节痛的诱因。在试图咬在牙尖交错位时,这些患者可能出现疼痛,咬合改变随着紊乱加重而变化。

颞下颌紊乱病患者常常有疼痛区上方的肿胀史(例如,耳前区肿胀)。有颞下颌关节紊乱病导致的肿胀不易区别于一般肿胀(通常仅仅由患者注意到),它随紊乱的严重程度而变化。

如果医生怀疑患者颞下颌关节内改变对最初的治疗无效,建议患者寻求该领域专家来评估这种紊乱。

8. 颞下颌关节植体由聚四氟乙烯均聚体和硅橡胶组成。植体可能发生排异反应,导致髁突和关节凹进行性退变。对于这些植体和关节修复体的特异性成像和管理策略超出了本书的范畴。如果医生对植体类型和处理不确定,建议医生让患者寻求在该领域更有经验的医生或与在该领域更有经验的医生共同会诊。

9. 如果患者对颞下颌紊乱病预期的治疗没反应,拍一张曲面断层片使其他可能的异常影像可见。其他建议提供在第 19 章中的"初步治疗无效的 TMI"。

◉ 即刻会诊

患者对治疗无反应

如果患者没有按照预期对颞下颌紊乱病治疗产生反应,拍一张曲面断层片,使其他可能的异常影像可见。

10. 如果患者被让寻求颞下颌的外科评估,外科医生可能要求拍片。让外科医生开列需要的影像片。临床经验显示,仅仅出于好奇,一些医生喜欢要求拍片,他们认为外科医生想要看片子。建议医生不要试图预期和开片,因为有许多不确定因素将影响外科医生的做影像检查的决定,即患者的保险覆盖范围,影像中心是否便利。医生要求拍片如果仅仅处于好奇将可能浪费患者不必要的金钱和时间。

11. 偶尔,第三方付费人要求采用 MRI 或其他成像来描述颞下颌关节的状态或由于法医学的原因。

长长的适应证列表可能使读者认为大多数颞下颌紊乱病的患者需要做影像学检查。但是肌肉痛是颞下颌紊乱病患者最常见的主诉,所以,大部分颞下颌紊乱病患者并不需要做影像学检查。美国口腔颌面放射学会对于颞下颌紊乱病肌肉紊乱的治疗参数根据能被提供的治疗和允许患者对治疗的反应来确定是否适合做影像学检查。颞下颌紊乱病的诊断和治疗计划主要通过患者的病史和临床检查确定;影像学检查仅用于少数患者,影像学检查会影响患者治疗方式的合理的预期。

如果医生需要使用影像学检查来观察所有的颞下颌紊乱病患者,那么 X 线片(例如,经颅)或曲面断层片将是最经济的选择。

⊗ 要点

如果医生需要使用影像学检查来观察所有的颞下颌紊乱病患者,那么 X 线片(例如,经颅)或曲面断层片将是首选。

第 5 章

TMD诊断分类

常见问题问答

问：为什么许多关节盘移位的患者，尽管其髁突持续地压迫盘后组织，却常常并无明显的临床症状？

答：在健康的颞下颌关节，盘后组织内部对于反复的负荷产生了适应性改变，使其类似于关节盘，即所谓的假性关节盘（关节盘样变性）。

大多数 TMD 患者症状多表现为肌肉、TMJ 疼痛及 TMJ 杂音。每种症状对应不同的 TMD 诊断，因此 TMD 患者会面临多种TMD 诊断。因此，对于 TMD 患者而言，多项 TMD 诊断是非常普遍的，为了得到有意义的诊断表，诊断应该依次排列为一级、二级、三级等。

⊚ 即刻会诊

> **TMD 诊断的排序**
>
> 对于 TMD 患者而言，多项 TMD 诊断是非常普遍的，为了得到有意义的诊断表，诊断应该依次排列为一级、二级、三级等。

患者主诉最相关的疾病是主要 TMD 诊断，比如患者主诉为疼痛，那么反复出现疼痛的部位的诊断就是主要 TMD 诊断。当多个部位出现症状时，最有可能产生主要症状部位的病变也许就是主要诊断，除此之外，其他产生疼痛部位的病变即为第二诊断、第三诊断等。

如果患者有不止一个主诉，也需要进行相应的分级。比如疼痛是主要症状，接着是颞下颌关节绞锁，第三是关节杂音。主诉的顺序为后续的诊断排序。以这种方式为诊断排序，听起来困难，但是当医生多加练习熟悉后将会变得简单。这种主诉的列表往往决定了进一步诊断的顺序。如果疼痛部位不在咀嚼肌区域（比如颈椎疼痛），多数情况是由于咀嚼肌的紧张所致，这也可被认为是 TMD 疼痛的诱因。

像许多医学领域一样，TMD 也常常被不同的诊断分类及标准所困扰。为了推进TMD 诊断学的发展，一项由 NIH 资助的研究提供给我们一个国际通用的 TMD 诊断标准。美国口颌面疼痛学会（AAOP）公布了TMD 诊断分类及标准，本书采用这种被广泛接受的 TMD 命名学分类方法。我希望这一分类标准能在世界范围内被接受和广发应用。

这一诊断分类主要分为颞下颌关节紊乱和咀嚼肌病变，还有两个小的分类包括头部疾病和相关组织疾病（表 5-1）。按照诊断分类做出的临床诊断主要信息来源于患者的病史以及临床检查。它们并非死板的标准，只是提供每一个指导，最终诊断还是需要临床判断。

表 5-1　TMD 诊断分类及诊断

颞下颌关节紊乱	咀嚼肌病变
Ⅰ.关节疼痛	Ⅰ.口颌面局部肌肉疼痛
A.关节痛	A.肌痛
B.关节炎	1.局部肌痛
Ⅱ.关节紊乱	2.肌筋膜疼痛伴扩散
A.盘髁复合体病变	3.肌筋膜疼痛伴转移
1.可复性盘移位	B.肌腱炎
2.可复性盘移位伴间断性绞锁	C.肌炎
3.不可复性盘移位伴张口受限	D.痉挛
4.不可复性盘移位无张口受限	Ⅱ.挛缩
B.其他运动受限疾病	Ⅲ.肥大
1.粘连	Ⅳ.瘤
2.关节强直	Ⅴ.运动紊乱
a.纤维性关节强直	A.口面部运动紊乱
b.骨性关节强直	B.口颌部肌张力紊乱
C.运动过度类疾病	Ⅵ.来源于系统性/中枢性疾病的咀嚼肌疼痛
1.半脱位	A.纤维肌痛
2.全脱位	B.中枢调节性肌痛
Ⅲ.关节疾病	头部疾病
A.退行性关节病	Ⅰ.TMD 引起的头痛
1.骨关节病	相关组织疾病
2.骨关节炎	喙突畸形
B.髁突病变	
C.剥脱性骨软骨炎	
D.骨坏死	
E.全身性关节炎(如风湿性关节炎)	
F.瘤	
G.滑膜性软骨瘤病	
Ⅳ.骨折	
Ⅴ.先天性/发育性疾病	
A.发育不全	
B.再生不良	
C.增生	

颞下颌关节紊乱

　　颞下颌关节杂音最为常见,但大多数患者并不会因为颞下颌关节杂音而就诊。多数需求 TMD 治疗的患者都是由于疼痛,关节痛是颞下颌关节疼痛最主要的原因。

关节疼痛

　　副功能运动(紧咬牙、磨牙等)是导致颞下颌关节疼痛最主要的原因。这些运动使得颞下颌关节超负荷,破坏了关节破坏了关节滑膜液的分泌,这将导致颞下颌关节疼痛。关节滑膜液为颞下颌关节表面的组织提供营养,当滑膜炎分泌不足不能为日常的适应性改变提供充足的营养,使其在日常的生物力学运动和关节盘运动中受损。某些系统疾病(如风湿性关节炎)对此反应更为敏感。

减少副功能运动习惯可减少颞下颌关节过度负荷。并且稳定矫治器(第12章中讨论)可用来避免磨牙症导致的颞下颌关节负荷。成功地控制了颞下颌关节的过度负荷,健康的关节滑膜液会慢慢取代受损的关节滑膜液,随着慢慢的重塑,颞下颌关节也会逐渐恢复正常。这一区域的骨丧失无法重塑,但是当健康的关节滑膜液覆盖在其表面会避免骨的进一步丧失。

关节痛

当颞下颌关节接受一处或者三处轻柔地触诊(触诊内容详见第3章)后疼痛,方可诊断为关节痛。这一疾病可仅局限于颞下颌关节,也可伴有全身的其他关节受累。关节痛是TMD疼痛第二位常见的诊断(肌痛是最常见的TMD疼痛)。

关节炎

关节炎的触诊症状类似于关节痛,但伴有颞下颌关节的炎症或者感染比如水肿、红疹和(或)温度增加。

关节紊乱

盘髁复合体病变

盘髁复合体病变是总人口中最常见的颞下颌关节紊乱疾病。从解剖、临床、影像研究来看,大概有30%的无症状志愿者有关节盘移位。关节盘移位在正常人群(包括TMD人群)中很常见。有人认为对许多个体来说可以是一种生理性调节,没有临床意义。

◉ 即刻会诊

> **评估盘髁复合体病变的重要性**
>
> 关节盘移位在正常人群(包括TMD人群)中很常见。有人认为对许多个体来说可以是一种生理性调节,没有临床意义。

附录C为盘髁复合体病变,提供了"盘髁复合体病变"图解。这一图解分为四个部分,左上图是全景图,右上图图示了"正常"的盘突位置排列。

当关节盘移位时,盘后组织(附着于髁状突的弹性韧带)和侧副韧带必定伸展,以使关节盘前移,左下图描绘了此时的盘突关系,文献报道关节盘后移位的错位病例非常罕见。

当关节盘移位时,盘后组织反复受到髁状突压迫的部分承受负荷。在健康的颞下颌关节中,反复承受负荷的盘后组织产生了适应性改变,改变了多数关节盘的物理学特征。这与我们的手掌因反复摩擦而出现老茧的适应性改变是相似的。这种盘后组织与关节盘一样的功能性改变,有时能像关节盘一样承受颞下颌关节负荷,被称为假性关节盘。

关节盘前移位回退到正常的盘-突关系的解剖学机制尚不明确。一旦这些韧带组织拉长后不会自行变短或者变紧。临床研究显示发生关节盘移位患者经过2年的随访,盘髁韧带并未回到正常位置。

人们经常可以感觉到他们的颞下颌关节往复运动,比如当他们咀嚼或者紧咬牙时,当放松时并不会发生。假定颞下颌关节的解剖(如可复性关节盘移位)未发生变化,临床上出现颞下颌关节弹响的情况随着关节负荷的程度不同而有所改变。

类似的有些牙医尝试通过前置矫正器治疗(详见第13章)恢复关节盘,将盘髁韧带维持在正常的位置,使牙齿的咬合关系在正中颌位,慢慢的重塑髁突。但是关节盘的位置和副侧韧带常回到原来前移位的位置。

可复性盘移位

有关节弹响病史,医生能够察觉患者下颌移动的情况可以诊断为可复性盘移位。左下部分关节盘移位示意图的第一幅显示关节盘移位,当患者张口时髁状突向前转动并移至关节盘的中央区(即所谓的可复位,如左下部分的底图所示），此时可导致张口弹响。患者继续张口，髁状突与关节盘一起继续向前转动并保持与关节盘的中央区接触。

闭口时，髁状突从盘后组织上方向关节盘后带的下方转动并后退，此时可导致闭口位弹响。继续闭拢，髁状突保持与盘后组织接触。如张口与闭口时出现弹响，则张口时弹响较闭口时弹响多发。

当我讲解可复性盘移位时，许多牙医无法理解"可复性"这一单词。其中的一个定义就是能够回到正常位置：①类似骨折，骨折断端会回到正常位置；②类似于髁突脱白，医生可以使髁突回到关节窝。可复性盘移位，张口时髁突韧带可以回到正常的位置，但是当髁突运动到关节韧带后束的下面将会与关节盘的中央区接触。

有时患者和医生并不能确认关节弹响发生在哪一侧关节，因为对侧关节弹响的震动可通过下颌骨的传导而被感知。要确定究竟是哪一侧关节弹响，通常让患者从最大牙尖吻合的情形下开始，做左右侧方运动数次。关节弹响发生在髁状突转动的时期，当弹响发生时哪一侧关节在做运动，该侧即为弹响的来源。

▼ 专业提示

确定患者颞下颌关节弹响的来源

如果患者和医生并不能确认关节弹响发生在哪一侧关节，要确定究竟是哪侧关节弹响，通常让患者从最大牙尖交错位的情形下开始，做左右侧方运动数次。关节弹响发生在髁状突转动的时期，当弹响发生时哪一侧关节在做运动，该侧即为弹响的来源。

为了精确地诊断患者是否患有可复性盘移位，可通过最大牙尖交错位、开口位的磁共振图像来分析，但是诊断结果基本不会改变医生的治疗方案，而且很少利用磁共振来明确诊断。花费多余的时间和利用特殊的仪器来确诊弹响并不被推荐。

可复性盘移位一般不会进展为不可复性盘移位，除非患者伴有疼痛或者间断性绞锁。如果弹响是患者的唯一主诉，且不会困扰患者，建议对患者进行宣教而非治疗。"颞下颌盘髁复合体病变"可用来解释造成弹响的原因，患者会被告知颞下颌关节弹响很常见，与其他部位关节弹响类似。

◉ 即刻会诊

理解可复性盘移位的可变性

有些患有可复性盘移位的患者并没有关节弹响的症状。

如果患者想减轻关节弹响，我唯一推荐的治疗方式是夜间戴入稳定性矫治器。它用于 TMD 的治疗在颞下颌关节弹响的疗效多变，没有明确的提示哪类患者适于该治疗方式。在治疗手册中提到，大概 1/3 的患者在经过稳定性矫治器治疗后弹响明显改善，1/3 的患者略有改善，而剩下的 1/3 患者没有改善。第五部分病例 11 提供了相关的个案报道。

可复性盘移位伴间歇性绞锁

当患者患有可复性盘移位，若有时会发生颞下颌关节弹响且不能正常张口时，可诊断为可复性盘移位伴间歇性绞锁。绞锁突然发生，持续数秒到数天，又突然缓解。在第 10 章有相关治疗方法的详细论述，患者可是尝试解锁他的颞下颌关节（表 10-1）。

如果弹响伴有感染或者间断性绞锁则有可能进展成持续性绞锁（不可复性盘移位伴开口受限）。传统的 TMD 治疗应该尽量控制感染或是间断性绞锁，减少其发展为持续性绞锁的可能性。

有关可复性盘移位伴间断性绞锁的病例汇报详见第五部分病例 11 和病例 13。

可复性盘移位一般不会进展成不可复性盘移位伴开口受限,除非患者同时患有颞下颌关节疼痛或者间断性绞锁。

◉ 即刻会诊

> **理解可复性盘移位的转归**
>
> 可复性盘移位一般不会进展成不可复性盘移位伴张口受限,除非患者同时患有颞下颌关节疼痛或者间断性绞锁。

不可复性盘移位伴开口受限

不可复性盘移位(又称关节绞锁),当患者突然出现持续性张口受限(张口度<40mm)时可以诊断为此病。此类关节紊乱病患者平常开口时常有关节弹响,现在无法达到正常开口度。许多病史报告发现有间歇性运动阻碍(张口受限持续数秒钟或数日),突然缓解然后能达到正常开口度。

示意图"盘髁复合体病变"的右下图阐明了此类紊乱的机制。开口时,髁状首先转动然后试图向前移,但由于受到被压缩而不能复位的关节盘后带的阻碍而不能滑动。典型的这类患者的开口度仅在 20~30mm。

理论上,当患者尝试大张口时,患侧的颞下颌关节移动被关节盘所限,而对侧的颞下颌关节却可以移过此点。此时医生可以观察到下颌运动偏向患侧,在运动范围评估中,可以观察到对侧运动受限显著。临床上,这些表现不一定总能被观察到,因为患者常常因为疼痛不会将下颌移动到引起疼痛的位置。同时对侧也可以因为疼痛而限制患者的关节运动。

患侧的关节运动受限可以通过将手指放在髁突外侧皮肤上,嘱患者大张口,下颌骨左右侧运动来触诊。在此运动的过程中,对比患侧的颞下颌关节与对侧颞下颌关节的区别。

明显的张口受限也可以由于肌肉痉挛而产生。由于肌肉痉挛导致的张口受限一般会表现出典型的渐进性发作(数小时到数天)的特点。检查张口受限的原因,可嘱患者大张口,超过出现疼痛不适点的方法,详见第 3 章中"运动范围"和图 1-2。

翼外肌痉挛患者与不可复性盘移位伴开口受限患者症状类似。这两类患者共同的表现为均有显著的张口受限并且患侧髁状突的运动能力受限。但是翼外肌痉挛的患者由于翼外肌运动受限而非髁运动障碍。这两者鉴别诊断的方法是不可复性移位伴开口受限的患者一般在最大牙尖交错位时没有疼痛,而翼外肌痉挛的患者则往往不能闭口或在回到最大牙尖咬合位时,有显著的疼痛。有关翼外肌痉挛诊断和治疗的其他问题将在第 9 章"翼外肌痉挛"中详述。

◉ 即刻会诊

> **观察翼外肌痉挛临床表现**
>
> 痉挛患者与不可复性盘移位伴开口受限患者症状类似。

如果是因为外伤诱发的突然张口受限,除不可复性关节盘移位外,张口受限还可能是因为肌肉损伤、颞下颌关节感染或其他原因所致。有关不可复性盘移位伴开口受限患者的治疗详见第 10 章。相关的病例汇报研究见第五部分病例 14 和病例 15。

不可复性盘移位无张口受限

当患者有突发性张口受限,继而开口度逐渐增大超过 40mm 的病史,即可据病史诊断为不可复性盘移位无张口受限。这一病史暗示患者有不可复性盘移位伴张口受限,随后由于盘后组织的伸展,使关节盘能够前移,因此患者能够获得一定程度的髁突转动和开口度。

◉ 即刻会诊

> **诊断不可复性盘移位无张口受限**
>
> 当患者有突发性张口受限,继而开口度逐渐增大超过 40mm 的病史,即可据病史诊断为不可复性盘移位无张口受限。

张口过大的机制是患者每次尝试开口都超过了正常开口度。髁突撞击关节盘的后带,对盘后组织产生拉伸的力量,以这种方式反复撞击关节盘常常可以不断地拉伸盘后组织,允许关节盘向前移动,因此最终将获得正常的关节运动和张口度。一些患者可以通过此适应过程得到症状改善而不需治疗(有些伴有轻微不适),但有些患者的症状则不能改善。这一适应过程可能立即发生、可能数天、数月,甚至需要数年。患者多因张口受限而就诊,常规的治疗为对盘后组织进行拉伸。

其他运动受限疾病

还有一类颞下颌关节使得下颌运动无法获得正常的运动范围,由于髁突运动受限和旋转受限。这前面相关章节"不可复性盘移位伴开口受限"中讨论过,患侧的关节运动受限可以通过将手指放在髁突外侧皮肤上,嘱患者大张口,下颌骨左右侧运动来触诊。在此运动的过程中,对比患侧的颞下颌关节与对侧颞下颌关节的区别。

这类疾病与肌肉运动障碍导致的张口受限(图 1-2)有区别。患者需明确紧绷、拉扯或者疼痛的位置(引起运动障碍的位置)。

粘连/黏附

粘连是发生在关节表面、下颌窝、关节盘或者周围组织的纤维斑块。大多数情况是由于颞下颌关节创伤所致。

黏附是关节表面暂时性的粘连,可发生在髁突和关节盘或者关节盘和下颌窝之间。大多数情况是由于颞下颌关节表面长时间的

负荷所致。

关节强直

关节强直是颞下颌关节纤维斑块或者骨粘连导致的髁突运动障碍,一般不伴有疼痛。通常是由于下颌骨或者颞下颌关节外伤所致。受累及的髁突通常有运动障碍伴有旋转受限导致开口受限,但是因关节强直的类型和程度而变化。

保守的 TMD 治疗对此类疾病无效,需要通过关节内镜或者打开关节的外科手术来缓解。治疗方式的选择由功能障碍的程度和患者手术耐受力来决定。

◉ 即刻会诊

> **理解颞下颌关节强直**
>
> 关节强直是颞下颌关节纤维斑块或者骨粘连导致的髁突运动障碍,一般不伴有疼痛。

纤维性关节强直

纤维性关节强直一般与关节表面、下颌窝、关节盘或者周围组织的纤维组织粘连有关。

骨性关节强直

骨性关节强直与髁突和下颌窝间的骨形成相关,通常患者的张口受限程度较纤维性关节强直重。

运动过度类疾病

这类疾病主要有两类,表现为髁突运动到关节结节的前方。这种紊乱是因为髁突被拉至关节结节的前方,这可能是由于关节结节阻碍了髁状突及关节盘的回复,也可能是关节盘阻碍了髁状突的后退,抑或这两种情形同时存在。颞下颌关节脱位的保守治疗在第 11 章"颞下颌关节不全脱位和完全脱位"中讨论。

半脱位

当患者有下颌从最大开口位不能闭合的

病史,患者会有特殊的闭口方式,可诊断为半脱位。

全脱位

当患者有下颌从最大开口位不能闭合的病史,需要医生辅助闭合,可诊断为全脱位。大部分牙医,如果有此病的治疗经验就会知道,在治疗的时候需要患者张口的程度比不能闭合时的张口度更大。

关节疾病

退行性关节疾病

这类疾病主要鉴别两类疾病,区别在于关节组织的退变及髁突和关节结节的骨质改变。医生检查时可听到捻发音,或者患者听到破碎音、摩擦音及刺耳的杂音。在 CT 图像中可以观察到软骨下囊肿、侵蚀、广泛性硬化及骨赘。髁突变平与皮质硬化与正常的颞下颌关节磨损及改建相关。系统疾病也可导致或者影响此类退行性病变。

退行性关节疾病可造成错𬌗畸形。如果是双侧病变,大部分以前牙开𬌗首发,进展为双侧后牙单侧接触。如果单侧发生,一般从对侧尖牙区开始,进而发展为大多数后牙仅单侧接触。

如果发生错𬌗畸形,就超出了本书讨论的范畴。建议将患者转诊给此领域的专家。附录 M 提供了"TMD 领域专家和相关学会组织"的名单。

⊙ 即刻会诊

> **患者观察到有进行性增加的后牙𬌗**
>
> 这一现象由于退行性关节疾病所致。如果是双侧病变,大部分以前牙开𬌗首发,进展为双侧后牙单侧接触。如果单侧发生,一般从对侧尖牙区开始,进而发展为大多数后牙仅单侧接触。

骨关节病

当患者有上述退行性关节疾病症状,颞下颌关节触诊有不适感,可诊断为骨关节病。

骨关节炎

当患者有上述退行性关节疾病症状,在第 3 章描述的触诊中,超过三个的触诊部位颞下颌关节触诊某种不适,可诊断为骨关节病。

髁突病变

髁突病变是一类少见的特发性骨组织退行性病变,表现为髁突进行性减小。这一改变主要发生在成年女性并且导致与退行性关节疾病相似的咬合改变。

剥脱性骨软骨炎

剥脱性骨软骨炎是一种关节软骨及骨碎片随关节滑液游离的疾病。在膝盖和肘部多见,也有报道称可发生在颞下颌关节。该疾病的特征和症状尚不明确。

骨坏死

骨坏死是一类令人疼痛的疾病,发生在骨的血供受损时。最常发生在髋部,股骨、肱骨及膝关节也会累及。也有关于下颌骨髁突发病的报道,但是起因、临床意义和治疗未知。

全身性关节炎

全身性关节炎(如风湿性关节炎)是指由系统性疾病导致的颞下颌关节炎,身体其他关节可以同时出现敏感或疼痛的症状。系统性疾病可以出现急性发作期和缓解期,系统性疾病由内科医生治疗。通过传统的 TMD 治疗减轻颞下颌关节的受力,有助于恢复咀嚼能力。全身性关节炎导致的髁突骨退行性改变会导致严重的咬合问题。

▼ 专业提示

> **与内科医生合作**
>
> 系统性疾病由内科医生治疗,而通过传统的 TMD 治疗减轻颞下颌关节的受力,有助于恢复咀嚼能力。

肿瘤

肿瘤是一种生长出新生的非正常组织的良性或恶性疾病。由肿瘤引起的 TMD 疾病非常少见。

滑膜性软骨瘤病

滑膜性软骨瘤病是非常罕见，来自滑膜组织的软骨残留物在滑液中变成带蒂的疏松团块。也许没有任何体征和症状，但是会导致患侧后牙开𬌗、张口受限、疼痛和（或）肿胀。当前的治疗方式是通过外科手术打开颞下颌关节去除结节。

骨折

在针对颞下颌紊乱病以外的其他病变的常规全景 X 线片上，颞下颌关节骨折会首先被发现。患者没有任何与骨折相关或者疑似骨折的体征和症状。髁状突下方颈部骨折最为常见，髁状突甚至可移位于关节窝之外。大多数髁状突骨折患者无明显症状，适宜保守治疗。双侧髁状突骨折或髁状突移位于关节窝外的患者才会出现较明显的症状。

先天/发育紊乱

发育不全

发育不全是指髁突发育失败，关节窝和关节结节未完全发育。经常是先天异常、单侧发生，导致面部不对称，也有可能导致错𬌗畸形。

再生不良

再生不良是指下颌骨和颅骨发育不良，由于青少年时期创伤所致的二次发育，而导致下颌骨生长不对称（图 5-1）。

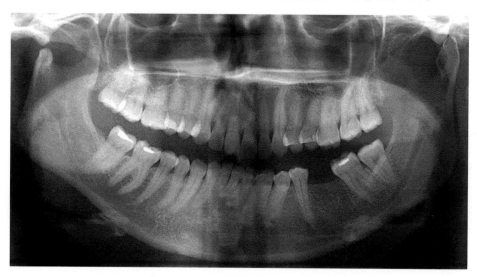

图 5-1 全口曲面断层片显示了右侧颞下颌关节再生不良。与左侧颞下颌关节相比，右侧颞下颌关节的关节窝和关节结节均较小

增生

增生是指下颌骨或者颅骨的过度生长。可单侧或双侧发生，多见于青少年期，导致面部不对称、下颌骨异常和错𬌗畸形。

咀嚼肌疾病

颞下颌紊乱病的病人最常见的主诉是咀嚼肌疼痛。最常给 TMD 患者的 TMD 诊断就是肌痛。许多机制使得患者对肌痛更加敏感，比如肌肉过劳、肌肉局部缺血、交感神经和运动神经的反应、心理状态。这些都不是本书的核心问题，为了使读者更方便理解，假设大部分肌痛都是有肌肉过劳所致，讨论其余相关的潜在相关因素。

口颌面局部肌肉疼痛

肌痛

如果患者在下颌运动、功能作用、副功能作用时加剧，可通过触诊疼痛肌肉来重复，则可诊断为肌痛。有三种亚类的肌痛：局部肌痛、肌筋膜痛伴扩散、肌筋膜痛伴转移。

局部肌痛

当症状符合肌痛的标准，且疼痛和触诊敏感局限于肌肉的一小块范围，可诊断为局部肌痛。

肌筋膜痛伴扩散

当症状符合肌痛的标准，且触诊敏感扩散到其他部位的肌肉，可诊断为局部肌痛。

肌筋膜痛伴转移

当症状符合肌痛的标准，且触诊敏感扩散到其他非肌肉组织，比如牙齿、耳朵、眼睛，可诊断为局部肌痛。

肌痛是 TMD 患者最常见的诊断。区分局部肌痛和肌筋膜痛伴扩散并不重要。但是，患者的疼痛来自肌肉的转移疼痛则必须诊断为肌筋膜痛伴扩散。因此，在本书我将肌痛分为肌痛和肌筋膜痛伴转移。

肌腱炎

如果患者在下颌运动、功能作用、副功能作用时加剧，可通过触诊肌腱来重复，则可诊断为肌痛。对大多数咀嚼肌而言，几乎不可能知道触诊的是肌肉还是肌腱。唯一可与肌肉区分的咀嚼肌腱是颞肌肌腱，可通过口内触诊的方式，详述见表 3-2 和图 3-25。

肌炎

当症状符合肌痛的标准，且有临床感染［比如肿胀、红疹和（或）温度升高］和炎症症状，可诊断为肌炎。经常有感染、创伤或者慢性的免疫疾病病史。

如果感染是导致肌炎的病因，治疗则必须包括明确诊断并控制感染，一般需用抗生素治疗。如果创伤是导致肌炎的病因，治疗还需采用非甾体类抗炎药物（NSAIDs），限制咀嚼肌使用（如软食或改

掉不良咀嚼习惯），受伤后 48 小时内应用冰敷受伤部位。

痉挛

当症状符合肌痛的标准，且有立刻发作的疼痛和运动和运动受限，可诊断为痉挛。这使得很多人联想到半夜将我们弄醒的腓肠肌痉挛。在这种情形下，腓肠肌缩小位于疼痛的中部区域，当我们试图上下活动脚时，疼痛会加剧。

痉挛可发生在任意一块咀嚼肌，当发生在翼外肌的下头肌时，患者会有感觉（医生常常忽略）。与腓肠肌痉挛症状相似，翼外肌肌痉挛的患者试图移动髁状突向前或从开口位回缩时，出现运动困难和疼痛不断加剧，所以牙齿位于最大牙尖吻合。

患者常常主诉当试图将患侧后牙咬合时产生剧痛（牙齿之间常有一到数厘米的开𬌗距离），而对侧尖牙发生早接触（假定患者拥有正常牙列）。由于患者髁突向前运动困难，因此造成明显的张口受限。伸展翼外肌科缓解疼痛，则可帮助诊断为此病，而非其他别的原因造成的后牙𬌗。翼外肌痉挛的诊断及治疗方法详见第 9 章"翼外肌痉挛"。

▼ 专业提示

> **翼外肌痉挛**
> 这一疾病使患者试图将患侧后牙咬合时产生剧痛并伴有张口受限。伸展翼外肌可缓解疼痛，则可帮助诊断为此病。

翼外肌和闭口肌翼内肌的肌痉挛是临床目前唯一能进行恢复性治疗的肌痉挛。翼内肌痉挛多数是由于下牙感染所致，感染发生数天后患者因翼内肌范围疼痛和张口受限就诊。翼内肌痉挛的诊断及治疗方法详见第 8 章"翼内肌痉挛"。

挛缩

挛缩是一种无痛性疾病，由于肌腱、韧

带和(或)肌肉的纤维化,使得肌肉无法伸展到应有长度。常由放射治疗、创伤或感染所致。

当闭口肌(如咬肌)出现这种情形时,患者张口受限,强行伸展肌肉超出其最大限度时产生疼痛。解决闭口肌运动范围的最有效的保守治疗方法是应用牙关紧闭症系统(www.dynasplint.com)。该系统已证明对因头颈部癌症和卒中所导致的张口受限有效。临床上,我使用舌压板压住患者舌头使患者痉挛的肌肉,详见图 8-2。

肥大

肥大是指一处或多处咀嚼肌过大。多由于慢性的使用过度或承压所致。经常在由于副功能运动过量导致的牙齿磨耗的患者身上见到。

肿瘤

肿瘤是一种生长出新生的非正常组织的良性或恶性疾病。由肿瘤引起的 TMD 疾病非常少见。

运动紊乱

这种疾病可分为两类,导致面部、嘴唇、舌头和(或)下颌骨时肌肉的非随意收缩。这类疾病的治疗超出了本书的讨论范畴,通常由神经科医生治疗。

口面部运动紊乱

口面部运动障碍是面部、嘴唇、舌头和(或)下颌骨时肌肉的非随意收缩。当口腔或面部受到感觉刺激的时候,这些收缩会暂时性减少或停止。此类疾病在服用安定药、曾有脑损伤、精神疾病及神经疾病的老年患者中多发。

口颌部肌张力紊乱

口颌部肌张力障碍是面部、嘴唇、舌头和(或)下颌骨时肌肉的持续性非随意收缩,症状经常在睡眠时消失。这一疾病导致所累及的肌肉疼痛。此类疾病在神经疾病、脑损伤、服用药物的患者中的多发。

全身/中枢疼痛引起的咀嚼肌紊乱

纤维肌痛

纤维肌痛是一种广泛的肌肉疼痛疾病,可表现为 TMD 患者的肌痛,但 TMD 治疗的效果不佳。这一疾病在第 1 章"病史采集"中有讨论,相关的病例详见第五部分病例 10。风湿病医生对纤维肌痛有特殊的治疗方法。

中枢调节性肌痛

长时间的持续性肌肉疼痛可诱发中枢调节性肌痛。发生这一疾病是,中枢神经系统下调外周神经炎症导致该区域肌肉持续性疼痛。当有长时间、持续性肌肉疼痛,休息时局部钝痛,与肌痛的概念吻合,且肌肉有神经紊乱(如触发痛)、肌肉萎缩、张口受限时考虑诊断为该疾病。该疾病很难描绘为肌痛,常与肌痛伴发。

这一疾病无法像肌痛一样快速缓解。因为神经性炎症会给肌肉中释放炎性物质,推荐患者使用非甾体类抗炎药物(如布洛芬 800mg,每日 3 次)和其他治疗肌痛的方法。

头痛

TMD 引起的头痛

TMD 引起的头痛是指由于患者 TMD 疼痛所致的暂时性太阳穴疼。当功能运动或副功能运动时会加重,按摩颞肌症状可缓解。

相关结构

喙突增生

喙突增生是指喙突过大导致患者张口受限。

当髁突运动时,喙突也向前运动。某些原因(如外伤)导致喙突过度增长,就没有足够的空间让喙突运动而避免颧骨运动。患有此病的患者,开口度进行性减小,临床表现为张口受限,影像学表现为在最大开口度时伸长的喙突与颧骨的后部相似。

第 6 章

致病因素

常见问题回答

问：吸烟是否为 TMD 的致病因素？如果是，如何劝说患者戒烟？

答：有研究表明吸烟患者的 TMD 症状比非吸烟者重。我通过口腔运动及减弱自体修复能力推测吸烟是 TMD 的致病因素。我提供给患者一个花费最少（时间、金钱、精力）的治疗方式，使他们获得满意的疗效。一般这需要花费大量的精力去戒烟。我相信所有吸烟者都知道吸烟有害。但是他们没有动力和意志力去戒烟。我也提供给患者一些其他容易实施的治疗方案，同样也可以获得满意的治疗效果。

TMD 致病因素是指直接或间接引起 TMD 症状的因素，包括肌肉和颞下颌关节疼痛的症状。可以分为个体化因素、诱发因素和固有因素。个体化因素是指那些患者能导致 TMD 症状的个性化易感因素，如咬指甲、夜磨牙症及咬物癖。对于个体来说，引起

⊗ 要点

个体化因素

个体化因素是指那些患者能导致 TMD 症状的个性化易感因素，如咬指甲、夜磨牙症及咬物癖。对于个体来说，引起 TMD 症状的个体特有因素也包括其他原因导致的轻微的𬌗关系变化，例如点隙窝沟的窝沟封闭。

TMD 症状的个体特有因素也包括其他原因导致的轻微的𬌗关系变化，例如点隙窝沟的窝沟封闭。

诱发因素

诱发因素是指导致 TMD 症状发生的原因，如颌骨的外伤或戴入牙冠。在对 230 名 TMD 病人的问卷调查中，对于明确引起 TMD 症状的原因，大多数（61%）患者回答是不明原因，7% 的患者认为与牙科治疗（正畸或其他牙科治疗）有关（表 6-1）。

表 6-1　患者认为与 TMD 相关的原因（$n=230$）

61%	无原因
17%	紧张或紧张状态
4%	正畸治疗
4%	外伤
3%	其他牙科治疗
3%	车祸
7%	其他原因

相同的牙科治疗，对于一般患者来说不会引起任何问题，对有些患者则可诱发 TMD，这些患者多具有很明显的形成 TMD 的个体化因素。有相当高比率患者认为 TMD 症状与牙体治疗有关，这就要求牙医在治疗前对 TMD 有个大致的评估，比如进行定期的口腔检查。初步评估患者的 TMD 情形，包括测量患者的开口度，检查颞肌、咬肌、颞下颌关节及翼外肌区肌肉的紧张度。详见第 3 章"TMD 触诊"（表 3-1 和表 3-2）。

患者的差异性反应

相同的牙科治疗,对于一般患者来说不会引起任何问题,对有些患者则可诱发 TMD,这些患者多具有很明显的形成 TMD 的个体化因素。

固有因素

固有因素是指直接或间接加重咀嚼系统负担并影响 TMD 症状改善的因素。找出这些因素,并确定这些因素对患者症状的影响程度是很重要的。应指导患者改正这些致病因素,从最容易改变的做起,这将对症状产生巨大的影响。

✖ 要点

固有因素是指直接或间接加重咀嚼系统负担并影响 TMD 症状改善的因素。

应指导患者改正这些致病因素,从最容易改变的做起,这将对症状产生巨大的影响。

这与口腔领域的其他情况类似。比如,牙周炎最主要的致病因素是牙结石和口腔卫生不良。如果我们能够让轻度至中度牙周炎患者有效地控制这些致病因素,身体可以缓慢地自体修复,牙周炎将被治愈。

日常症状改变常提示固有因素的存在。例如:晨起醒后 TMD 症状减轻或消退,提示原发的固有因素存在于晚上。应提醒患者改变睡姿(例如患者有俯睡习惯)和夜间副功能习惯。

◉ 即刻会诊

观察日常症状的改变

日常症状改变常提示固有因素的存在。

与之相反,如果患者醒来时无症状,相应的症状出现在白天晚些时候,则提示最新的固有性因素存在并发生在白天,并且不受患者的意识控制。主要是由于过度的肌肉运动导致咀嚼肌的过度紧张和(或)过度的副功能运动习惯,详见图 1-5。

初诊时,患者往往没有意识到日常自己肌肉紧张或者副功能运动习惯,及这些行为发生的频率。例如:有些患者平常牙列处于息止𬌗位,繁忙时,受挫或精力专注时,如使用电脑及开车时就会常常无意识地紧咬牙齿。

临床上影响 TMD 的一些其他因素存在于每一天的任何时间中。并且白天的压力会导致夜晚的副功能运动,详见图 1-3,图 1-4。

一些 TMD 患者被某些症状弄醒,且整天都有此症状。这暗示患者白天和夜晚均有致病因素。他们日常症状严重,白天和夜晚的相关致病因素都很显著,说明两者都应该引起注意。每个患者的致病因素变化多样且特异。为了缓解复杂、多变的致病因素,应该从生物学、行为、情感、认知、社会、环境多方面综合考虑。

◉ 即刻会诊

观察日常生活方式对治疗效果的影响

临床上影响 TMD 的一些其他因素存在于每天的任何时间。

生物学的致病因素是指引起 TMD 的机械性的或生物学变化的因素,包括颈部疼痛、不良姿势、咬合问题、失眠及系统性疾病(如纤维性肌病或风湿性关节炎)。行为性的致病因素是指患者日常不良习惯对诱发 TMD 的影响,如紧咬牙、磨牙症、咬指甲、咬唇、俯睡或头夹电话。生物学和行为学的致病因素直接引起 TMD 症状,而情感、认知、社会因素则趋于间接影响。

观察致病因素的影响

　　生物学和行为学的致病因素直接引起 TMD 症状,而情感、认知、社会因素则趋于间接影响。

　　情感致病因素是指长时间处于不良情绪状态,包括:抑郁、忧虑、焦虑及愤怒。认知致病因素是指有害的思维过程或者低认知性技能,例如,消极的自我认定,或是推理技能不良,使得患者很难行自我治疗或其他的训练。社会致病因素和人际交往相关,将影响 TMD 症状或者对治疗反应不良。比如共事的困难,缺乏社会支持或继发利益。

　　环境致病因素可以有直接的(如食品添加剂可直接导致周期性偏头痛)或间接的影响(季节性的情绪紊乱导致的沮丧心情从而引起 TMD 症状)。这些因素通常很难确认,因此,很少在 TMD 患者中探查。

　　通常对 TMD 的治疗不直接针对身体上或生化上的某种改变(如肌筋膜痛),而是直接针对致病因素的。随着这些剧烈、频繁、永久性致病因素的减少,机体可以自愈。这与轻度广泛性牙周炎的治疗相类似。医生不会直接通过手术介入治疗,但是可以通过改变导致疾病进展的因素,如刷牙和使用牙线不恰当、抽烟或者营养不良。一旦这些致病因素得到确认,医生可以通过训练和引导患者改变一些不良的行为来抵制疾病的发展。跟踪随访患者,确保不良行为的改变得以维持,以利疾病的治疗。

✖ 要点

　　随着这些剧烈、频繁、永久性致病因素的减少,机体可以自愈。

　　除了训练和引导患者去改变 TMD 致病因素外,确认 TMD 的致病因素,是处理

TMD 患者最有挑战性的一个方面。以患者日常的症状表现作为指导。如果一个患者无法明确白天的致病因素,有效的方法是让患者每小时都记录导致疼痛及生活中其他一些事件,这经常能帮助患者确认和疼痛有关的事件。患者接下来需要确定永久性致病因素和与此相关的重要事件,例如磨牙和紧咬牙对咀嚼肌的影响。最后患者应该破除这些不良习惯,使咀嚼肌系统能够治愈。需要教导患者如何放松和(或)破除不良习惯。

　　比如一个 TMD 患者有中等的髋部痛,借此可以评估这种疾病是良性或是恶性感觉。利用这个记录,患者可以发现她的髋部和 TMD 症状有直接联系。通过这些讨论,患者会发现,当她的髋部痛加剧时,咀嚼肌会不自觉紧张,并且开始担心她的髋部疾病。选择利用她的髋部痛作为一个信号,提醒她有意识地放松咀嚼肌。通过这举和一些其他的保守治疗,可有效地缓解她 TMD 的疼痛。

治疗最具挑战的部分

　　除了训练和引导患者去改变 TMD 致病因素外,确认 TMD 的致病因素,是处理 TMD 患者最有挑战性的一个方面。

通过日常记录确定致病因素

　　当确认一个患者的致病因素有困难时,一个有效的方法是让患者每小时都记录导致疼痛及日常生活中相关的事件。

　　一个 64 岁的女性患者最近白天有每周数次的 TMD 症状发作,也发现了日常记录的好处。初诊时,当被问及是否有新的压力、刺激、失败或生活中的忧虑时,她说她有高质

量的生活,不用工作,所有的孩子都已离家,她和丈夫关系良好。当使用日常记录后,她发现她的疼痛与牵挂她 90 岁独居(距她家 1 小时车程)的老父亲相关,他开始健忘。她讲到几周前,老父亲出去了几个小时,而火炉里的火竟一直在烧着。她的兄妹们常打电话,提醒她,因她住处离父亲最近,有责任也方便照顾老人,如果发生意外,她的良心将会受到谴责。可以推测出,当她担心父亲时,咀嚼肌会紧张,从而表现出 TMD 症状。她向一位心理医生学习心理应对策略和尝试改变影响症状发生的不良因素,同时来我这里破除她的咀嚼肌紧张的不良习惯,数周后她的症状得以缓解。

第二部分
TMD常见急性症状及治疗

大多数新的颞下颌关节紊乱病（TMD）患者有慢性而非急性的 TMD 症状，一般有至少几个月的疼痛，且疼痛强度常随时间波动。给具有慢性症状的患者进行药物治疗时，通常要让患者长期服药。因此，应避免开具肌肉松弛药，主要使用三环类抗抑郁药、非甾体抗炎药（NSAIDs）以及局部用药。

一般认为，对慢性 TMD 患者的最佳治疗是改变他们异常的功能运动习惯，以及其他永久性的影响因素，例如，无法从容应对生活中的压力、焦虑和抑郁。临床经验表明，长期服用肌肉松弛药的患者有依赖这些药物来缓解疼痛的倾向，而非积极改变其他影响因素。

急性 TMD 症状可以是最近出现的 TMD 症状，也可以是慢性疾病的急性发作。对于这些患者，我更倾向于短期使用肌肉松弛药和（或）消炎药。少数患者偶尔（每 1 年或 2 年）出现与暂时性压力事件相关的轻度 TMD 症状，他们更喜欢使用 TMD 的自我管理治疗和药物治疗。建议对这些病例进行随访，以确保症状得到充分缓解，患者不需要额外的 TMD 治疗。

❷ 要点

急性 TMD 症状可以是最近出现的 TMD 症状，也可以是慢性疾病的急性发作。

第 7 章

创伤所致 TMD

常见问题回答

问：如果一位因外伤而患颞下颌关节紊乱病（TMD）的患者最初接受了你的治疗，但随后又要求更强的药物治疗，你会怎么做？

答：如果患者在接受了最初的治疗后，又要求服用更强的药物，那么很可能有其他的病理原因，比如不完全牙折引起的牙痛。

TMD 可继发于咀嚼系统的创伤，其强度或持续时间超过了咀嚼系统的适应能力。它能够以三种形式发生：①直接创伤（微创伤），如颌骨受到撞击；②间接创伤（颌骨非撞击性震击），如与颈椎损伤同时发生；③微创伤，如慢性的异常功能运动习惯。

◉ 即刻会诊

> **了解创伤**
>
> 咀嚼系统的创伤有三种形式：①直接创伤（微创伤）；②间接创伤（颌骨非撞击性震击）；③微创伤。

直接和间接创伤具有可识别的事件，通常认为是颞下颌关节紊乱病（TMD）症状的始发原因。微创伤一般反映的是无意识的习惯，这些习惯可能使个体由直接或间接创伤发展为 TMD，从而使症状的解决更加困难。本章重点讨论直接创伤和间接创伤，并使用"创伤"一词来涵盖这两种形式。

◉ 即刻会诊

> **了解创伤**
>
> 本章重点讨论直接创伤和间接创伤，并使用"创伤"一词来涵盖这两种形式。

外伤可引起肌肉痛、颞下颌关节痛和囊内改变。它可以拉伸支持颞下颌关节平稳机械运动的韧带，导致或诱发关节盘移位、半脱位或脱位。它可以在光滑的髁突、关节窝或关节盘表面造成不规则形态，从而使颞下颌关节运动变得粗糙或卡顿。此外，外伤可导致颞下颌关节内出血，形成粘连。

如果儿童或青少年颞下颌关节损伤，可能会导致髁突生长受抑制，使下颌骨不对称，如颞下颌关节发育不全（图 5-1）。

✖ 要点

> 外伤可引起肌肉痛、颞下颌关节痛和囊内改变。

通过"初诊患者问卷调查表"可询问患者症状是何时出现的，以及其头部或颈部是否受伤。这些问题将提示医生，患者是否有创伤所致的急性 TMD 症状。这些患者的主诉可能为肌肉疼痛、颞下颌关节疼痛、其他疼痛、颞下颌关节杂音和（或）颞下颌关节运动障碍。这些症状可能在创伤发生的几周或几个月后才会出现。

⊙ 即刻会诊

外伤史调查
　　"初诊患者问卷调查表"的回答将有助于医生判断患者是否有创伤所致的急性 TMD 症状。

　　许多因素可以导致或促成这些主诉,当创伤是最初的促成因素或已大大加重慢性症状时,需要考虑这些因素。更常见的可能性包括骨折、牙齿创伤所致的牙源性疼痛、共病型颈椎病以及与创伤相关的心理社会问题、获得治疗或创伤治疗。文献报道了许多其他与创伤相关的非常见疾病。如果患者有超出医生能力范围的疾病迹象和(或)症状,则应将患者转诊给更专业的医生,附录 M"具有 TMD 专业知识和资质的专业医师"介绍了这些专业医师。

　　即使患者只有急性问题,TMD 检查也应按照第 3 章"临床检查"的建议进行。由机动车事故造成的继发性创伤的 TMD 患者更可能出现颈椎疼痛。建议使用全口曲面断层片来排除骨折引起疼痛的可能性。如果患者在创伤后没有得到适当的骨折评估,并且医生怀疑患者可能有骨折,但全口曲面断层片并未显示,那么就需要更合适的影像检查。

⊙ 即刻会诊

评估有机动车事故史的患者
　　由机动车事故造成的继发性创伤的 TMD 患者更可能出现颈椎痛。

▽ 专业提示

创伤的成因
　　当创伤是引发疼痛的因素或已大大加重慢性症状时,建议使用全口曲面断层片来排除骨折导致或加重患者疼痛的可能性。

　　抑郁、愤怒和敌意在这类患者中更为常见。有时患者会愤怒地抱怨他们的处境不公平,而某些患者可能会否认这些感觉,但其内心也多会存在这些想法。一些医生经常将所有遭受严重创伤的 TMD 患者转诊给心理学家,以评估这些永久性的影响因素。

⊙ 即刻会诊

心理观察
　　抑郁、愤怒和敌意在由创伤引起 TMD 症状的患者中更为常见。

　　严重的创伤可能导致患者出现神经心理和认知功能缺陷,包括记忆和注意力障碍、精神易疲劳、虚弱、睡眠障碍、焦虑等。有这种缺陷的患者应该由在这方面受过培训的医务人员进行多学科评估和治疗。结合这些治疗方法,可以为咀嚼系统提供传统的 TMD 治疗。

　　创伤的严重程度和患者的 TMD 持续影响因素是决定 TMD 症状解决的难易程度的主要因素。患者需要的治疗包括从最简单的治疗到非常广泛的多学科治疗;但即使广泛的治疗,一些创伤性 TMD 患者也没有改善。

✪ 要点

　　创伤的严重程度和患者的 TMD 持续影响因素是决定 TMD 症状解决的难易程度的主要因素。

　　对这些患者的初始治疗可能包括 TMD 的自我管理疗法,并开具肌肉松弛药、抗炎药和(或)镇痛药。"TMD 的自我管理疗法"讲义(见附录 D)建议患者通过吃软食、消除口腔习惯等方式限制咀嚼系统的使用。它还建议使用热冷疗法,但医生应指导患者,受伤后的 48 小时内在受影响的区域使用冷疗法，然后根据需要使用热疗法。

▼ 专业提示

> **确定初始治疗**
>
> 对这些患者的初始治疗可能包括 TMD 的自我管理疗法，并开具肌肉松弛药、抗炎药和（或）镇痛药。

作为一个通用的药物指南，我倾向于为在这些强度下持续疼痛的患者开具以下处方。这将随着患者波动的疼痛强度模式、触痛程度以及这些引起的情绪影响而变化。如果患者的疼痛处于低水平（3/10 或以下），我倾向于开 800mg 布洛芬，每日 3 次。如果肌肉的疼痛水平更高，我会倾向于开 5mg 地西泮，睡前 1～2 片。如果患者具有显著的白天肌肉疼痛，我认为应让患者在早上和下午服用半片；但必须注意潜在的副作用和后果。如果疼痛高于 3/10，主要是颞下颌关节来源，我认为处方为 500mg 萘普生，每日 2 次。如果疼痛高于 6～7/10 且主要为颞下颌关节来源，我认为处方应为第 17 章中讨论的"抗炎药物"DexPak 6-Day TaperPak-萘普生方案。在健康的成年人中，抗炎药和肌肉松弛药可以同时服用；如果需要额外的镇痛缓解，可以添加对乙酰氨基酚（扑热息痛）。

在提供这种治疗后，如果患者要求更强的药物治疗，可能涉及其他一些病理，例如，不完全牙折引起的牙痛。根据患者的病史和医生的经验，医生可以选择提供额外的临时 TMD 治疗（如临时软质矫治器）或开始长期治疗（如取模制作丙烯酸矫治器）。比较研究显示，创伤后 TMD 患者对 TMD 治疗的反应与非创伤性 TMD 患者存在相当大的差异。

第 8 章

口腔治疗所致TMD

常见问题回答

问：如果一个患者在口腔治疗后出现了颞下颌功能紊乱（TMD），那口腔治疗会是这些症状的原因么？

答：对于 TMD 出现的潜在原因有很多（表 8-2）。对于一类在口腔治疗之后出现 TMD 的患者群体来说，其本身出现 TMD 的倾向性可能是主要的因素；但对于另一类患者来说，如果牙医对患者的下颌施用的力量过大或时间过长，可能是在口腔治疗后产生 TMD 的主要原因。

问：如果一个患者复诊时，出现了翼状肌痉挛的症状，为此患者做了你所推荐的治疗，要多久这一症状才会消失呢？

答：这取决于其严重程度及患者的依从性，此症状一般会在 5～10 天内消失，但是也可能会持续数周。

问：如果予以一个出现了 TMD 症状的患者笑气-氧气混合气体吸入的治疗，是否会对其有所帮助呢？

答：以我在临床上的观察，笑气-氧气治疗确实对牙科治疗后的 TMD 症状减轻有很大帮助。

询问 230 名继发性 TMD 患者他们认为所导致 TMD 症状的原因表明，大多数人（61％）表示他们症状的出现没有和任何特别的事件有关联性。然而，4％患者表示和正畸治疗相关，3％患者表示和其他牙科治疗相关。

◉ 即刻会诊

> **观察 TMD 症状的出现**
>
> 大多数 TMD 患者并没有将他们 TMD 的出现与任何特殊的事件产生关联。

很多患者会在身体的不同区域出现轻微的、不定时的疼痛感，但是并没有严重到引起他们的注意，往往会被患者忽视。之后当这种轻微的不适感加重，他们经常会回想在症状加重的时间段里，是发生了什么才会因此加重。

TMD 患者可能也会出现相似的状况。因为 TMD 的发生往往是没有明确原因的，如果这些患者刚好是经历过牙科治疗，他们就可能认为牙科治疗就是他们出现症状的原因。

对于许多 TMD 的患者，他们的疼痛往往进展缓慢，并且出现的类型不定，直至症状达到一定程度，患者才要求解除疼痛。由于牙科治疗而继发的 TMD 患者，其易感性可能随着其低等级或亚临床的症状而变化。

✖ 要点

> 由于牙科治疗而继发的 TMD 患者，其易感性可能随着其低等级或亚临床的症状而变化。

牙医给患者提供牙科治疗时,此患者可能已经处于TMD的进展期,然而患者对此并不知情因为此时的症状太过于轻微。因为患者对于出现TMD的易感性,牙科治疗可能会引起患者在治疗之后表现出TMD的症状。相反,如果医生对那些本身不易感TMD的患者在治疗过程中,施加了过大或者时间过长的力,亦会引起患者不适症状的出现。

所以,为了谨慎行事,牙医应该在进行操作前,比如,每次定期牙科检查时,事先了解TMD的症状并且在治疗前进行简单的TMD评估。对TMD进行简单的评估,可以

通过检查患者的张口情况,了解有无出现过颞下颌关节杂音的病史,并且检查颞肌、咀嚼肌、颞下颌关节及双侧翼状肌等区域的紧张程度(表8-1)。

◉ 即刻会诊

> **保护你自己**
>
> 　推荐牙医在治疗之前询问患者其关节状况。对患者的张口情况进行检查,并检查颞肌、咀嚼肌、颞下颌关节及双侧翼状肌等区域的紧张程度。

表 8-1　牙科患者的简单 TMD 评估

颞肌前部区域	触诊双侧眼眦后方1.5英寸处,及颧骨颧弓上方0.5英寸处(图3-6)
TMJ	双侧应触诊3个主要部位,任何一个部位都可能不伴有其他部位的疼痛。一个普遍的错误是触诊TMJ时没有让患者充分地张口。①让患者张口约20mm,并触诊髁状突外侧极。②让患者尽可能地大张口并用指尖按压,感受髁状突后方的按压深度。③保持指尖的按压并向前给予髁状突后面压力(图3-7)
咀嚼肌	触诊双侧的咀嚼肌中心(图3-8)。如果不确定肌肉的状态,可以让患者紧咬牙,肌肉就很容易被触及了。
双侧翼状肌区域	用小指沿着上颌骨边缘嵴滑动直至口腔前庭的最后端(即颌骨注射中的后上方位点)。以向上、向近中和向后方的方向进行按压式的触诊(图3-22)。如果可观察到疼痛感,更加用力的持续压力可能会产生牵扯痛。

许多牙科治疗中存在的因素可以诱导TMD症状的发生,或激惹慢性TMD(表8-2)。比如,在下颌骨的注射操作中,在穿刺翼内肌时

可能会发生翼内肌的痉挛,在拔出感染的病变牙时可能会出现肌炎,在放置修复体时可能由于咬合不调出现颞下颌关节的疼痛。

表 8-2　牙科治疗后出现 TMD 症状的原因

• 患者可能对TMD易感,不能承受牙科治疗中所施加的力量	• 治疗牙的解剖形态改变可能会让咬合稳定装置无法完全就位,造成装置上的咬合不完全,或者患者不再佩戴此装置
• 患者可能感受到治疗牙的牵扯痛	• 在治疗前后患者可能经历一些心理社会学事件造成肌肉、TMJ的不适
• 治疗感染牙时出现骨炎	• 以上各种因素的结合
• 下颌骨注射后造成翼内肌的痉挛	
• 不良咬合造成肌肉、TMJ或牙齿的疼痛	
• 下颌拉伸时间过长造成肌肉或TMJ疼痛	

如果一个患者返回牙科从业者的办公室,并且表示在牙科治疗之后,出现了TMD疼痛,此疼痛可能是治疗后的牙齿(或者其他口腔结构)所产生的疼痛牵扯到咀嚼肌及TMJ。牙医所能频繁观察到的牵扯性痛的一个例子就是在患者出现下颌第三磨牙引发的骨炎,此时患者往往也表示关节区疼痛及耳痛。咀嚼肌及关节的牵扯性痛可能在任何牙齿或深部结构经过治疗后被观察到。

快速检测已经治疗过的牙齿是否参与TMD症状就是用口镜柄部对相关牙齿进行叩诊。如果不表现出疼痛,可能提示此牙齿并未参与TMD症状的引发。如果牙齿出现疼痛,推荐以第3章"牙齿引起的TMD疼痛"中提及的治疗方案。

考虑患者平时是否在夜间会佩戴稳定性装置,而现在治疗后的牙齿其解剖形态已经发生变化,患者可能无法完全将稳定装置就位,所以变化的咬合关系可能引发TMD的进展,或者患者已经停止佩戴,亦可引起。如果已经治疗的牙齿和稳定装置不匹配,可能会加重患者的临床症状。另一方面需要考虑的是,重大社会心理学事件,比如和男朋友搬到一起住,开始大学生活等社会事件,可能很巧合地出现在牙科治疗前后。

本章的后续内容会提供预防可能存在的治疗后TMD症状的加重的建议和方法。接下来的两个板块将会讨论在翼内肌出现的疼痛和不适,引发患者在牙科治疗后难以进入最大牙尖交错位(maximum intercuspation,MI)。最后的两个板块会进一步讨论由于修复体咬合不适造成的TMD后遗症和继发于阻塞性睡眠呼吸暂停装置使用的TMD和治疗建议。

医源性 TMD 预防

长时间的过度大张口并加之下颌上施加过大的力量可能会加重咀嚼肌和TMJ的症状。有些患者表示他们的TMD症状只有在如牙科治疗等一些恶化事件之后才出现的。并且一些没有完全消除症状的TMD患者表示牙科治疗使他们的症状加重。现在有很多的技术都可以减轻患者在牙科治疗后出现TMD恶化的情况。

当患者TMD症状最轻时给患者进行治疗预约。如果患者是每日症状发作的类型,就将患者的牙科治疗预约在当天症状最为轻微的时候。如果患者可以预测未来要经历的压力期和放松期,这些因素经常会影响TMD的症状,所以是可以将牙科治疗改约到症状最轻的时候。一些患者喜欢比较短的预约周期,但是有些患者喜欢长时间的预约周期,因为这能让他们治疗后的不适次数更少。如果几次治疗放在一个预约时间来进行,就先做最难的部分,因为患者在刚接受治疗时精力是最为充沛的。

▼ 专业提示

> **预约时间**
>
> 将患者的牙科预约放在 TMD 症状最轻的时候。

一些患者表示他们咀嚼肌和TMJ区域在牙科治疗过程中变得疼痛、僵硬,并且希望在治疗过程中能稍作休息,来活动一下颌骨。牙科从业者也希望可以让他们的患者知道,患者是可以稍作休息的,并且应创造一种医患沟通的形式,让患者可以通知牙医他们何时需要休息。

一些患者发现在使用咬合垫时会减轻TMD的不适,而其他患者则表示会加重他们的症状。如果在治疗过程中使用了咬合垫,牙医应该尽量控制咬合垫的高度,到需要垫起来的高度即可。牙医在治疗期间可以要求患者张开更多,同时患者也可要求暂时去掉咬合垫,来稍作休息。一旦咬合垫放置完成,应该告知患者此咬合高度就已经足够,患者此时可以轻轻地搭在(而不是咬)咬合垫上休息口腔器官，并且患者在任何时候都可以要求移除咬合垫获得休息。之前发现使用咬合垫会加重 TMD 症状的患者群，可以尝试使用以上建议再次佩戴咬合垫进行治疗。

对于所有的患者来说，过度拉伸咀嚼系统都应该谨慎为之。在任何时候，对下颌骨施加力量，都应用另一只手放置一相应的平衡力来支撑下颌骨。一些患者对 TMD 更加易感，对于他们而言，施加大多数患者都可以接受的力量也更容易让他们产生 TMD 症状。必须认真调整新修复体的咬合，以确保其与剩余的牙列咬合保持一致，不然患者也可能出现 TMD 的症状。

▼ **专业提示**

> **预约时间**
>
> 　　将患者的牙科预约放在 TMD 症状最轻的时候。

一些患者可能希望在治疗前就予以用药，而另外一些患者则希望治疗后用药，也有一部分希望治疗前后都用药。许多继发于牙科治疗的轻度、中度的 TMD 疼痛的患者一日三次使用 800mg 的布洛芬的情况下就可以得到足够的缓解。根据他们所表现出来的严重程度，他们可能希望在治疗开始前的 1～2 天就开始服用，并且在治疗后的一段时间里根据需要继续服用。如果布洛芬还不足以让疼痛得到充分的缓解，我更倾向于给 TMJ 关节痛的患者每日两次、每次一片的 500mg 萘普生，并且在预约前的 1～2 天就开始服用。如果疼痛是肌肉来源的，我更喜欢给他们开 5mg 的地西泮，并告知患者在预约前一天的晚上和术前一个小时各服用一片，而使用此药可能会造成的白天困倦及其他副反应必须与患者交代清楚。

笑气-氧气的吸入对于预防牙科治疗继发的 TMD 进一步症状加重也有着很好的帮助作用。我们曾经接诊过一位患者，10 次里有 7 次都有会有双侧下颌、耳前及颞区的疼痛，在她的治疗过程中就应用的一氧化氮氧气的吸入，使其在整个治疗过程中咀嚼肌保持放松，并且她的 TMD 症状也没有明显加重。

TMD 患者对于症状加重的恐惧可能造成其不愿意接受日常的牙科治疗及口腔卫生的维护。对于他们不适的理解同情，并且鼓励他们接受牙科常规治疗和口腔卫生清洁对于此类患者是非常有必要的。

一些 TMD 患者需要在装配长时间咬合调整矫治器之前就先进行修复的治疗。这种情况可以选择以下措施中的一种或几种（表 3-3）。

1. 给需要最少治疗的牙弓进行修复治疗，并在此牙弓上安装咬合调整矫治器，并在对颌牙弓进行修复工作时不断地调整矫治器的咬合。

2. 使用临时的矫治器（如软性材料装置），在对颌牙弓进行修复治疗时调整此矫治器的咬合，最后在已经修复好的牙弓上装配最终的咬合调整矫治器，之后在对颌修复工作进行时仍对其咬合平面进行调整。

3. 在可以提供临时或最终的稳定矫治器之前，用药物治疗患者的 TMD 症状（比如，环苯扎林 5mg，1～2 片睡前服用；去甲替林 10mg，1～5 片，睡前 0～3 小时服用；或用阿米替林 10mg，1～5 片，睡前 1～6 小时服用）。一项调查发现，10mg 的阿米替林药物治疗和咬合稳定矫治器对于患者 TMD 症状的缓解有着相似的作用。

翼内肌疼痛

在牙科治疗之后翼内肌疼痛中最常见的是翼内肌的痉挛，可能是在下颌注射中，麻醉针穿过翼内肌造成，或因麻醉药中有害成分造成。痉挛可能波及整块肌肉或者仅在受到创伤的局部发生。大多数患者在治疗此类情况之前多接受过下颌的多次注射，但是也有一部分人只接受过一次注射。

患者经常会在下颌骨注射后的 1～2 天出现这种不适并返回诊室，通常会表示在翼内肌区域出现明显的疼痛且开口受限。咀嚼肌及 TMJ 区域触诊往往呈现出轻微疼痛或无反应,直到触诊到翼内肌区域。患者张口受限的情况往往很难让医生触诊及翼内肌,但是一旦触及,患者的眼睛都会怒目圆睁,毫无疑问,此处就是病痛的来源了。

牙医也许会想确认翼内肌就是张口受限的缘由,此时会强迫患者张口。一般用示指压住下颌切牙,拇指压住上颌切牙。以"剪刀"的形态帮助患者张口。患者常会感到张口受限区域的疼痛和紧张感。患者之后就能指出疼痛的位点,医生即可触摸并再次产生疼痛。

医生可能希望从附录中的"TMD 自我治疗"小手册开始着手,其中会提到对此病症能有所帮助的很多方法。

对于痉挛来说,拉伸肌肉往往是最有效的治疗方法。拉伸应该是缓慢、轻柔地进入受限制的区域。施加的力量和时间应该由患者所能承受的范围来决定。推荐拉伸肌肉并用示指、中指保持 30～60 秒,一天 10 次及 10 次以上(图 8-1)。

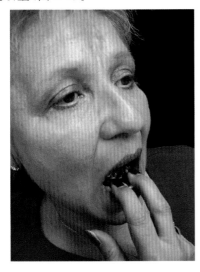

图 8-1 推荐将伸展运动用于咀嚼闭锁肌痉挛、挛缩或无开口受限复位的颞下颌关节盘移位。我们推荐这种练习,而不是附录 F 中的闭合肌肉拉伸练习,因为这些情况需要更有力的拉伸,这可能导致二腹肌疼痛

拉伸在患者事先热敷区域后会变得更加有效。我推荐患者在拉伸动作之前使用 10 分钟的加热垫。从解剖上来看,表面的加热可能对翼内肌没有太大的帮助,因为此肌肉位置很深,表面也会被下颌分支所阻挡,但是临床经验表明有此类不适的患者一般都表示只是表面上的加热仍然是有用的。

镇痛药的应用可以让患者更好地承受此病症的不适,也可能让患者能更好地拉伸肌肉。肌松药对于肌肉痉挛也被证实是有帮助作用的,所以在病情更加危重的情况下,我一般会给患者开 1～2 片 5mg 地西泮让患者睡前服用,如果症状还要更加严重,在不会引起患者困倦的情况下,我就会让患者分别在上午和下午各服用 0.5～1 片的地西泮。我也会告知患者可能会出现白天困倦的情况。

▼ 专业提示

翼内肌痉挛的处方用药

对于翼内肌痉挛患者,我一般会开 800mg 布洛芬,一日三次,以及 5mg 地西泮,睡前服用 1～2 片。

根据患者不同的严重程度和依从性,这种不适一般会在 5～10 天内好转,不过也可能会很多周才好。如果这些初始治疗不能解决痉挛问题,应该考虑将患者转诊至对于处理咀嚼肌组织比较有经验的理疗医师处。如果痉挛在后期反复出现,那么就应该加入传统的 TMD 治疗方法(比如,咬合垫治疗或进一步确认、转变可能的致病因素)。

有一个患者的张口受限经过治疗后改善很小,医生嘱其在拉伸肌肉时采用更为激进的方法。让她使用木制压舌板来更有力地拉伸翼内肌(直到她能忍受的最大限度),一天进行 10 次或 10 次以上,每次拉伸 1 分钟。患者将很多压舌板用橡胶圈绑上,厚度达到她上下切牙的张口间距。之后她将另一个压舌板缓缓插入之前的压舌板中,以此让她的翼内肌拉伸更大(图 8-2)。以此方法她加入更多的压舌板进行训练,最终重新获得了正常的张口度。压舌板也可以同样被指套或者手套包裹后形成一个整体。在第五部分的"病例 8"中会展现一个翼内肌痉挛的病例。

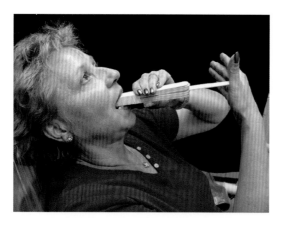

图 8-2 张力伸展手术用于耐药的内侧翼状肌痉挛、挛缩或纤维性僵直

从临床上看,翼内肌炎和痉挛有相似的表现。肌炎可能因为肌肉组织的细菌感染,所以在有牙感染造成脓肿或者感染牙拔出之后。如果患者是在下颌骨注射麻醉后拔除感染牙齿,而后出现明显的翼内肌疼痛和张口受限,此时就需要医生辨别是翼内肌痉挛还是肌炎。如果此时患者出现发热或者淋巴结肿大,也就提示可能需要应用抗生素。

◉ 即刻会诊

观察翼内肌炎

临床上翼内肌炎的患者与翼内肌痉挛患者表现出相似的状况。

对 TMD 患者的随访和其症状的追踪是十分重要的。一位口腔外科医生曾经转诊过一位在拔牙之后出现 TMD 症状的患者(单侧的广泛疼痛并且触诊疼痛)。基于对患者的询问及临床检查,患者的症状被认定为是 TMD。

2~3 周之后,患者表示她的呼吸道开始有收紧的感觉。在我的要求之下,患者回到她原来的口腔外科医生处,为她做了 CT 之后结果显示她的症状是间隙感染所致。在她感染的状况被治疗之后,TMD 的症状也随之解除了。

牙尖交错位闭合困难咬合干扰后遗症

在牙科治疗结束之后患者偶尔会出现难以咬合到最大牙尖交错殆(MI)。此种症状可能是暂时性的也可能会是长时间的问题,这也让牙医在放置新的修复体后难以很好地调整患者咬合。

长时间的大张口可能会造成下方的翼外肌的疲劳,进而引发 TMJ 更为脆弱。如果患者本身就对这些问题存在易感性,患者难以恢复到 MI 可能与这些"脆弱"的结构有关。

触诊 TMJ 和双侧翼外肌区域应该能够让医生确定不适的来源,此种状况可能是双侧的也可能是单侧的。在"TMJ 关节盘综合征"表格中的左上部分(附录 C)可能会对医生为患者解释其原因和症状有所帮助。

▼ 专业提示

向患者解释此病的原因和症状

在"TMJ 关节盘综合征"表格中的左上部分(附录 C)可能会对医生为患者解释其原因和症状有所帮助。

如果仅仅是翼外肌敏感,它们很可能由于疲劳(几乎肯定是既往的肌筋膜痛加剧)和不能伸展到正常的放松长度。因此,它们使髁状突轻轻地转动位置,咬殆接触通常首先出现在前牙。在这种情况下,颞下颌关节对于触诊不敏感,医生可以伸展翼外肌,使患者闭口到 MI 位。伸展翼外肌在第 9 章"翼外肌痉挛"有示范说明。如果在完成伸展时颞下颌关节出现疼痛,那么可能有颞下颌关节的感染,持续伸展将可能加重感染。

▼ 专业提示

> 如果仅仅是翼外肌敏感,伸展翼外肌通常能够使患者闭口到 MI 位。

如果是 TMJ 区域触诊疼痛,诊断就可以是关节痛,此时抗炎药应该可以阻断或者解除此问题(详见第 17 章"抗炎药的应用"),如果双侧的翼外肌和 TMJ 区域都出现触诊疼痛,那么以上的两个问题可能会同时出现。但是如果 TMJ 区域明显触诊疼痛程度高于翼外肌,那么翼外肌可能只是为了保护发炎的 TMJ(保护性肌肉夹板)而变得酸痛,而且

一旦 TMJ 关节痛治疗之后,肌肉症状也会随之解除。

▼ 专业提示

缓解 TMJ 关节痛
> TMJ 区域触诊疼痛,此时抗炎药应该可以阻断或者解除此问题。

有这种问题的患者往往每次在牙科治疗之后都会再次发作,他们可能会从"预防牙科治疗造成进一步恶化"一章或表 8-3 中获得一些有用的建议。一些患者可能表示在其他的时候他们也会有 TMD 症状,也让他们渴求 TMD 方面的治疗。

表 8-3　预防牙科治疗后继发的 TMD 恶化

- 当患者症状最轻的时候给患者预约牙科治疗,比如,参考患者每日疼痛变化规律和当患者的生活事件中心理压力最少的时候
- 在患者觉得下颌僵硬时,要求患者做拉伸肌肉训练
- 当患者感觉肌肉酸痛的时候,嘱患者用比引起疼痛稍大的压力来按摩咀嚼肌和颞部肌肉
- 如果患者觉得有用的话,使用𬌗垫
  ○ 告诉患者不是咬着,而是搭在𬌗垫上面
- 用另外一只手平衡施加给下颌的力量
- 根据患者的需要,进行术前或术后的用药
  ○ 多数患者对于一日 3 次 800mg 布洛芬反应都是足够的可以让患者从术前的 1~2 天就开始服用
    ▪ 如果布洛芬效果不够并且疼痛主要来源于 TMJ,建议患者服用 500mg 萘普生一天两次,一次一片,在预约前 2 天开始服用
  ○ 如果布洛芬效果不佳,说明病情疼痛主要来源于肌肉,建议使用肌松药(如 5mg 地西泮,预约前 1 小时服用);在预约前一天晚上服用也有帮助作用
- 使用一氧化氮-氧气混合气体在治疗中吸入
  ○ 此方法可以使咀嚼肌松弛,进而在治疗中和治疗后帮助消除 TMD 症状

关于一个大体上的术前用药准则,我往往喜欢让关节痛的患者服用抗炎药(如 500mg 萘普生),给肌肉疲劳的患者(可能是之前存在的肌肉疼痛恶化)服用肌松药(如 5mg 地西泮)。用药剂量根据症状的严重程度而定,如果症状轻微,就可以让患者仅仅在预约前 1 小时服用药物,如果患者症状严重,就让患者在预约前一天晚上和预约前 1 小时

服用,若有必要的话在术后根据需要继续服

◉ 即刻会诊

抗炎药和肌松药
> 我倾向于让有关节痛的患者服用抗炎药(500mg 萘普生),肌肉疲劳患者服用肌松药(5mg 地西泮)。

用。如果患者在白天期间需要服用肌松药时，必须和患者交代清楚可能的副作用。

如果患者需要药物来解决牙科治疗后的不适，医生应该考虑在随后的几天给予患者开具处方药。对于健康的成年患者，抗炎药和肌松药可以同时服用，如果同时也需要患者关节痛的症状，可以再加一剂对乙酰氨基酚（扑热息痛）。

◉ 即刻会诊

> **观察不能咬合至 MI 的慢性症状**
>
> 难以咬合回 MI 位不是仅仅与牙科治疗相关，而是对于一些患者而言的一种慢性波动性的疾病，可能的病因是与 TMJ 和翼外肌相关。

翼外肌如果过度使用或者在痉挛之后出现疲劳。其肌肉痉挛在没有牙科治疗的情况下也可以出现，并且痉挛会造成患者更长时间不能咬回 MI 位。此种情况的诊断和治疗在第 9 章"翼外肌痉挛"中有更加详细的讨论。

一些患者可能可以即刻能恢复到 MI，但是在几小时或几天之后就出现咬不回去的状况。一个患者曾经转诊到我这里，他除了表现有此类症状外，还出现翼外肌持续性疼痛和紧张。当时他的牙医在不知情的状况下在他一颗有急性牙髓炎的前磨牙上放置了一大块修复材料。患者当时前磨牙的疼痛没有那么严重，而且曾在前磨牙周围接受了牙周韧带注射来缓解翼外肌的疼痛。最后认为牙髓的深度疼痛引发了翼外肌的痉挛。一旦牙医将前磨牙的根管做了彻底的清除，疼痛解决的同时，患者也能咬回 MI 位。

咬合干扰后遗症

许多研究都表示在咬合上放置一块与整体牙列不协调的修复体可能会造成患者出现 TMD 症状。症状可能相对很快地出现，在修复体的同侧或者对侧发生，会出现咀嚼肌、TMJ 的疼痛或者伴有 TMJ 的杂音出现。这一不和谐的咬合改变甚至可以是简单的窝沟封闭就可以引发的。

◉ 即刻会诊

> **放置一个不协调的修复体**
>
> 在咬合上放置一块与整体牙列不协调的修复体可能会造成患者出现 TMD 症状。症状可能相对很快地出现，在修复体的同侧或者对侧发生，会出现咀嚼肌、TMJ 的疼痛或者伴有 TMJ 的杂音出现。

患者重返诊室表示出现 TMD 症状，医生应该联想到这一症状和最近放置的修复体是否有关系，临床经验表示修复体应该一直调整咬合至患者感觉到很舒适。这一咬合干扰可能是在患者的 MI 上或是其他位置。

如果治疗牙是一个后牙，首先应该检查在 MI 时新修复体的咬合接触是否太重了。如果观察到患者 MI 接触是平均分布的，那应该检查牙齿的咬合是否存在奇怪的地方。推荐牙齿的咬合点都用一个薄的红色咬合纸膜按照以下的方式进行：将患者下颌摆正到正中位置，让患者滑至 MI 位置，帮助患者回到正中咬合位置并要求患者左右侧方摩擦咬合，再让患者向下咬合到 MI，最后让患者下颌向前滑动。

下一步，使用薄黑色咬合纸来进行，嘱患者在 MI 位置用力咬合来进行检查。临床的经验显示，高度抛光的牙冠往往会反射红色黏膜的颜色，会让医生很难分辨咬合纸的红色，所以需要引入一种不同的颜色。我发现咬合指示蜡可以很好地帮助识别咬合紊乱问题，并且也能同时消除抛光牙冠的反光问题。

降低新修复体上所有咬合纸留下的印记之后,牙齿应该会被调整到患者比较舒服的状态。有时候修复体已经按照以上的方法进行咬合调整,但是患者仍然会觉得不舒服。临床上的观察显示,没有进行重建的牙体组织也可能需要按照以上的方法进行调整,直至患者咬合变得舒服。我们推测这种情况的出现可能是因为这些牙齿对叩诊变得敏感,并且之前那些并不完美的咬合接触现在也变得不舒服了。

临床上亦观察到患者认为自己的新修复体上存在不良的咬合,然而并没有。但是在邻牙上却找到了不良的咬合,一旦去除之后,症状也随之解除。故推测这一情况的发生是由于新的修复体有不良咬合,但是患者对此并未感觉不舒服。一旦这个不良咬合去除掉,另外的咬合就让患者感到不舒服了。

对于前牙来说,可能需要在正中位和离散运动中来进行调整。观察新的修复体是否存在比其他前牙更重的咬合点,并将之调整至患者舒服的状态。如果咬合的调整可能会降低修复体的美观程度,医生应该思考能否用对颌牙的调整来完成调𬌗。

一旦牙齿让患者感到舒适,TMD的症状也会整体快速地好转。现在并没有发现新的咬合干扰和TMD症状的进展有直接的联系。在研究中显示一些患者在咬合干扰出现之后没有TMD症状,但是在对照组(不知情的情况下模拟咬合干扰)一些患者出现了TMD的症状,一些患者在咬合干扰去掉的6周后症状才获得消除。

◉ 即刻会诊

调整一个不协调的修复体

一旦患者觉得牙齿咬得不舒服,TMD症状会很快出现。

对照组中的出现TMD症状患者和那些康复时间不统一的患者对于TMD有很高的易感性。患者TMD的症状在牙齿已经觉得咬合舒适的情况下仍不好转的概率很低,但是也是有可能的。

一个患者如果对咬合的调整仍然不敏感,对他来说应该先排除其牙齿牵扯痛,在治疗过程中他的咀嚼肌系统出现问题(比如长时间的张口)。对于这种患者的初始治疗可能包括TMD的自我治疗指导,也需要肌松药和抗炎药的应用。如果需要用药,一个大概的指导是,我习惯给TMJ关节痛的患者开抗炎药(500mg萘普生,1片,一日2次),给肌肉疼痛的患者肌松药(5mg地西泮1~2片睡前服用)。对患者应该充分地随访以保证症状得到解除,如果他们不希望采用物药治疗的话,就采用传统的TMD治疗。

◉ 即刻会诊

不能缓解症状

一个患者如果对咬合的调整仍然不敏感,对他来说应该先排除其牙齿牵扯痛,在治疗过程中他的咀嚼肌系统出现问题(比如长时间的张口)。

阻塞性睡眠呼吸暂停矫治器的影响

阻塞性睡眠呼吸暂停综合征(OSA)矫治器已经被证明是可以帮助患者治疗睡眠打鼾和OSA。这些矫治器使下颌整夜前伸(50%~75%最大前伸距离),一些患者在佩戴这些矫治器后出现TMD症状。这些TMD症状一般在OSA矫治器佩戴上之后就会出现,但是在1年后才会出现缓解(图8-3)。

之前就存在TMD症状的患者在佩戴之后也不会出现明显的加重。所以存在TMD症状的OSA患者还是可以佩戴OSA矫治器的。

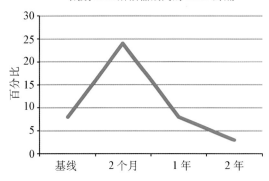

佩戴 OSA 矫治器期间的 TMD 疼痛

百分比

| 基线 | 2个月 | 1年 | 2年 |

图 8-3 随着时间的推移,患有 TMD 疼痛的阻塞性睡眠呼吸暂停器具的受试者的百分比发生了变化

⚫ 要点

> 有一小部分 OSA 患者在佩戴 OSA 矫治器后会出现 TMD 症状,这些矫治器在已经有 TMD 症状的患者身上还是可以使用。

在佩戴 OSA 矫治器之前,推荐医生应提前询问 TMD 症状并做一个简单的 TMD 评估,包括测量患者的张口度、确认患者之前有无关节弹响的病史并检查颞区、咀嚼肌、TMJ、翼外肌区域等区域是否存在疼痛(表 8-1)。同时也推荐所有要佩戴 OSA 矫治器的患者要意识到 TMD 的症状和 TMJ 弹响可能会在佩戴的过程中出现,如果此种情况已经出现,可能会加重。

随着时间的推移,佩戴 OSA 矫治器的患者可能会出现后牙区段的开𬌗。有一项研究报道其发生率在 4 个月、7 个月和 14 个月时分别是 5.8%、9.4%和 17.9%。一般的情况下,患者在 OSA 症状得到好转的同时,一般也不会介意因为后牙开𬌗而导致的咀嚼效率的降低。

有几项训练似乎可以减少佩戴 OSA 矫治器的患者出现 TMD 或后牙开𬌗的趋势。我比较喜欢的一个是让患者在清醒的时候在上下颌切牙之间放置一个塑料块(30mm×10mm×3mm),之后患者下颌尽量向前向后滑动并保持 5 秒,之后恢复到自己舒服的位置上咬住塑料块 10 秒。患者重复这一系列动作重复 3 分钟。获得这块塑料最简单的方法就是拿一块运动员用的护牙托然后用剪刀将它剪成 30mm×10mm 的尺寸。

由于 OSA 矫治器会加重咀嚼肌肉骨骼系统的负担,所以另外的 TMD 治疗可能对佩戴 OSA 矫治器后出现症状的患者有所帮助。TMD 的治疗可以缓解晨起疼痛,对于那些有晨起疼痛的患者有很大帮助。附加的 TMD 治疗在第四部分"多学科治疗方案"中有更详细的阐述。

对于那些不能获得满意疗效的患者,稳定性矫治器可能会对他们的症状有所缓解。推荐患者根据自己的情况交替使用矫治器和 OSA 矫治器以平衡他们 TMD 和打鼾或睡眠呼吸暂停的症状。

第 9 章

翼外肌痉挛

这是我接诊的急诊 TMD 患者中最常见的疾病。患者和医生往往很困惑,因为其常瞬间发生,许多患者难以闭合到最大牙尖交错位(MI),也不能再张大口,同时伴有持续的翼外肌区疼痛和触痛。该类患者的病例在第五部分的病例 17 中报告。

◉ 即刻会诊

> **观察急诊 TMD 患者**
> 翼外肌痉挛是我接诊的急诊 TMD 患者中最常见的疾病。
>
> **观察翼外肌痉挛**
> 翼外肌痉挛常瞬间发生,患者无法长时间闭口,不能再张大口,持续疼痛并有翼外肌触痛。

痉挛是肌肉不自主的挛缩,引起疼痛并影响肌肉的活动能力。这种紊乱可使人在半夜惊醒,并伴有小腿肌肉痉挛产生疼痛。

当翼外肌下头痉挛时,它处于部分缩短状态,并将髁突部分移位。通常是向前移位致使牙齿难以闭合到最大牙尖交错位。此外,关节隆起的坡度表明,随着髁突的移动,在同侧后牙之间形成一个间隙(图 9-1)。

类似于在小腿抽筋时醒来,人们上下活动足部时会很艰难且加剧疼痛,翼外肌痉挛的患者在试图将髁突向前或向后移动以使牙齿闭合到最大牙尖交错位时会感到困难且加剧疼痛。患者通常抱怨当试图将同侧后牙闭合在一起时会感到剧痛,第一次牙齿接触是

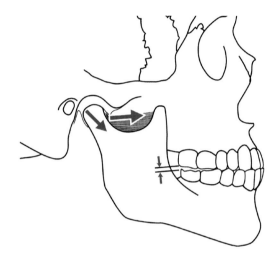

图 9-1　翼外肌痉挛常引起同侧后牙间隙

在对侧尖牙区域(如果患者的牙齿排列正常)。由于患者也有表述困难,通常会有明显的张口受限。

痉挛的严重程度可能不同,所以这些症状的程度会因人而异,例如,一个患者最轻的症状可能只有闭合到最大牙尖交错位才有疼痛。概述图(左上角)的"颞下颌关节盘-髁突复合体紊乱病"图(附录 C)可用于为患者直观解释翼外肌痉挛症状。

▼ 专业提示

> **解释翼外肌痉挛症状**
> 概述图(左上角)的"颞下颌关节盘-髁突复合体紊乱病"图(附录 C)可用于为患者直观解释翼外肌痉挛症状。

到目前为止,导致髁突部分移位的最常见原因是翼外肌痉挛、颞下颌关节痛或合并上述症状。当颞下颌关节盘后组织发炎时,可将髁突向前推,或使翼外肌处于保护性夹板状态,患者下意识地将髁突向前推,以避免压迫发炎的盘后组织。当颞下颌关节痛是患者不能咬合至最大牙尖交错位的唯一原因时,翼外肌是健康的,患者就不会像常见的翼外肌痉挛那样有明显的张口受限。

一旦了解了病史,在第3章(表3-1)中"推荐的初始触诊"将在翼外区之外进行触诊。这在判断翼外肌痉挛和颞下颌关节痛的患者症状时,为医生提供了一个试验性参考。

医生可以使用垫片来确定哪些牙齿咬合。这是通过沿每颗上颌牙的咬合面放置垫片,要求患者试着用对颌牙咬住它(图3-27)。然后记录哪些上颌牙能够支撑垫片。

我治疗翼外肌痉挛的主要方法是伸展翼外肌下头,如图9-2所示。做这个伸展运动是为了更好地接近翼外肌痉挛和颞下颌关节痛的累及,以及它提供有效治疗的潜力。为了伸展翼外肌,可将拇指放在最后的同侧牙齿上,将手指环绕下颌骨,医生使用惯用手或非惯用手均可。可在患者的牙齿和拇指之间放置纱布,以防止压在牙尖上的不适。

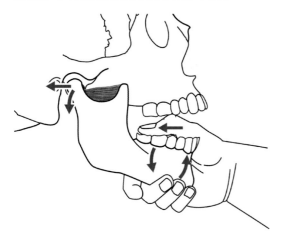

图9-2 伸展翼外肌

拇指向下推,颏部向上提。旋转下颌骨,分散髁突,并提供更多的空间来调动髁突。在转移髁突的同时,用约4lb的力缓慢地将下颌骨向后推,保持约30秒。释放压力,但保持手在下颌骨的位置。约5秒后,重复30秒的翼外肌伸展。做6次这样的伸展,把手拿开,让患者轻轻地闭口。

如果翼外肌痉挛是患者症状的主要来源,患者通常认为是牙齿咬合得更好,疼痛有所减轻。这表明,如果患者整天都做这种伸展,可能仅仅通过翼外肌伸展就能解决这种疾病。

如果颞下颌关节痛是患者症状的主要来源,在进行伸展时,患者一般认为疼痛加重了,所以我只将翼外肌伸展到可耐受状态,然后要求患者轻轻闭口。如果症状有所改善,这提示翼外肌痉挛。根据这项测试的结果,可以推测每一种疾病的发病情况。

▼ 专业提示

> **鉴别翼外肌痉挛与颞下颌关节痛**
>
> 根据患者对伸展翼外肌的症状反应,诊断翼外肌痉挛、颞下颌关节痛或合并上述症状。

医生需要记住的是,其他一些少见的疾病(例如,颞下颌关节肿瘤)可能会引起类似的症状,并且超出了本书的范围。我曾经观察过一位患者,他的外耳道感染也导致了类似的不能咬合至最大牙尖交错位,患者清楚地知道耳朵是他疼痛的来源,并认识到不能咬合至最大牙尖交错位,但是张口不受限制。如果患者对最初的治疗没有充分的反应,或者有其他原因,医生可能需要用普通X线片(如经颅X线片)或全口曲面断层片对颞下颌关节进行检查。

建议采用分级的方法进行翼外肌痉挛的治疗,并观察初步的治疗方法,以确定它们是否能充分解决问题。首先向患者提供"TMD的自我管理疗法"讲义（附录 D），并提供伸展翼外肌的运动方案。如果肌肉疼痛严重到需要药物治疗的程度，患者通常可以服用镇痛药（如 800mg 布洛芬，每日 3 次）和肌肉松弛药（如 5mg 地西泮，睡前 1～2 片）。

◉ 即刻会诊

> **提供分级方法治疗**
>
> 建议采用分级的方法进行翼外肌痉挛的治疗，并观察初步的治疗方法，以确定它们是否能充分解决问题。

患者应进行翼外肌的渐进式活动伸展，达到耐受范围，以确保肌肉和颞下颌关节不会因此而恶化。建议患者每天做 6 次拉伸，每次 30 秒，中间休息 5 秒。

如果患者不能以这种方式进行伸展，或者不愿意将手指放入口中，那么就建议采用另一种方法，即患者使用一个木制压舌板来松开牙齿，帮助下颌骨复位。患者通过在上下颌切牙之间放置一个压舌板，压舌板的外端向下倾斜，与垂直方向成大约 45°来完成这个练习。患者缓慢地将下颌骨沿压舌板前伸，然后放松下颌，将下颌骨向后拉上斜面，保持向后拉的位置。

在后续的随访中，我的大部分翼外肌痉挛的患者表示，他们按照"TMD 的自我管理疗法"讲义的推荐进行了练习并解决或控制了他们的症状，他们没有升级治疗的愿望。

如果这些初始治疗不能解决痉挛或痉挛继续复发，那么应该采用传统的 TMD 治疗（例如，咬合矫治器治疗，识别和改变影响因素），这些治疗已被证明是有效果的。

◉ 即刻会诊

> **减轻翼外肌痉挛症状**
>
> 我的大多数翼外肌痉挛的患者表示伸展运动已经解决或控制了他们的症状，他们没有升级治疗的愿望。

如果诊断为颞下颌关节痛，一般建议患者服用消炎药。如果相比翼外肌痉挛只有轻微的颞下颌关节痛，我认为处方应为 500mg 萘普生，每日 2 次。如果主要诊断颞下颌关节痛，最近发作或急性加重慢性疾病，以及轻度至中度疼痛，我给患者提供"TMD 的自我管理疗法"讲义，并开出 500mg 萘普生，每日 2 次。如果疼痛是 6/10 及以上，除了"TMD 的自我管理疗法"讲义（附录 D）外，我还考虑在第 17 章"抗炎药的应用"中讨论的 DexPak 6-Day TaperPak-萘普生方案。否则，应进行已被证明是有效的传统颞下颌关节疾病治疗，来解决颞下颌关节痛。

由于无法咬合到最大牙尖交错位是暂时的状况，所以医生不应调整在这个短暂位置的咬合。同样要认识到，TMD 伸展运动（如附录 F 所示）通常用于闭合肌肉，而且会加重翼外肌的疼痛。

第 10 章

间断或持续性伴张口受限的不可复性颞下颌关节盘移位

常见问题回答

问：如果患者有伴张口受限的不可复性颞下颌关节盘移位，医生是否应尝试"解锁"颞下颌关节？

答：患者患伴张口受限的不可复性颞下颌关节盘移位的时间越长，医生解锁颞下颌关节的可能性就越小。治疗程序没有明确的时间限制，但随着状况持续时间超过 1 周，成功率迅速下降。

不可复性颞下颌关节盘移位的患者突然出现明显的张口受限，张口度小于 40mm，初始张口度一般限制在 20～30mm。患者通常意识到，导致点击或弹出的结构阻止正常的张口。当患者试图最大张口，其下颌骨通常偏转到同侧。当患者试图进行侧方和前伸运

◉ 即刻会诊

> **观察伴张口受限的不可复性颞下颌关节盘移位**
>
> 这种疾病的患者表现出一些与翼外肌痉挛患者相似的症状，两种患者均有张口受限，通常对侧及前伸运动受限。
>
> **与翼外肌痉挛区分**
>
> 伴张口受限的不可复性颞下颌关节盘移位的患者与翼外肌痉挛患者有许多不同之处，主要表现为前者一般可将牙齿闭合到最大限度而无疼痛。

动时，其向同侧的运动较为正常，而向对侧和前伸的运动则受到限制。由于他们不再能点击或弹出颞下颌关节，这些杂音也就不复存在了。这些体征和症状是鉴别这种情况的可靠的临床指标。

临床观察发现，部分患者不能或不愿表现出最大张口时的偏斜或预期的不受限运动。这可能是由于对侧疼痛或颞下颌关节疼痛的保护。

◉ 即刻会诊

> **询问患者症状**
>
> 患者通常会意识到，点击或弹出的颞下颌关节使他们无法正常地张口，他们最初的受限张口度为 20～30mm。

许多患者最初会出现间歇性症状，可能持续数秒至数天，诊断为**伴有间歇性绞锁的可复性颞下颌关节盘移位**。这些患者指出这个明显的张口受限是突然出现的。一些患者可通过一些特殊的动作（例如，把下颌骨从一边移到另一边）来缓解疼痛。

这种疾病可能发展为关节绞锁的连续性形式，这些患者被诊断为**伴张口受限的不可复性颞下颌关节盘移位（闭合性绞锁）**。随着时间的推移，大多数人能够恢复他们的正常张口（40mm 或更大），并被诊断为**无张口受限的不可复性颞下颌关节盘移位**。

这种紊乱展示在"颞下颌关节盘-髁突复合体紊乱病"图(附录 C)的右下方,当患者张口时,髁突试图平移,髁突被关节盘后带堵塞,不能复位到关节盘上。当患者反复碰到或试图打开这个限制时,关节盘后组织被强行拉伸,将炎症和疼痛介质释放到滑膜液中(图 10-1),导致(或加重)颞下颌关节痛。

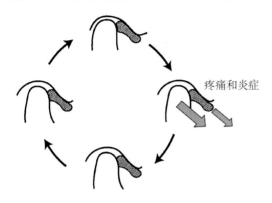

疼痛和炎症

图 10-1　髁突被关节盘的后带堵塞,当患者试图张口时,关节盘前推,拉伸关节盘后组织,导致炎症和疼痛介质释放到滑膜液中,造成患者的痛苦,增加了患者的颞下颌关节触诊疼痛(颞下颌关节痛)

这种疾病的患者表现出一些与翼外肌痉挛患者相似的症状;也就是说,两种患者均有张口受限、对侧及前伸运动受限。幸运的是,医生在临床上能通过许多特征性表现区分这些诊断,例如,伴张口受限的不可复性颞下颌关节盘移位患者通常可以在无疼痛的情况下将牙齿闭合到最大程度。

▼ 专业提示

解释伴张口受限的不可复性颞下颌关节盘移位

　　该疾病在"颞下颌关节盘-髁突复合体紊乱病"图(附录 C)右下部分有展示,有助于向患者解释该疾病。

😮 要点

　　当患者反复碰到或试图打开这个限制时,关节盘后组织被强行拉伸,将炎症和疼痛介质释放到滑膜液中。

伴张口受限的不可复性颞下颌关节盘移位患者一般以颞下颌关节为疼痛源,颞下颌关节通常是最易触诊的咀嚼结构。咀嚼肌常因颞下颌关节疼痛(保护性肌肉夹板)而紧绷,因此会经常疼痛,但没有颞下颌关节疼痛。如果这种限制的来源不明确,可通过拉伸患者下颌以加重限制结构(如第 3 章"其他检查"中讨论的那样),并通过触诊重现疼痛来确认这个位置。

一些此种疾病患者还伴有二腹肌前腹和(或)后腹疼痛,这是一种小的下颌张口肌肉,不能提供重复的有力收缩。这些肌肉疼痛通常是因为患者反复张口,推动关节盘试图放松或伸展这个限制。有时这些肌肉和颞下颌关节一样疼痛。

直接创伤有时可导致伴张口受限的不可复性颞下颌关节盘移位。如果患者认为突然的张口受限是由于外伤所致,那么肌肉损伤、颞下颌关节痛、骨折等也可能是受限的原因。在这种情况下,应拍摄全口曲面断层片来排除骨折。

这种疾病最常见的发病原因是由于颞下颌关节活动的反复负荷,如功能紊乱的习惯。据推测,这是由关节盘后组织变薄引起的,其原因是髁突向关节盘后组织负载,导致髁突相对于后带在下颌窝内向上移动。

可通过使用"颞下颌关节盘-髁突复合体紊乱病"图(附录 C)来以一种简单的方式向患者解释这种疾病。首先给患者在左下角的图表中解释关节盘移位和复位的机制(绝大多数患者发病前)。髁突反复挤压关节盘后组织(通过异常的功能运动习惯,吃硬的食物等),从而使组织变薄,所以髁突在下颌窝的位置更高。

为了使髁突在关节盘上复位,必须将其进一步降至后带下方移动。这在现在难以做到,就患者而言,髁突很难在后带下方运动。后带可阻止髁突向前平移,如右下图所示。

根据治疗计划,可以告知患者肌肉(闭合肌:咬肌、颞肌和翼内肌)中所保持的张力通过使髁突位于髁突窝较高的位置而促进疾病的持续发展。还可以告知患者,这些肌肉中保持的张力持续负载于后侧远端组织,从而加重了 TMJ。这种张力通常与压力、功能异常习惯或进食有关。

间歇性紊乱(伴有间歇性绞锁的可复性关节盘移位)

一些患者抱怨这种疾病只是间歇性地发生(可能持续几秒钟到几天),而在口腔检查时并未出现。建议回顾刚刚讨论过的机制问题,并询问在引发紊乱或使紊乱持续的事件类型。

根据一项针对未经治疗的患有这种疾病的受试者的研究,似乎大多数患有间歇性紊乱(伴有间歇性绞锁的可复性关节盘移位)患者的颞下颌关节会发展为张口受限的持续性障碍(不可复性关节盘移位伴开口受限),然后恢复张口度(不可复性关节盘移位无开口受限)。经历了这些阶段的受试者均未出现明显症状或需要治疗,这表明一般人群中很少有人会出现诸如持续性张口受限的典型症状。似乎很少一部分人难以恢复开口度,但他们却与自己的医生讨论这一问题,并给予医生们一种他们出现那些经历患者所普遍存在症状的错觉。

尽管如此,建议那些告知医生们他们有类似间歇性紊乱的患者接受保守治疗以防止病程进展和(或)减轻症状。患者通常反映间歇性绞锁加重与日间功能异常习惯、夜间功能异常习惯或进食有关,这些活动中髁突对

于侧后方组织的压力负载最重。

如果患者因间歇性紊乱惊醒,那么夜间功能异常习惯很可能是首要因素。建议医生:①复习"TMD 的自我管理疗法"(附录 D),里面特别强调了睡眠姿势;②提供给患者一个夜间佩戴的保持器,后者经证明可减轻颞下颌关节负担。如果上述疗法未能妥善解决紊乱,那么其他传统的颞下颌关节紊乱疗法应该可以治疗(参照第 19 章"保守治疗的整合")。

◉ **即刻会诊**

> **观察醒来时的间歇症状**
> 如果患者因间歇性紊乱醒来,夜间功能紊乱的习惯可能是主要原因。

如果间歇性紊乱发生在白天,主要的诱因可能是白天的肌肉紧张和(或)功能紊乱的习惯。除了颞下颌关节紊乱的自管理说明外,建议患者注意白天的肌肉紧张和功能异常习惯并学习如何打破它们(打破这些功能异常习惯在第 14 章"纠正日间习惯"中讨论)。如果仍无法充分解决这一问题,会请一位心理学专家来帮助患者打破白天的功能异常习惯(正如在第 14 章"纠正日间习惯"中讨论的那样)。如果患者需要额外帮助,建议对治疗进行升级,为患者制作一个晚上佩戴的矫治器,以减少夜间功能异常习惯对紊乱问题的影响。在患者学会控制白天肌肉紧张和功能紊乱习惯之前,该矫治器也可以在白天的有限时间内佩戴,特别是在患者出现紊

◉ **即刻会诊**

> **观察白天的间歇症状**
> 如果间歇性紊乱发生在白天,主要诱因可能是白天的肌肉紧张和(或)功能异常习惯。

乱之前或刚开始出现紊乱的情况下（进食除外）。如果这些技术无法妥善解决紊乱问题，其他传统的 TMD 疗法应该会对该病有效（参照第 19 章"保守治疗的整合"）。

对于间歇性紊乱患者，这里有三种有益于"解锁"颞下颌关节的技术，见表 10-1。

表 10-1　解锁不可复性关节盘移位伴张口受限的技术

1. 将示指放在患者的颞下颌关节前方约 0.5 英寸处，向内向后按压。同时左右运动其下颌。大约一半的患者可以用这种方法解锁他们的颞下颌关节。如果不起作用，那么就用第二种方法。
2. 放松并按摩患者的颞肌和咬肌，当这些肌肉放松时，左右活动其下颌。若在几分钟后，颞下颌关节没有解锁，那么就采用第三种技术，这可能会引起一些不适。
3. 将下颌尽可能移动到颞下颌关节无绞锁的一侧，然后尽可能张口。这一强行解锁的方法可能会引起一些不适。

大约一半患者可以通过在他们的颞下颌关节前方约 0.5 英寸放置手指来"解锁"他们的颞下颌关节。手指向中间稍后按压，并左右活动下颌。据推测，这种压力倾向于推动髁突和关节窝间的组织，有助于将髁突分离出来，使其更容易在关节盘后带下方滑动。

▼ **专业提示**

> **解锁可复性关节盘移位伴间歇性绞锁**
>
> 对于间歇性紊乱的患者，有三种技术有益于解锁他们的颞下颌关节，见表 10-1。

第二步是让患者有意识地放松并按摩颞肌和咬肌。当这些肌肉放松时，要求患者将下颌左右移动。据推测，当间歇性紊乱发生时，闭合性肌肉常处于紧绷状态，使髁突在关节窝内处于较高位置。当这些肌肉放松时，髁突会轻微分离，当患者将下颌骨移动到对侧时，髁突可以更容易地滑入关节盘后下方。

有人认为有效的第三种方法是将下颌尽可能滑向对侧，然后最大限度张口。这种方法试图强行将髁突复位于关节盘上，常常引起不适。

建议患者首先在颞下颌关节前方按压，因为这是一种快速的非加重型操作。如果仍无法解锁颞下颌关节，那么就试着放松和按摩颞肌和咬肌，同时将下颌左右移动。建议采用第三种手法作为最后的手段，因为当髁突突然复位时通常会引起不适。

如果绞锁发生立即会引起紊乱，那么可以在办公室内采用另一项技术。需要在口内双侧最后一对咬合牙之间放置棉卷并要求患者咬合，然后医生将惯用手的手掌置于下巴下方，另一只手的手掌置于患者头顶。逐渐对下巴施加一个相对较强的向上的推力，持续 5 分钟。当患者下颌移动至对侧时，以棉球为支点，髁突可轻微分离，使其更容易滑过关节盘后带。

建议间歇性紊乱患者采用保守治疗，以解决间歇性绞锁和颞下颌关节紊乱性疼痛。否则，人们担心该疾病可能从间歇性发展为持续性，而颞下颌关节紊乱性疼痛的严重程度似乎是预测哪些患者将会受到影响的因素之一。第五部分的"病例 13"描述了一例可复性颞下颌关节关节盘移位伴间歇性绞锁的病例。

持续性紊乱（伴有张口受限的不可复性关节盘移位，亦称闭合性绞锁）

在治疗有持续性紊乱的患者时，医生反映对于那些发生绞锁不到 1 周的患者来说，治疗通常是成功的，但随着病情持续超过 1

周,成功率迅速下降。对于症状持续多久后不应采取治疗目前尚无明确限制,仅仅取决于医生和患者的考虑。

　　另一种技术是首先让患者尝试自解锁。这要求患者有意识地放松和按摩闭口肌,然后通过将下颌尽量向对侧移动并最大限度地张口,多次尝试解锁颞下颌关节。如果没有成功,医生可以手动分离颞下颌关节,方法是将拇指放在最后的同侧牙齿上,将手指环绕下巴,向下按压后牙,向上推下巴(图 10-2)。这个动作类似于从汽水瓶上取下瓶盖。一些医生喜欢在牙齿和拇指之间放置纱布,以防止按压时手指不适。在分离颞下颌关节大约30 秒后,保持力量,让患者重复之前的动作几次。如果这不成功,则在继续分离颞下颌关节时,医生可以尝试将髁突向前和内侧移动(通常是关节盘的位置)来解锁颞下颌关节(图 10-3)。

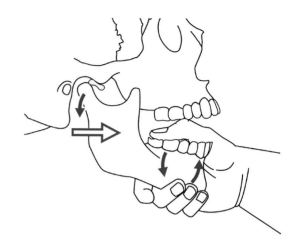

图 10-3　复位颞下颌关节时使髁突向前向近中移动

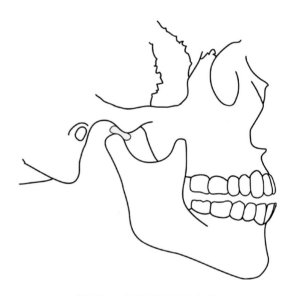

图 10-4　复位后的髁突位置

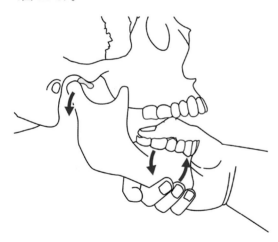

图 10-2　手动复位颞下颌关节

　　医生可以很容易辨别临床解锁操作是否成功,因为患者可以立即恢复正常张口度,尽管磁共振检查通常显示未获得完全复位。

　　如果以上这些未果,患者和医生如果继续尝试解锁颞下颌关节,将有许多额外的手段可以采用。它们可以减少患者的疼痛(减少患者的监护)和(或)使其放松(减少闭口肌的张力)。这些手段包括笑气-氧气吸入、翼外肌麻醉、翼外肌和咬肌麻醉、颞下颌关节麻醉、口服抗炎药和(或)肌肉松弛药。一旦这些药物起效,医生可以尝试通过上述相同的方法来解锁颞下颌关节。

　　如果医生成功解锁颞下颌关节,患者通常需要佩戴前位定位矫治器来保持髁突的复位位置(图 10-4),否则髁突将再次绞锁。一种快速简单的技术可以制作临时性前位定位器,即采用冠桥取模用印膜材。要求患者将切牙切端相对,以获得稳定可重复的位置,此时髁突复位于关节盘上。将印膜材搓成 4～5 英寸长的条状,让患者张口,将材料沿着牙齿的咬合面放置,让患者重复之前的切端对切端的咬合,但在上下前牙间剩余大约 1mm 厚的材料时让患者停止咬合。调节装置使其相对下颌牙保持固位,而对上颌牙只有 1～2mm 深的凹痕(图 10-5 和图 10-6)。

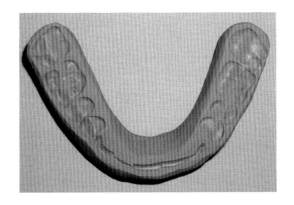

图 10-5　临时前位定位矫治器上颌视图

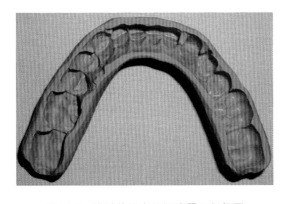

图 10-6　临时前位定位矫治器下颌视图

▼ 专业提示

制作临时前位定位矫治器
　　一种快速简单的制作临时前位定位矫治器的方法是使用冠桥取模时常用的印膜材。

建议患者每天 24 小时佩戴器具,包括进食时(这些患者治疗时通常进食流食)。根据与紊乱相关的疼痛程度,医生可能倾向于开抗炎药和(或)肌肉松弛药(稍后将在第 17 章"药物治疗"中讨论)。

这些患者的长期治疗方案一般包括夜间佩戴稳定矫治器(标准的平坦表面装置)。由于稳定矫治器制作需要时间,若患者还没有稳定矫治器,那么医生应在患者容忍的情况下尽快取模制作。

在过渡到每天仅夜间佩戴之前 2～4 天,患者应每天 24 小时佩戴临时定位器。患者佩戴稳定矫治器的时间取决于其颞下颌关节再次绞锁的倾向程度。类似地,随着时间推移,患者会转变为佩戴稳定矫治器,这取决于其颞下颌关节再次绞锁的倾向程度。在第五部分的"病例 14"中介绍了一例可复性颞下颌关节关节盘移位伴张口受限患者的解锁过程。

临床上有很多患有这种紊乱患者的颞下颌关节无法成功解锁。即使无法解锁,或者医生在解锁后尝试这些操作或对患者进行治疗时感到不适,这些患者中的绝大多数在保守的 TMD 治疗中表现良好。事实上,许多患有这种紊乱的患者未经治疗症状就有改善。这些症状会在几周或数月后逐渐消退。

◉ 即刻会诊

解锁颞下颌关节
　　在临床上,很多患者的颞下颌关节都没有成功解锁。

✖ 要点

即使患者的颞下颌关节没有解锁,针对颞下颌关节紊乱症的保守治疗对于绝大多数患者效果都不错。

一项研究追踪了那些选择不接受治疗的患者（他们的症状往往比较温和）并且发现在6个月、12个月和18个月时，那些症状得到缓解的患者比例分别为1/3、1/2和2/3。调查人员发现，在未经治疗的情况下，年轻患者的症状更容易消失。

据推测，人们能够克服这种紊乱的原因是他们经常无意识地对关节盘后组织施加拉伸力。每次当患者张口到最大张口度时，髁突都会推动关节盘向前（图10-1）。这会在人们说话、大笑、进食等的时候无意识地发生。以这种方式反复撞击或推动关节盘，往往会使关节盘后组织随着时间的推移得到充分的拉伸。当关节盘组织被拉伸时，关节盘向前移动，最终被推出髁突的平移路径，继而患者恢复正常张口度。当这一过程发生时，关节盘后组织通常不被拉伸，滑膜充盈释放的炎性和痛觉介质相应减少，使得关节疼痛适当改善。如果关节盘后组织的微创伤（来自功能异常习惯、肌肉紧张等）足够小，关节痛可能完全消失。

⊗ 要点

> 每当一个紊乱症患者张口到最大张口度时，髁突都会推动关节盘向前。以这种方式反复撞击或推动关节盘，往往会使关节盘后组织随时间推移得到充分拉伸。

尽管许多人可以在未经治疗或轻度治疗的情况下改善紊乱症状，但也有一些人会出现难以忍受的疼痛而急需帮助。这种疾病的保守治疗主要试图减少颞下颌关节疼痛和负荷。这改善了滑膜滑液环境，使得关节后组织发生快速适应性改变。此外，患者经常受益于辅助向上的耐受拉伸，以帮助调动椎间盘离开髁突的平移路径。

目前尚需充足的实验研究来提出一种特异性的保守治疗方案，并且保守方案的成功也是因患者的情况而异。大部分患者保守治疗效果都很好，但一些患者疗效不佳而需要针对他们病情采取更深度的治疗。

最初为这些患者提供的保守治疗的程度根据他们的疼痛程度、患病时长以及他们张口受限是否得到改善的情况不同而有所不同。建议所有患者都能得到前述的解释以及"TMD的自我管理疗法"（附录D），其中强调了观察并打破与疾病有关的日间习惯的重要性。

◉ 即刻会诊

> **提供保守治疗**
>
> 最初为这些患者提供的保守治疗的程度根据他们的疼痛程度、患病时长以及他们张口受限是否得到改善的情况不同而有所不同。

绝大多数的患者都接受了拉伸练习，除非他们有严重的颞下颌关节疼痛，这会使他们在做上述练习的时候很痛苦。或者患者已经迅速恢复了大部分的张口度，而这些练习也就没有必要了。练习有加重紊乱的倾向，但大多数患者都服用了抗炎药，所以他们通常可以耐受这种练习。指导患者按照图8-1来进行练习，保持30～60秒的拉伸，一天中大约做6次。患者需要平衡力量的大小，保持拉伸的时间，以及一天中拉伸的次数。因此练习导致的关节疼痛是可以忍受的。在可能的情况下，要求患者在运动前用加热垫预热颞下颌关节，并在运动后持续几分钟。

作为一种通用的药物指南，通常可以为疼痛的患者开以下处方。这种情况会随着患者疼痛波动和疼痛强度模式、颞下颌关节触诊的触痛程度以及疾病对情绪的影响而变化。如果患者的颞下颌关节疼痛水平较低（3/10或以下），倾向于给患者开500mg萘普生。若颞下颌关节疼痛超过 3/10,可考虑给患者开 6 天的地塞米松萘普生,这部分内容会在第 17 章"抗炎药的应用"中讨论。如果夜间功能异常是导致颞下颌关节疼痛的原因(患者因关节疼痛而醒来)。也倾向于开 5mg 安定,1～2 片睡前服用,以此减少夜间功能异常习惯直到佩戴稳定性矫治器。

如果有肌肉疼痛,倾向于开 5mg 安定,1～2 片睡前服用。如果患者有明显的肌肉疼痛,导致白天显著的疼痛,会考虑让患者在上午或下午增加服用 1/2 片的可能性,同时一定要考虑潜在的副作用和后果。让患者坚持服用 5mg 安定,1～2 片睡前服用,和(或)非甾体类抗炎药,只要他们看起来是有益的。这是唯一一类会给患者开安定持续超过 2～3 周的颞下颌关节紊乱。

发现将这些患者介绍给了解这种紊乱相关知识的理疗师是很有帮助的。与共事的理疗师每周接诊患者 2～3 次,提供髁突热疗结合稳定治疗。监测患者病程的进展,帮助患者拉伸关节盘后组织,打破白天肌肉紧张习惯,为患者答疑,告知患者何时可以减少拉伸以及最终停止。

患者的病程越长,他们接受保守治疗有效的可能性就越小。因此,在初诊检查中,如果患者主诉有超过 2 个月的紊乱,尤其是如果患者张口受限无明显改善时,倾向于在初始治疗中增加佩戴稳定矫治器。稳定矫治器配合其他疗法常常可以对这些患者有较好的效果。

如果患者张口度不足以取得良好的下颌印膜,医生有几个选择:①只取上颌印膜,制作一个不需要对合模型的器具,例如软性器具。②去除托盘的部分舌侧翼缘后取下颌印膜。如果这样取得的印膜不充分,并且临时性的下颌器具更好(比如软性器具),如果需要,就在张口度恢复至足够取模时更换。

在治疗过程中,密切监测张口和疼痛水平,以确保患者对初始治疗的反应良好。如果在接下来的 1 或 2 周内,患者对这种治疗的效果不是很好,并且并未使用稳定矫治器,那么就要让他们使用稳定矫治器来提升治疗效果。

在治疗期间,患者反映他们的颞下颌关节得到解锁并不罕见。这种情况不同于医生操作使患者解锁,因为在这种情况下,颞下颌关节往往不会立即重新锁定,因此不需要前位定位矫治器。即使颞下颌关节解锁了,重要的是患者要继续治疗并最终尽可能消除症状。因为疼痛加重和(或)间歇性绞锁的患者更有可能复发。

如果患者在经历保守治疗后症状并未改善,或者对进展缓慢感到沮丧,医生可能希望将治疗升级为侵入性治疗。研究表明,保守治疗、关节穿刺术和关节镜手术对于该病的改善程度相似。通过关节穿刺或关节镜手术将疼痛和炎性介质冲洗出颞下颌关节似乎可使患者更快地拉伸关节盘后组织。若持续的影响因素(如功能异常习惯)没有得到充分控制,颞下颌关节紊乱性疼痛可能会在术后复发,需要对影响因素进行处理。

◉ 即刻会诊

> **升级为侵入性治疗**
>
> 如果患者在经历保守治疗后症状并未改善,或者对进展缓慢感到沮丧,医生可能希望将治疗升级为侵入性治疗。

此外,当保守治疗显然不成功时,不应该耽误转诊的时间。患者病程越长,关节穿刺术对其效果越不明显,并且越可能要接受关节镜手术或更具侵入性的手术。颞下颌关节注射麻醉药、类固醇和(或)玻璃酸钠[尚未经美国食品药品管理局(FDA)批准]也可以作为一种合理的治疗选择。

如果将外科干预作为治疗的第一步,在术后也需要处理致病因素(如功能异常习惯）。如果疗效不能令人满意,那么症状很可能复发。

在第五部分的"病例15"中介绍了一个病例,患者因关节盘移位伴有张口受限而接受了保守治疗。

文献中提出了一种关于这种紊乱的假说,即颞下颌关节负荷导致滑膜液的流出,使得关节盘的上半部分以类似吸盘的方式附着于关节隆起处。有理论认为,前移位是由于髁突移位时,关节盘附着于关节隆起处,髁突向后移位时,关节盘保持先前固定。保守治疗可以减轻颞下颌关节复负荷,使"健康"滑膜液重建,促进粘连关节盘的释放。压力注射和关节穿刺术对这种情况的治疗是有益的,如果保守治疗不成功,建议采用。随着对这种情况的了解越来越多,它可能被认为是一种独立的颞下颌关节紊乱疾病。

第 11 章

颞下颌关节不全脱位和完全脱位

颞下颌关节不全脱位的诊断是患者主诉从最大开口位开始出现短暂的无法闭口，在这种情况下患者必须进行特殊的操作来完成闭口。当髁突以这种方式绞锁时，通常可以自行复位。

颞下颌关节完全脱位（也成为开放性绞锁）的诊断是患者表现出或主诉他的口腔无法从最大张口度闭合，并要求医生帮助髁突回到关节窝。

这些疾病是由于髁突被阻挡于关节隆起前面。可能是关节隆起阻碍了盘突复合体向后运动，也可能是关节盘阻碍了髁突向后运动，或者两者的结合。

◉ 即刻会诊

> **颞下颌关节不全脱位与完全脱位的区别**
>
> 颞下颌关节不全脱位是在患者能够自行复位的情况下诊断的，而全脱位是患者必须由他人从其最大张口位帮助其复位的情况下诊断的。

这些紊乱非常容易诊断。患者主诉在接近其最大张口时突然卡住或绞锁的病史（如打哈欠、口腔操作或叫喊时）如果持续时间较长，闭合性肌肉就会出现疼痛，容易发展为痉挛，并使髁突随着时间的推移越来越难以复位。由于患者自身难以复位，他们通常会变得很痛苦，因为当他们试图闭口时疼痛会加剧。

如果患者不能自行复位，那么越早进行干预，医生越容易将其复位于关节窝。如果脱位刚刚发生，很可能很容易进行手法复位。如果脱位时间超过一个月或更长时间，很少可以通过手法复位。

◉ 即刻会诊

> **观察操作的难易程度**
>
> 如果患者出现脱位，那么越早对患者进行处理，医生越容易将髁突复位到关节窝。

在试图帮脱位患者复位之前，要向患者解释为什么颞肌和咬肌是紧绷的，以及为什么髁突在关节隆起的前面。告诉他们需要集中精力放松这些肌肉，因为此时髁突会被向下推动而滑过关节隆起。当患者放松闭口肌时在下颌磨牙两侧放置纱布，将拇指放在纱布上（一些医生将拇指放在颊棚区），将手指包绕在下巴周围。让患者张大口，这样可使闭口肌生理性放松，当患者试着张口时，下压两侧磨牙，上抬下巴，缓慢后移下颌。幸运的是，到目前为止，一直都能成功地完成这一操作。

如果不成功，一些医生建议一位助手通过使用几个棉签点药器触碰患者的软腭来激发其呕吐反射，同时医生再试着控制患者下颌骨。呕吐反射可以更加强烈地刺激开口肌，从而更显著地让闭口肌生理性休息。

如果这样还不能使髁突复位，药物可能可以辅助手法治疗。药物可使患者放松（减少闭口肌的张力)和(或)缓解其疼痛(这会使患者放松自保护)。包括笑气-氧气吸入,颞下颌关节麻醉注射,静脉镇静或全身麻醉。

大部分口腔全科医生会采用笑气-氧气吸入来升级治疗。如果仍无法将髁突复位,他们会将患者转诊给口腔外科医生。

髁突成功复位或有过不全脱位或完全脱位病史的患者希望他们不要复发。在这种情况下,建议他们逐步接受预防性治疗。首先,针对患者的器质性病变给予解释宣教,如果病人学会不要大张口,问题就不会发生。"颞下颌关节盘突复合体紊乱"手册(附录C)中左侧的图可以帮助向患者直观地解释颞下颌关节脱位/半脱位。警告他们在打哈欠、大喊大叫和接受口腔治疗时要格外小心。

一些人发现这种方法对于预防紊乱的效果令人满意,而其他人难以记住限制张口度,所以想要升级治疗方案。另一种治疗方案是夜间佩戴稳定装置。根据临床经验和他人的观察结果,这通常可以降低紊乱的频率和严重程度。这可能是由于稳定矫治器可以减少颞下颌关节的负荷,从而改善颞下颌关节的润滑性(透明质酸钠)。其他人认为这种紊乱主要由肌肉问题引起稳定矫治器通过改善肌肉问题来降低紊乱的频率和(或)严重程度。

◉ 即刻会诊

> 减少不全脱位或完全脱位的频率和严重程度
>
> 　　夜间佩戴稳定矫治器通常可以降低紊乱的频率和强度。

如果器具减少紊乱的效果差强人意,建议医生考虑另外三种选择,让病人决定自己对哪一种感兴趣:

1. 如果患者想要记得限制张口度,建议将其转诊给正畸医生,让他在患者磨牙上安装带环,在带环周围绑上塑料鱼线或皮筋,这样当患者试图大张口时,就会被提醒要限制张口度,有位病人佩戴了两个月。

2. 如果患者在紊乱发生时难以自复位,建议指导其如何分离和复位其髁突。建议的方法是用一个12cc的针头(或类似的针头),从针筒上切下弯曲的针尖,将针筒从左到右放在咬合平面上,在患者可以承受的范围内尽量往后放。病人坐在桌前,用手托着下巴,专注于放松闭口肌,让头部的重量对下巴施加向上的力,针筒将作为一个支点,使得髁突充分分离,患者可将下颌向后拉,并复位到下颌窝(图 11-1)。这对于单侧或双侧脱位都有效。

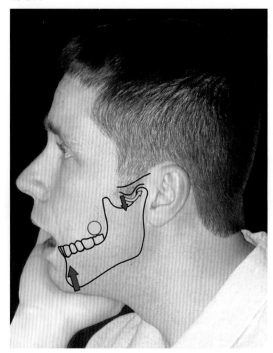

图 11-1　患者可根据以下方法解锁颞下颌关节脱位:用手托着下巴,专注于放松闭口肌,让头部的重量对下巴施加向上的力,分离髁突,轻柔地将下颌向后拉,将 Monoject 针筒放在咬合平面上,在患者可以承受的范围内尽量往后放。针筒将作为一个支点,使得向上的力将髁突分离

3. 如果紊乱较为严重,建议将患者转诊给口腔外科医生并制定相应的外科治疗方案。

▼ 专业提示

颞下颌关节脱位的自复位

有时,可以教患者怎样分离和复位他们的髁突(图 11-1)。

第三部分

咬合矫治器治疗

100 多年来,咬合矫治器一直用于改善颞下颌紊乱病(TMD)的症状。一般来说,咬合矫治器对咀嚼肌疼痛、颞下颌关节(TMJ)疼痛、TMJ 骨关节炎、TMJ 摩擦音、下颌活动受限、防止 TMJ 脱位及半脱位具有有益的作用。许多研究证实了稳定板(传统的平面咬合矫治器)的有效性。

❽ 要点

> 一般来说,咬合矫治器对咀嚼肌疼痛、颞下颌关节(TMJ)疼痛、TMJ 骨关节炎、TMJ 摩擦音、下颌活动受限、阻止 TMJ 脱位及半脱位具有有益的作用。

咬合矫治器是治疗 TMD 最常用的治疗方法。一些牙医仅采用咬合矫治器治疗 TMD,主要由于他们没有被教授如何/合适提供其他治疗。对于 TMD 症状较重的患者,采用咬合矫治器治疗仅能提供有限的改善,不能为部分患者提供任何缓解或者不能提供满意的缓解。咬合矫治器治疗仅是潜在的保守治疗 TMD 的方法之一。保守性 TMD

◉ 即刻会诊

提供保障的 TMD 治疗

咬合矫治器应该被认为只是许多潜在的保守 TMD 治疗之一。

治疗的有效整合方法将在第 19 章的"保守治疗的整合"中讨论。

❽ 要点

> 采用咬合矫治器治疗不能为部分患者提供任何缓解或者不能提供满意的缓解。

咬合矫治器的益处仅存在于患者佩戴时出现,停止佩戴后其益处消失。这并不意味着患者余生都要佩戴,因为一些因素如压力已经缓解,或者其他治疗如放松治疗已经实施,不需要再佩戴。

咬合矫治器可导致下颌运动以及咬合的不可逆变化,多见于那些每天佩戴超过 12 小时的患者,尤其那些咬合矫治器仅覆盖部分牙弓的患者。患者没有保持好咬合矫治器或未保持良好口腔卫生可发展出龋齿、牙龈炎和口腔异味。

医生提供了多样的咬合矫治器。基本上,咬合矫治器仅可以去改变①下颌骨由牙尖交错位自由滑动或者使下颌骨在一个髁突预定的位置(前位咬合矫治器);②髁突在牙尖交错位的位置;③物理方面:是否咬合矫治器可以覆盖牙弓的全部牙齿,是否覆盖上下颌全部牙齿,材料的种类、厚度以及其维持的形式。

治疗 TMD 最常用的两种咬合矫治器是稳定器和前位咬合矫治器。稳定器使对应的牙齿成为平面接触，可提供一个稳定的咬合环境（因此称为稳定器），而且一般使用互相保护的咬合方案。咬合矫治器可以使患者从最大牙尖交错位移动并且可以用于严重夜磨牙导致的 TMD 患者。

前位咬合矫治器最初被用于关节盘复位的患者，是下颌骨前移并且使髁突复位于关节盘位置上。这使关节盘与髁突的机械干扰被减弱，髁突的载荷通过关节盘的中间区而不是后部传递。

◉ 即刻会诊

> **理解有效性的机制**
> 咬合矫治器临床有效的原因尚不明确。

为了帮助其他医生更好地识别哪种病人可以从咬合矫治器治疗中获益，"卫生士转诊标准"在附录 A 中提供。

在过去的十年里，人们越来越关注是否各种各样的咬合矫治器含有双酚 A（BPA）。BPA 与心脏病、冠状动脉疾病、肥胖、糖尿病、免疫系统和生殖系统疾病有关。在一些塑料制品中发现了这种物质。并在欧盟、美国和加拿大的婴儿奶瓶中也禁用这种物质。

牙医可能会遇到病人关心咬合矫治器是否会含有 BPA。去询问经销商咬合矫治器是否会含有 BPA 是明智的。我已经为我提供的咬合矫治器做了此项关注并被告知这些材料不含有 BPA。

✖ 要点

> 去询问经销商咬合矫治器是否会含有 BPA 是明智的。

由于种植体周围没有牙周膜韧带，所以患者用力咬合咬合矫治器时，牙冠不会垂直移动，当患者戴入或移除咬合矫治器时，牙冠也不会横向移动。为了确保种植体在这些活动时不会超载，提前确认哪颗种植牙冠将要被咬合矫治器覆盖，你的技师需要在种植牙冠周围提供一个小的空间来限制其固位。在对侧牙弓为种植牙冠调整的建议将在第 12 章"矫治器调整"和第 13 章的"设计和调整"中讨论。

第 12 章

稳定矫治器

常见问题回答

问:您认为这些新型矫治器材料如何?有没有一种您更倾向于选择的材料?

答:这些新材料制作的矫治器能够补偿丙烯酸树脂矫治器因微小误差所致的变形或对基牙产生的压力,组织面几乎不需要调磨。较传统树脂矫治器,新材料矫治器一般较软,但对于大多数患者却十分耐磨。鉴于该材料硬度介于传统树脂矫治器材料和软弹性矫治器材料之间,我们称之为中间硬度材料。使用这些新材料制作的矫治器中,我更喜欢采用 Impak 制作的矫治器,该材料已在本章节"硬质树脂、中间硬度材料,还是软弹性材料?"与"矫治器实例"中进行了讨论。

问:NTI 矫治器(Nociceptive Trigeminal Inhibition Tension Suppression System,三叉神经传导抑制矫治器)如何?

答:一般情况下,传统稳定矫治器对于颞下颌关节紊乱病(TMD)症状的改善作用更强,一般不会引起诸如 NTI 矫治器相关的明显咬合变化。因此,我一般不推荐患者佩戴 NTI 矫治器,NTI 矫治器在本章节"全牙列覆盖,还是部分覆盖?"中进行了讨论。

问:佩戴了树脂矫治器的牙齿磨耗患者,如果其仍持续磨牙,对颌牙会发生磨损吗?

答:树脂矫治器较釉质软,患者磨牙时,发生磨损的是矫治器而不是牙齿。

问:您推荐医生在正中关系(CR)位进行咬合记录,并依此调整矫治器吗?

答:获取正中关系位咬合记录并依此调整矫治器,对医生来说,更利于重复获得一致性的颌位关系,因而更易制作出较好适合患者的矫治器,对患者来说,该矫治器能更好维持其稳定的咬合关系,但许多 TMD 患者并不能忍受髁状突处于正中关系位,或者不能彻底放松肌肉以获取正中关系。

问:您是否为患者做过不覆盖整个牙列的矫治器?

答:我很少为患者制作不覆盖全牙列的矫治器,因为覆盖全牙列的矫治器可减少患者佩戴过程中的牙齿移动。

问:上颌矫治器与下颌矫治器,哪个更有效?

答:上、下颌矫治器均可使关节髁状突与颌骨处于良好的位置关系,二者作用相当。

问:您对运动护牙托的咬合关系进行调改吗?

答:运动护牙托的咬合我都会进行调整,这会使患者戴起来更舒适,不会引起咬合改变,不会引起患者 TMD 症状进展。

稳定矫治器可以保持患者咬合关系的稳定,下颌可以从最大牙尖交错位(MI)自由滑动。因此,很多医生亦使用稳定矫治器用于非 TMD 治疗的目的,例如夜间口腔副功能引起的牙齿磨耗、牙齿疼痛、牙齿移位、反复出现的牙折以及牙周病,这些用法是值得提倡的;此外,也可用于预防口腔副功能对修复体(例如贴面)的损害,以及治疗前本体感觉反射去程序化后观察患者对垂直距离抬高的容忍度。

⊗ 要点

> 夜间口腔副功能引起的牙齿磨耗、牙齿疼痛、牙齿移位、反复出现的牙折以及牙周病的治疗,推荐使用稳定矫治器。
>
> 此外,也可用于预防口腔副功能对修复体(如贴面)的损害,以及治疗前本体感觉反射去程序化后观察患者对垂直距离抬高的容忍度。

颞下颌关节紊乱病(TMD)患者,夜间使用稳定矫治器后一般在早晨感觉症状减轻。患者夜间佩戴稳定矫治器后,肌肉活动减弱,但口腔副功能(如夜磨牙、紧咬牙)并未停止。有研究表明,即使夜间肌肉活动增强伴随矫治器磨损的患者,也会感觉 TMD 症状减轻。

⊗ 要点

> TMD 患者,夜间使用稳定矫治器后一般在早晨感觉症状减轻。

稳定矫治器对大多数 TMD 患者治疗有效的机制尚不清楚,但已经有学者提出了几种假说。似乎有不止一种机制在同时起作用,而每一种机制对不同患者个体的影响又因人而异。

主流观点认为,稳定矫治器可通过形成一个较好的髁状突与上颌骨位置关系代偿患者的咬合干扰。临床上,经常见到有初诊患者佩戴不太合适的稳定矫治器而使 TMD 症状改善,矫治器的咬合关系显著改善。

第二种观点认为,佩戴稳定矫治器使患者能够持续地更好适应其口腔习惯和副功能,因而使患者能够适应或改变这些习惯。研究显示,与对颌牙列无咬合的传统树脂矫治器可改善 TMD 症状。这种观点假设,TMD 症状改善主要因为患者佩戴这种非接触性矫治器后认知发生改变,为此,研究人员为两例白天有 TMD 症状的患者制作了非咬合接触

的上颌矫治器,两例患者均感觉症状减轻。一例患者指出,每次当她开始紧咬牙时,矫治器会发生移动,这使她及时意识到自己的行为,因而有意识停止。另一例患者自诉,矫治器能使自己更好意识到自己的口腔,因而更关注自己的口腔,减少白天的不良习惯。

第三种观点认为,使用矫治器后 TMD 症状改善与患者磨耗引起的垂直距离的增加有关,推测垂直距离的增加对颞下颌关节(TMJ)和肌肉有益。非咬合接触上颌矫治器也和增加息止颌位时的垂直距离。

第四种观点认为,在不同口腔活动中,稳定矫治器可以降低 TMJ 的负荷,加载在 TMJ 的负荷降低后可减少口腔副功能对 TMJ 的持续性刺激,因此加速了 TMJ 的康复。与此类似,前导再定位矫治器能够改变髁状突在关节窝的位置,加载在 TMJ 上的负荷点可能会从炎症区域转移至非炎症组织区域。

颌位与咬合记录

正中关系(CR),下颌处于肌肉关节最稳定的位置。在正中关系时,髁状突位于关节窝的最上最前位,正对关节盘的中间带(关节盘最薄无血管部分)和关节结节后斜面。理论上,根据正中关系,进行相应调整后的稳定矫治器是最适且有效的。

◉ 即刻会诊

> **正中关系临床应用**
>
> 正中关系,下颌处于肌肉关节最稳定的位置。

正中关系位是一个稳定而可重复的位置;如果是依据正中关系位进行咬合记录制作的矫治器,戴入口内后的咬合与适应颞下颌关节发育来的真实咬合几乎一致。因此,根据正中关系获取咬合记录并调整矫治器对

临床医师来说应该是最简单的。

如果咬合记录和矫治器的调整是在正中关系位的前方，患者下颌则能够从正中关系位向后退。当患者在夜间躺下进入睡眠状态时，咀嚼肌放松，髁状突将从这个前方位置后退。当髁状突后退时，将沿着下颌结节向上滑动，引起关节盘的后带向上移动。这时患者咬到矫治器上，仅后牙能够与矫治器接触，如图12-1、图12-2所示。后牙的任何单点接触均认为存在咬合干扰，因此，在后退接触位制作和调整的矫治器对患者来说咬合关系是不稳定的。

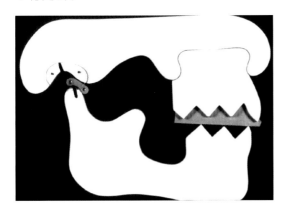

图 12-1　如果位于正中关系(CR)位前方，制作的稳定矫治器咬合接触的示意图

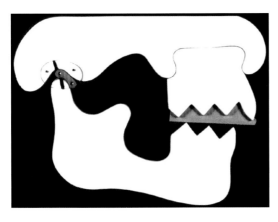

图 12-2　下颌从图 12-1 所示位置后退后，仅最后边的牙齿与矫治器接触的示意图

然而，很多 TMD 患者，并不能忍受双侧 TMJ 位于正中关系位，或者不能有效放松肌肉而使临床医师获取正中关系位。非 TMD 患者需要制作稳定矫治器时，推荐使用正中关系位进行咬合记录。

很多存在关节痛的 TMD 患者，使其髁状突位于正中关系位时会感觉疼痛。如果临床医师想要调整矫治器，使患者最大牙尖交错位(MI)与正中关系位的位置一致，则一旦患者在最大牙尖交错位紧咬矫治器时，髁状突将处于正中关系位，导致疼痛发生，加重 TMD 症状。

还有一些 TMD 患者，因 TMJ 内部有机械干扰而存在关节杂音(摩擦音、弹响音、捻发音)。这类机械干扰来自关节盘、关节盘后组织、髁状突顶部不规则、关节结节等，这部分内容在第 3 章中"TMJ 杂音"已经讨论过。如果髁状突更牢固地位于正中关系位，上述 TMJ 机械干扰一般会更加明显，可能会引起敏感个体关节盘移位伴间歇性关节盘绞锁减少，或者关节盘移位伴关节盘绞锁、张口受限。

在我早期进行 TMD 治疗学习过程中，曾遇到一位患者，其右侧 TMJ 大约一个月发生一次绞锁伴张口受限(关节盘移位伴间歇性关节盘绞锁减少)，无关节痛，因此我双手握住其下颌骨将其髁状突复位于正中关系位，但在该位置患者右侧 TMJ 即发生绞锁，当天回去后晚些时候患者打来电话说关节绞锁最后还是消除了。

因此，根据临床经验以及对 TMJ 的生物力学的了解，将髁状突恢复至正中关系位只能用于不伴有关节痛、关节杂音或无 TMJ 绞锁史的 TMD 患者。同时，如果患者在医师试图将髁状突复位至正中关系时而感到不适，则不推荐使用正中关系位。因此，我的绝大部分 TMD 患者并没有进行上下咬合记录或者根据正中关系调整矫治器。

▼ 专业提示

> **正中关系临床应用**
>
> 　　将髁状突恢复至正中关系位只能用于不伴有关节痛、关节杂音或无 TMJ 绞锁史的 TMD 患者。

　　相反，推荐使用不受约束的髁状突位置到达正中关系位，但不能侵犯发炎的关节盘后区组织，也不能将髁状突牢固固定。因此，欲将患者的矫治器调整至该位置并实现与矫治器的最大牙尖接触咬合，那么不能强行将髁状突复位或在任何其他结构上负荷。我更倾向于将这种不受约束的髁状突位置视为中性的髁状突位置。

　　要获取该位置，首先调整牙椅靠背，使之与水平面大约成 10°角，嘱患者将头部尽可能后仰，舌尖抵住上腭并尽可能往后舔，用一根手指轻轻顶在患者颏部下方，重复让患者进行张闭口运动（图 12-3），几次之后，即可形成一个较为一致的下颌运动轨迹。

　　每一种推荐的位置均有助于将下颌后退，从而防止一些患者无意中将下颌前伸。

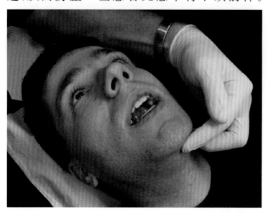

图 12-3　调整牙椅靠背，使之与水平面大约成 10°角，嘱患者将头部尽可能后仰，舌尖顶住上腭并尽可能往后舔，用一个手指轻轻顶在患者颏部下方，重复让患者进行张闭口运动以获取髁状突的中性位置

应用该方法，读者也很容易在自己身上观察到这些位置是如何使下颌后退的。首先，在自然状态坐好，轻轻咬上牙齿，注意第一颗牙齿的接触；然后，将头尽可能后仰，再次轻轻咬上牙齿并注意第一颗牙齿的接触（大多数人会注意到下颌处于更后退的位置）；继续保持头部后仰，将舌尖抵住上腭并尽可能往后舔即可。再一次轻轻咬牙，观察第一颗牙齿接触的部位，大多数人将观察到下颌后退会更多。

　　用一根手指轻轻顶在患者颏下点有助于患者下颌的稳定，这样患者才能较为容易地形成一致性较好的下颌运动轨迹。根据上述推荐，大多数 TMD 患者能够进行上下牙咬合记录，并在该中性位置调整矫治器。该位置不像正中关系位一样可多次重复，但随着矫治器的调整，大部分患者会形成稳定的接触位置。

　　在进行咬合记录之前，让患者先坐好不动，和患者一起过一遍该过程，将下颌推至事先计划好的位置（正中关系位或中性位置），并将接下来的咬合记录过程告知患者。告诉患者你要将烤热的蜡片放进其口中，用刚才预演示的方法将下颌后推，嘱患者慢慢向里咬上。

　　咬合记录使用粉色基托蜡即可，可以通过酒精灯火焰、流动的热水或水浴将蜡片加热，折叠成 4 层，用剪刀或藻酸盐技工刀剪切成梯形（图 12-4）。蜡得烤得足够软，患者咬进去后应该没有任何阻力。

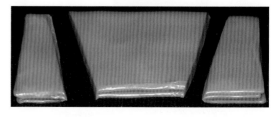

图 12-4　粉色基托蜡用于咬合记录：加热软化，折叠成 4 层蜡片厚度，用剪刀或藻酸盐技工刀剪切成梯形

如果医师想在取咬合记录过程中让蜡片暂时粘在上颌牙上,可提前用纱布干燥牙面。将下颌推至预计的髁状突位置上,嘱患者张口约10mm,将修剪好的基托蜡对齐,让患者缓慢咬蜡,至齿痕深度足以将模型稳定上𬌗架即可(图12-5)。

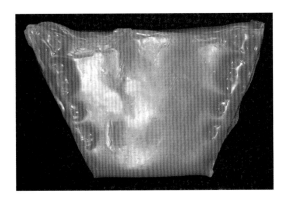

图12-5 蜡咬合记录

蜡片稍硬不变形后即可取出,如果牙齿在蜡片放入前进行了干燥,蜡片则较难取出,一般会有所变形。稍微有一点变形的蜡片可用通过加热后放在模型上复原,检查蜡片确保患者未将蜡片咬穿。蜡片上有咬穿的地方说明牙齿发生了接触,下颌可能沿着牙齿接触面发生偏移。如果蜡片上存在咬穿点,我一般会重新取咬合记录。

我一般不使用面弓取咬合记录,因为①咬合记录蜡的厚度一般与要制作的矫治器厚度一致;②丙烯酸塑料较易调改,且与金子或瓷材料相比较便宜;③很多TMD患者存在耳前压痛,使用面弓一定会压得比较痛。

如果需要制作树脂稳定矫治器,上𬌗架后,我会让技师调整𬌗架上的固定螺丝,使相对的后牙接触深度保持在2.5~3mm。

一些有牙病的患者还需要修复治疗,需要应用正中关系进行咬合重建。偶尔,有一两例患者存在TMD修复医师不能使用其正中关系位,一般建议先给患者佩戴依据其髁状突的中性位置调改而成的稳定矫治器。本书推荐的治疗方法能够使TMD症状缓解,缓慢(在患者的承受范围内)调改矫治器的咬合,以适应髁状突的正中关系位。

对患者进行随访,确保每次就诊时稳定矫治器的咬合接触保持一致且没有任何症状。一般建议患者在最终修复治疗前维持这种状态3~6个月。有一些患者的咬合无法固定,可以选一个折中的上下颌位置关系进行修复治疗。

一些医师和销售代表提倡使用通过一种肌电监测仪确定的"神经肌肉"下颌位。这种方法取得的上下颌位置关系与制作稳定矫治器使用的传统位置相比未见优势。

一项对技师的非正式调查显示,制作稳定矫治器时,大多数医师并不将咬合记录拿给自己的技师。这种情况下,技师一般根据最大牙尖交错位(MI)来上𬌗架,打开了𬌗架的垂直距离,与使用上述提到的任何一种颌位关系相比,这样制作出来的矫治器一般需要更多调改。同时,如果𬌗平面不平的话,对下颌从MI后退的患者进行咬合调整,可能需要将矫治器磨穿以获得后牙接触。

如果使用上述推荐方法,仍持续收到与你认为的最终下颌位置咬合不一致的矫治器,很可能你的技师在使用最大牙尖交错位(MI)而不是你的咬合记录来进行上𬌗架。这种情况发生在我曾使用的一家技工室,尽管我是已经使用咬合记录将上下颌模型固定并用橡皮筋捆扎在一起交给他们技工室。

另外要说明的是,如果你不擅长取咬合记录,未取咬合记录就将模型交予技工室,技师很可能根据MI位置上𬌗架,打开𬌗架的垂直距离,这样制作出来的稳定矫治器的咬合一般可以勉强接受。

个性化选择

设计稳定矫治器时,临床医师可有多种选择。针对不同患者和状况,该部分内容将有助于临床医师更好地理解他们所做的选择以及决定具体使用什么样的矫治器。

全口或部分覆盖

全牙列稳定矫治器（覆盖全牙列牙齿）可以降低患者佩戴期间牙齿移动的可能性。因此，除非特殊情况，一般推荐使用全牙列稳定矫治器。

部分覆盖稳定矫治器，可能导致所覆盖牙齿的压低，和（或）不覆盖牙齿的伸长/过长。有一例患者，仅在夜间佩戴不覆盖第二、第三磨牙的部分覆盖稳定矫治器，10 年后发现，没有被覆盖的第二、第三磨牙出现过萌，也是口内仅有的有咬合接触的牙齿。

一般情况下，佩戴部分覆盖稳定矫治器，医师会告知患者只能在夜间佩戴该矫治器，但咬合装置可能会加重 TMD 症状，以至一些患者尽管在医师告知的情况下仍选择一天 24 小时佩戴这种矫治器以使 TMD 症状进一步缓解。患者佩戴部分覆盖稳定矫治器时间越长，未覆盖牙齿伸长/过长、被覆盖牙齿压低的风险就越大。

仅覆盖下颌后牙的部分覆盖稳定矫治器，较为美观，对语言功能的影响较小。一些患者一天 24 小时佩戴这种矫治器，出现咬合的改变，即戴上矫治器以后前牙接触，摘除矫治器后，后牙开𬌗，出现与矫治器厚度一样大小的间隙。也有一些医师白天给患者佩戴这种矫治器，夜间换成全牙列稳定矫治器。

还有一例患者，佩戴稳定矫治器，未覆盖已经萌出的第三磨牙，一天佩戴 24 小时，5 周后出现开𬌗，当摘除矫治器后，仅第三磨牙有咬合。

佩戴部分覆盖稳定矫治器，临床医师不仅要关注牙齿的移动，还要知道其效果不如全牙列稳定矫治器。研究者给患者佩戴仅覆盖上颌 22—27 牙的稳定矫治器（图 12-6），佩戴后仅有少量或无缓解的患者将矫治器改成全牙列稳定矫治器，66% 的患者的 TMD 症状大部分或完全缓解。

有研究显示，这种类型的部分覆盖稳定

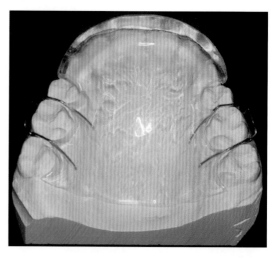

图 12-6　部分覆盖稳定矫治器的一种。仅在下前牙有接触，佩戴这种矫治器时，医师仍可以对患者进行正畸或行下颌牙齿修复治疗

矫治器可对 TMJ 内组织造成挤压。任何前牙中央接触型的部分覆盖稳定矫治器都要考虑这个问题。

市场上有几种预成的部分覆盖稳定矫治器，也存在引起牙齿移位以及效果不如全牙列稳定矫治器等类似问题。NTI 矫治器（图 12-7）就是一种预成矫治器，已证实效果不如全牙列稳定矫治器，会引起咬合改变、TMJ负荷加重，且体积很小以至有报道患者在睡眠时将其吸入气道。

部分覆盖稳定矫治器可以避开口内特定区域。例如，患者为了行固定桥永久修复，在将下颌磨牙正畸直立过程中引起了 TMD 症状，如果需要矫治器治疗，那么该患者可暂时在夜间佩戴仅在下颌前牙接触的上颌部分覆盖稳定矫治器（图 12-6）。由于上述原因，除了极少数情况，一般不推荐预成的部分覆盖稳定矫治器。

上颌或下颌

上颌和下颌稳定矫治器均可形成良好的颌骨关节位置关系，效果相当。二者均有各自的优点，所以我会根据患者的牙齿状况和计划佩戴时间，选择放在上颌还是下颌。

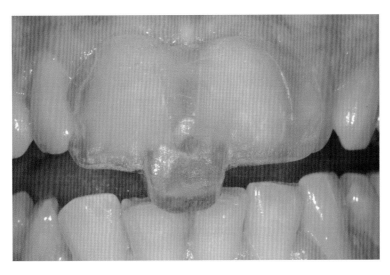

图 12-7 覆盖 8、9 及 10 牙近中的 NTI 矫治器,24、25 牙与矫治器接触

下颌稳定矫治器一般对患者语言功能影响较小,说话时暴露较少。对于需要在白天佩戴矫治器的患者,选用下颌稳定矫治器会更好。对于佩戴下颌稳定矫治器需要实现后牙即刻𬌗分离的患者,必须制作前斜面,引导上颌前牙沿此斜面滑动。这个引导斜面一般会向前凸出至下前牙(图 12-8),还可起到防止上前牙过萌的作用。如果患者覆盖较大,该引导斜面往往较长,患者难以接受,上前牙一般会被前置接触下嘴唇而不是下前牙。这种情况下,不需要制作引导斜面,但需要在每次复诊时注意上前牙有无过萌。

上颌稳定矫治器可使上前牙更稳定。上前牙有牙周病的患者,前牙一般会扇形移位。因此,如果患者上前牙骨支持不良,推荐使用上颌稳定矫治器,以防止扇形移位的发生。

如果患者有下颌前伸的习惯(一般前牙重度磨耗,即可做出鉴别),此时若再使用下颌稳定矫治器,其前导斜面会向上颌前牙传导更多侧向力。对于上前牙有正常骨支持的患者,过多的口腔副功能力量同样可引起前牙的扇形移位。如果患者前牙重度磨耗(图12-9),推荐使用上颌稳定矫治器,以降低上前牙扇形移位的可能性。

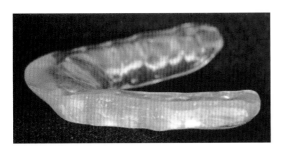

图 12-8 下颌稳定矫治器,引导斜面向前凸出至前牙区,可使上颌前牙实现后牙即刻𬌗分离。注意,前导的角度仅比矫治器的咬合平面深 5°

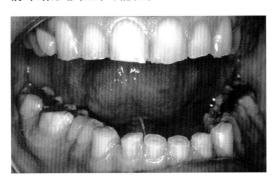

图 12-9 前牙重度磨耗的患者,推荐使用上颌稳定矫治器

如果患者牙列缺损,非游离缺失,矫治器可以跨过缺牙区,给对颌牙提供咬合支持;游离缺失,可扩展至后牙游离缺失区,提供咬合支持(图 12-10)。矫治器一般放在能提供更多稳定咬合的那一侧牙弓上,一般是缺牙较多的那侧牙弓(图 12-11、图 12-12)。也可在全口义齿或局部义齿上,佩戴矫治器。

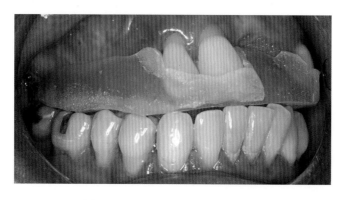

图 12-10 矫治器扩展至后牙游离缺失区,使患者在该区域获得咬合接触。矫治器的浅色部分即将进行重衬

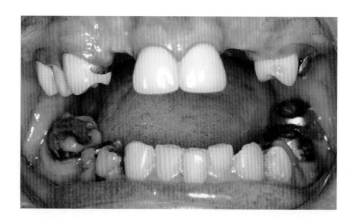

图 12-11 患者有牙齿缺牙,对该例患者制作上颌稳定矫治器,更利于其咬合稳定

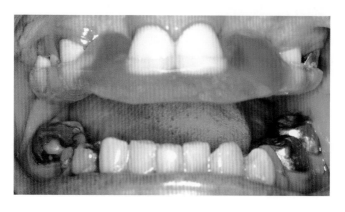

图 12-12 为图 12-11 所示患者制作的上颌稳定矫治器

总之，如果患者上前牙骨支持不良，或存在重度牙齿磨耗，一般推荐制作上颌稳定矫治器。如果这些都不适用，医师需要观察患者缺牙情况，在能取得更多稳定咬合的那一侧牙弓上制作矫治器。如果计划让患者在白天佩戴矫治器，制作下颌稳定矫治器可能会更好。如果制作上颌稳定矫治器能取得更多的稳定咬合，但想让患者在白天佩戴，需要医师在不同咬合稳定性与更好的美观和语言功能之间进行权衡，进而决定矫治器所在的牙弓。也可以制作上颌稳定矫治器，供患者在夜间使用，同时制作一副下颌稳定矫治器，供其在白天使用。

一些患者可能更倾向于选择上颌稳定矫治器，或者下颌稳定矫治器，如果没有任何损伤，应尽可能满足患者的喜好。如果在患者喜欢侧的相反侧牙弓制作矫治器会更好，应对患者进行利弊分析，我的经验是，一般患者最终会遵从医师的建议。矫治器放在上颌还是下颌具体见表12-1。

表 12-1 关于制作上颌还是下颌稳定矫治器的建议

临床建议	决定因素
仅需制作上颌稳定矫治器	患者前牙有扇形移位的风险，例如，上前牙骨支持不良、前牙重度磨耗提示有下颌前伸习惯
患者选择下颌稳定矫治器	患者需要在白天佩戴矫治器
制作上颌或下颌稳定矫治器	1. 放在能提供更多稳定咬合的那一侧牙弓上，一般是缺失牙齿较多的牙弓 2. 如果没有禁忌，可以患者的喜好为准

材料硬度

很长一段时间内，只有两种制作稳定矫治器的材料：硬质树脂和软弹性材料（制作运动员护牙托的一种材料）。一项关于那个年代口腔技师的非正式调查显示，大部分口腔医师选择使用硬质丙烯酸树脂制作稳定矫治器。

在过去的50年里，出现很多制作稳定矫治器的新产品材料。大部分新材料硬度介于硬质丙烯酸树脂和软弹性材料之间，我们称之为中间硬度材料。最近的一项对口腔技师的非正式调查发现，大约90%的口腔医师正在使用中间硬度材料进行稳定矫治器的制作。

⊗ 要点

> 约90%的口腔医师正在使用中间硬度材料进行稳定矫治器的制作。

尽管制作稳定矫治器的材料有很多种，但很少有针对材料耐磨性、抗折强度以及性能保持能力（随时间推移，抗损坏、不变色等性能）的对比或纵向研究。仅知的一项研究比较了几种硬质树脂与中间硬度材料的磨损能力，结果见图12-13。信息有限，以下是给大家的关于使用这些材料制作稳定矫治器的一些建议。

最近有几项关于硬质树脂和软弹性材料的比较研究，结果显示，调改良好的硬质矫治器和软弹性矫治器对TMD症状的改善无显著性差异。

根据临床经验推测，硬质矫治器、中间硬度材料制作的矫治器、软弹性矫治器对TMD症状的改善，亦无显著性差异。如果你看到稳定矫治器为什么对大多数TMD患者有益的论述（本章开头部分进行了讨论），你会发现，如果矫治器的咬合变得更为理想了，唯一的变化很可能是所用矫治器材料不同了。

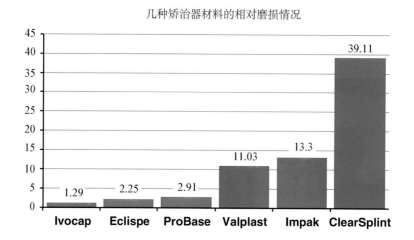

图 12-13 几种矫治器材料的相对磨损情况比较。Ivocap、Eclispe、ProBase（标准的丙烯酸树脂）为硬质树脂材料，Vlaplast、Impak、ClearSplint 为中间硬度材料。文中会有这些材料的更多具体信息

◉ 即刻会诊

改变矫治器的材料

　　矫治器材料对矫治器效果的影响唯一的不同很可能是与矫治器提供良好咬合的能力有关。

　　使用硬质树脂和中间硬度材料制作的矫治器：①有精确的咬合标志，医师能够很精确地调整矫治器；②能够在特定位置同时使用其他材料进行制作（例如缺牙区，反𬌗区以及其他较大的不协调区域），进而可以与对颌取得咬合接触；③可以使用自凝丙烯酸树脂直接粘接，使医师能够添加丢失的咬合接触、增加固位（对矫治器组织面进行重衬），修理折裂的矫治器等。

　　考虑到有的患者对材料过敏，我曾给本章讨论的几种材料生产厂商打过电话，厂商均说自己的产品中没有致敏物。如果患者对甲基丙烯酸甲酯过敏，最好选择乙烯树脂产品制作矫治器（后续会讨论），这种材料没有甲基丙烯酸甲酯或乙酯。如果患者过敏且还需要硬质矫治器，最好选择 Ivocap 材料制作的矫治器，大多数甲基丙烯酸甲酯过敏均因为流动单体，Ivocap 材料非常密实，几乎没有流动单体成分。

　　硬质树脂，多年来，一直是制作矫治器的最常用材料，其效果已有充分的科学证据支持。除了使用热敏树脂板在患者的模型压膜制作基托，然后口内添加自凝树脂，制作矫治器还有很多技巧。

　　Ivocap（Ivoclar 生产）是最近市场常见的硬质矫治器材料，稳定矫治器则是通过全程以 80 磅/平方英寸压强持续注入 Ivocap 材料而成，这使得矫治器内部孔隙度非常小，可能是迄今最坚固耐用的矫治器了，也是测试样品中最耐磨的（图 12-13）。技师需要在收缩变形极小的超硬石膏模型上制作矫治器，否则制作出的矫治器患者戴入后中会非常紧，不得不在组织面进行大量调改。

　　我以前有一例患者，原来的稳定矫治器几乎每周都在不同位置发生折裂，为她制作了稍厚的 Ivocap 材料矫治器，折裂问题就解决了。我一般不常用 Ivocap 材料制作矫治器，但对于矫治器经常折断或快速磨损的患

者可以考虑,这一类患者也可以考虑在对颌制作软弹性稳定矫治器,这一点在"矫治器实例"中会讲到。

另一类市场常见的硬质矫治器材料为光固化聚合材料 Eclipse,这种材料一般一包按一个稳定矫治器所需量进行封装。将材料压在模型上(对颌尖导也可以放),然后一起放在光固化灯下照射固化,这是仅次于 Ivocap 的最耐磨的材料之一(图 12-13)。

Interra 和 Eclipse 类似,也是光固化,同一个厂家生产,包装类似。使用 Interra 材料,医师在诊室中约 1 小时内就能制作出一副稳定矫治器,在患者牙齿上确定大小和成型,先在患者口内部分光固化,最终放入固化炉中彻底光照固化。

中间硬度材料制作的矫治器与硬质树脂矫治器比有以下优点:①支持牙更舒适;②材料为软弹性,可以补偿因丙烯酸树脂矫治器晃动而产生的微小误差,避免对基牙产生压力,因此矫治器的组织面几乎不需要调磨;③因为是软的,利于分散紧咬牙时的力量。一项对患者的非正式调查显示,与硬质矫治器相比,大多数患者更喜欢较柔软的矫治器。

除了双层热塑性矫治器材料(本章后续还会讨论),有两种基本的中间硬度材料:乙烯树脂及合成材料,由这两种材料制作的殆垫,在室温下均相对坚固。合成材料加热后可塑性较好,其室温下的坚固度以及合适的加热温度由很多因素决定。

调改中间硬度材料制作的矫治器咬合时,务必小心,不能使之变形,否则要回到原来形貌需要花点时间;患者在紧咬矫治器时,也同样要注意这个问题。

乙烯树脂制作的矫治器不能与自固化丙烯酸材料粘固,因此医师不能使用自固化丙烯酸树脂重衬或修理这类矫治器。这类矫治器会失水变干,一般推荐患者在不使用时浸入水中存放。这类矫治器中不含甲基丙烯酸甲酯或乙酯成分,因此推荐对这两种成分过敏的患者选用。乙烯树脂矫治器材料常见的商品名为 Valplast 和 Flexite。

合成材料制作的矫治器,与自固化丙烯酸材料可以粘固,因此医师可以使用自固化丙烯酸树脂重衬或修理这类矫治器。Astron 和 Impak 材料是在美国技工室中常用的合成材料。

使用 Astron 材料制作的矫治器需经蜡型、水胶体装盒包埋,冷冻固化。常见商品名为 ClearSplint 和 Ultraflex。使用 Impak 材料制作的矫治器需经蜡型、装盒包埋,过程与活动义齿制作类似,较 Astron 材料制作的矫治器更密实,因而可能更耐磨和抗折。制作过程较 Astron 材料矫治器更费力,因而技工室费用一般较高。

粉液比的不同决定了矫治器的硬度、适宜操作的温度以及耐磨性能。为我们口腔院校制作矫治器的技工室数据发现,口腔医师更喜欢粉液比为 4∶1 经热固化制作的矫治器(图 12-13 所示研究中所用)。该矫治器材料加热后可操作性非常强(因而可在模型和牙面周围充分流动),冷却至口腔温度时,能够保持新的形状,硬度与丙烯酸树脂矫治器相似。

丙烯酸树脂比 Impak 材料更耐磨(图 12-13),能够与 Impak 材料粘固,因此对于有重度夜间口腔副功能习惯的患者,很多技工室往往在这类矫治器的咬合面再加一层丙烯酸树脂。这种矫治器将在本章"矫治器实例"部分作进一步讨论。制作矫治器的 Impak 材料常见商品名为 Remedeze 和 Bruxeze。

对各种各样的中间硬度材料,各技工室也有各自对它们的命名,但如果使用上述名字讨论矫治器材料的话,你应该知道他们各自所命名的矫治器材料是何种类型,有何特点。

我将双层热塑性材料也归为中间硬度材料这一类,使用这种材料制作的矫治器内表面是软的,外表面是热塑性的、硬的(在本章"矫治器实例"部分讨论)。一旦这种材料在模型上压膜成型后,技师或医师直接在口内将自固化丙烯酸树脂添加在其外表面,形成矫治器的咬合部分。

自固化丙烯酸树脂可粘固在这种矫治器的可热塑性外表面,但不能与软弹性内表面材料粘固结合。因此,临床上,这种双层热塑性材料制作的矫治器一旦发生折裂,最好更换新的,而不是试着去修理。临床经验同样告诉我,这种矫治器,1.8mm 厚度的材料实在太易碎了,我一般使用 2.5mm 厚度或更厚的材料。为了与软弹性内层相适应,这种矫治器要比其他硬质或中间硬度材料殆垫厚1mm,临床实现起来一点不是问题。

临床上,我发现双层热塑性材料唯一的缺点是,随着时间的推移,其内表面较容易变色,约 3 年后,很多医师和患者要求更换殆垫。

☯ 要点

> 鉴于以上优缺点,我为患者制作的绝大部分稳定矫治器,一般选用的是 Impak 材料,有时使用丙烯酸树脂添加在其表面形成矫治器咬合面。

软弹性矫治器一般是使用一种软弹热塑性膜片材料在模型上加热后压制成型。作者并不知道临床上可以灵活地在这些矫治器上添加其他材料,一般推荐使用 0.15 英寸(3.8mm)厚度的材料。这种以及 4.0mm 厚的材料是可以购买到的能够为患者提供良好咬合的最大厚度的材料了。这样的矫治器制作快速简便,在诊室里即可制作。

多年来,评估软弹性矫治器对 TMD 疗效的研究结果一直存在争议。因为材料有弹性,一些研究者不对矫治器进行调改或充分调改,这样导致的结果与给 TMD 患者佩戴未经充分调改的硬质矫治器一样——很多患者 TMD 症状加重。

最近,研究发现,TMD 患者佩戴软弹性矫治器和硬质树脂矫治器后,症状改善相当。

结果与之前不同,因为研究者和调改硬质树脂矫治器一样,对软弹性矫治器也进行了充分调改。

一些医师发现患者软弹性矫治器佩戴不良,推测软弹性矫治器可能会引发口腔副功能习惯。临床观察到,患者软弹性矫治器佩戴不好一般未经充分调改。给患者佩戴未经调改的软弹性矫治器后,患者口内往往仅有一到两颗对颌牙与矫治器有咬合接触,就倾向于紧咬矫治器,以获得更多咬合接触。相反,佩戴经充分调改过的矫治器的患者,后牙平稳接触,咬到矫治器上时咬合稳定,就不会佩戴不好了。

曾经有一项评估咬合变化速度的研究,研究者通过让患者佩戴未经调改的软弹性矫治器来诱导咬合改变,这个研究似乎想引起人们对软弹性矫治器可能导致咬合改变的关注。为了确定是否会出现这种现象,另一项研究在患者佩戴调改后的软弹性矫治器表面使用衬垫,发现并不会引起咬合改变。

如果医师计划给 TMD 患者佩戴软弹性矫治器,而不对咬合进行调整,可以预测患者的 TMD 症状反映与 Nevarro 及团队发现的结果类似。给患者佩戴未经调改的软弹性矫治器,Nevarro 及团队发现,报告 TMD 症状改善、无变化、加重的患者数目分别是 1、2、6。临床上,常规不给患者调改软弹性矫治器的医师,也观察到类似的患者主诉。

有两项研究对佩戴软弹性矫治器的 TMD 患者进行长达 12 个月的追踪,两项研究中,患者 TMD 症状均显著改善。其中一项研究中报告了矫治器的耐用年限,绝大多数经受住了口腔副功能习惯,39% 的软弹性矫治器在 12 个月观察期末发生了变色。

文献基本形成一个共识,如果处于乳牙列或混合牙列期的孩子需要佩戴稳定矫治器,一般选择软弹性矫治器。

软弹性矫治器可以放在上颌,也可以放在下颌,如果用作运动护牙托应该放在上颌。

运动护牙托也应当进行咬合调整,这样佩戴起来更舒适,更少造成咬合改变或引起患者TMD症状产生或加重。

因制作起来较为简便、价格低廉,有时初诊即可完成,口腔医师在很多情况下喜欢选用软弹性矫治器:

(1)紧急情况。例如,患者在急性发作期(特别是有时没有丙烯酸树脂矫治器的情况下),或者患者一直使用的矫治器不能再次修复时。

(2)软弹性矫治器作为诊断工具,评估稳定矫治器是否对患者有益。医师在不确定患者是否有TMD或矫治器治疗能否改善患者的主诉时(耳鸣、头痛)。佩戴软弹性矫治器症状缓解的患者使用丙烯酸树脂矫治器一般也会受益。

(3)医师需要便于调改的暂时性矫治器。例如,翼外肌痉挛的患者,随着症状的加重,患者会有明显的咬合改变。在这个过渡时期,软弹性矫治器更容易调改,而丙烯酸树脂矫治器可能需要重衬。

(4)处于乳牙列期或混合牙列期的儿童需要戴用稳定矫治器者。

(5)患者经济条件不允许时。

相反,也有一些不推荐使用软弹性矫治器的情况:

(1)患者咬合明显不协调,软弹性矫治器材料厚度不足以承受这种咬合的不协调。

(2)患者口内缺牙时,软弹性矫治器不能够为对颌牙提供咬合接触。

(3)患者因夜间口腔副功能牙齿中重度磨耗者。软弹性矫治器较丙烯酸树脂矫治器磨损更快,因此有严重口腔副功能的患者只能在较短时间内戴用软弹性矫治器。

有时,软弹性矫治器放在硬质树脂矫治器或中间硬度材料矫治器的对颌牙上。一般在下列情况使用:

(1)有重度口腔副功能的患者,对颌牙齿对矫治器造成快速磨损。

(2)戴用矫治器后,TMD症状改善不明显者。研究发现,这类TMD患者,在其硬质树脂矫治器的对颌戴用软弹性矫治器,患者的TMD症状显著减少;63%的患者TMD症状改善,12%的患者在一定程度上缓解。这部分将在本章"矫治器实例"中进一步讨论。

材料厚度

肌动蛋白、肌球蛋白相对滑动,肌肉收缩完成;收缩能力取决于肌动蛋白、肌球蛋白重叠的程度,这因肌肉的长度不同而不同。一般认为,生理状态下理想的肌肉长度应该处于肌肉表面肌电(EMG)活动最小时的位置,咬肌和颞肌表面肌电活动最小时的垂直向开口距离因人而异,一般为4.5～18mm。

一般认为,在肌肉表面肌电活动最小时的垂直向开口位置制作的稳定矫治器更有效。为了验证该观点,研究者将TMD患者随机分至3组。第一组佩戴稳定矫治器,抬高垂直距离1mm;第二组佩戴稳定矫治器的厚度是表面肌电活动最小时的垂直向开口距离的一半(平均,4.4mm);第三组佩戴稳定矫治器的厚度为表面肌电活动最小时的垂直向开口距离(平均,8.2mm)。第三组患者TMD症状减少的最快,第二组患者TMD症状减少的时间稍长,第一组患者TMD症状减少所用时间最长。本研究提示,较厚的稳定矫治器(至表面肌电活动最小时的垂直向开口距离)能较快速缓解TMD症状。另一项研究也支持上述结果,通过给患者佩戴不同厚度的矫治器,对比其夜间EMG活动的变化,发现仅佩戴厚的矫治器组患者夜间口腔副功能显著降低(与无咬合、薄的、中间厚度矫治器相比)。

根据我的教学经验,观察到很多口腔医师认为矫治器的厚度不能超过患者的息止𬌗间隙。他们担心如果矫治器厚度超过2或3mm,患者可能紧咬矫治器,造成不适,加重TMD症状。患者也会在刚开始戴用时感觉厚的矫治器异物感强,一般会更喜欢薄一点的矫治器,尤其是原来戴用薄矫治器者。

一般不推荐为患者制作 8mm 厚的稳定矫治器,因为薄矫治器同样有效,患者接受度也较高。重要的是,口腔医师要知道稳定矫治器的厚度可以超过 2 或 3mm,不会引起不良后果。因此,双层热塑性材料矫治器需要的额外厚度实现起来并不是问题。如果技师不慎将矫治器做的比需要的厚一点的话也不是问题。

一般推荐的矫治器厚度是 1～4mm。在本章"颌位与咬合记录"部分提到,当患者需要硬质树脂或中间硬度材料矫治器时,我会让技师调整𬪩架的固位螺丝,模型上𬪩架后,相对的后牙之间有 2.5～3mm 的间隙。需要的矫治器按这个厚度制作一般不会磨穿孔,厚度是足够的,也更有效。

矫治器或卡环固位

矫治器的固位是通过矫治器导板部分实现的,与牙齿倒凹区形成卡抱,其他部分较灵活。一般使用后牙颊侧外展隙的倒凹区,进入倒凹区的部分可以是矫治器部分,也可以添加卡环。

矫治器的固位力应该与可摘局部义齿相似。固位力不能太大,甚至取下来时会伤到患者指甲;也不能太小,以至患者用舌头即可使矫治器脱落。

临床上,可以见到一些矫治器固位不足的患者,反映其 TMD 症状加重。一般认为,患者 TMD 症状的加重可能与其有意识将对颌牙咬在矫治器上以使矫治器稳定有关,或者矫治器松脱佩戴不良所致。同时,矫治器固位不足的患者,会反映在夜里睡觉期间会无意识地取下矫治器。

▼ 专业提示

> **评估矫治器的固位力**
>
> 　　调整矫治器较为舒适后,要检查其固位。矫治器的固位力应该与可摘局部义齿相似。

如果矫治器固位力不足,有卡环固位的矫治器,需要调整卡环,使之更好地卡抱在倒凹区;没有卡环的矫治器,需要对组织面进行重衬,组织面可以与自固化或光固化树脂粘固。按照本章"组织面重衬"部分所介绍的方法进行重衬,一般会取得理想的固位效果。

矫治器固位力太强有很多原因。新戴入的矫治器固位力太强,最常见的原因为与牙齿贴合太紧,摩擦固位力太强所致。这时,首先调整矫治器达到舒适(本章"组织面调磨"介绍了相关技术),然后再看固位力情况。

一般情况下,如果矫治器调整至合适,但后牙区固位力太强的话,一般是因为进入后牙颊侧外展隙的倒凹区太深。这种情况下,卡环固位的矫治器,应调整卡环减小固位力;无卡环者,用树脂调磨钻轻轻调磨矫治器组织面。调磨的时候,医师要特别注意,调磨减小固位力时宁少勿多,调磨时要少量多次,直到固位力合适。

我个人更喜欢矫治器组织面材料进入倒凹固位而不是在矫治器上添加卡环。

个性化选择总结

我一般推荐使用覆盖牙弓所有牙齿的全牙列稳定矫治器。在确定是放在上颌还是放在下颌的时候,我一般首先考虑上颌前牙扇形移位的倾向。如果上前牙骨支持不良或牙齿重度磨耗,担心上前牙发生扇形移位,这时我只推荐上颌稳定矫治器;如果计划让患者在白天佩戴矫治器(一般要戴几个月时间),作为临时矫治器使用,直至患者白天的口腔不良习惯消除,且上颌前牙扇形移位的可能性很小,我一般会选用下颌稳定矫治器。

下一步,我将考虑矫治器放在哪侧牙弓提供的咬合稳定性最大。一般将矫治器放在缺牙数较多的牙弓时,咬合是最稳定的。很多 TMD 患者,不存在牙列缺损(第三磨牙除外),上前牙骨支持良好,仅有轻度牙齿磨耗,仅需要在夜间佩戴矫治器。我一般不重点考虑患者对上颌还是下颌矫治器的喜好,仅讨论每种矫治器如何使患者获益,即使患者有偏好尤其是他们原先佩戴过矫治器时。对于上下颌都戴过矫治器的患者,并未发现患者更倾向于选择哪种矫治器,但佩戴下颌矫治器刺激呕吐反射更少时除外。本部分推荐内容详见表12-1。

再下一步,考虑是使用硬质树脂、中间硬度材料、软弹性材料制作矫治器。如果患者有硬质树脂或中间硬度材料矫治器反复折断或快速磨损史,推荐使用 Ivocap 材料制作矫治器。如果患者从未将矫治器磨穿且牙齿有重度磨耗,一般也会推荐使用 Ivocap 材料制作矫治器。

我的大多数患者,我一般推荐使用 Impak 材料制作矫治器(与 Remedeze 材料矫治器相当)。如果患者有中重度磨耗,我一般会要求在大多数矫治器咬合面加一层丙烯酸树脂,以抵抗严重口腔副功能对矫治器造成的磨损(与 Bruxeze 材料矫治器相当)。

如果患者对甲基丙烯酸甲酯或乙酯过敏,我一般推荐使用乙烯基材料,常见商品名为"Valplast"和"Flexite"矫治器。

如果患者是处于乳牙列期或混合牙列期的儿童,我一般使用本书中所推荐的"TMD的非矫治器疗法",获得最大程度的症状缓解。如果必须使用矫治器,我只使用软弹性稳定矫治器。紧急情况下、作为诊断工具、作为临时性矫治器,或患者需要矫治器但经济情况不允许时,我也会给成年患者制作软弹性矫治器。

如果让技工室制作硬质树脂或中间硬度材料矫治器,模型上拾架后,我一般会让技师调整拾架的固位螺丝,以使后牙最大程度分离 3mm。我一般会告知技工室,矫治器依靠后牙颊侧外展隙获得固位。

矫治器调整

要想使矫治器更有效,调磨达到稳定是最关键步骤,同时要保证咬合及适合性均舒适。经常听到新患者说他们原来的矫治器太松了,引起疼痛,进而停止佩戴。做一副完全合适的矫治器是很有挑战性的,全部使用丙烯酸树脂制作的矫治器需要我 45 分钟的时间才能调磨合适。

⊗ **要点**

> 要想使矫治器更有效,调磨达到稳定是最关键步骤。

矫治器调磨完成后,让患者戴入口中,并告诉我后牙咬合是否平稳接触以及他们所知的能进一步改善矫治器的任何事情。有时,我并未意识到的一个小问题,对患者造成困扰(例如,舌侧边缘的一个粗糙点、侧方运动有干扰、体积过大、引起恶心呕吐),导致患者停止佩戴或不能很好佩戴矫治器,进而导致 TMD 症状加重。

有时,患者会说他们在睡觉时不知不觉就将矫治器摘掉了。依据我的临床经验,这种情况下,矫治器可能在患者睡觉时对其造成困扰,一旦问题解决了,患者就不再摘掉了。解决这个问题有 4 种方法:①松的矫治器调紧;②紧的矫治器调松;③完善矫治器的咬合;④体积太大者调薄。

口内调整

大部分刚从技工室拿回来的内面为硬质树脂的新矫治器都太紧,需要对组织面进行调整。这部分内容适合内表面为硬质树脂的矫治器,因为临床经验表明,内面使用中间硬度材料和软弹性材料制作的矫治器,一般不需要对组织面进行调磨。

在将矫治器戴入患者口内之前,一定要确保矫治器看起来是合适的,在戴入之前就要对需要调整的地方进行调改。例如,体积是否太大,是否有锐利区域会伤害到患者。同时,确保矫治器不要在大多数后牙上面过度伸展,除非是为了与更靠后的牙获得咬合接触。

　　刚开始戴入矫治器时,不要太用力。有时,我的住院医师给患者戴用矫治器时用力太大,取下时会很费力或根本取不下来。这种情况下,可以将口镜柄的末端插入矫治器边缘的牙齿邻间隙,强制性地将矫治器松脱。

▼ 专业提示

戴入矫治器

　　刚开始戴入矫治器时,不要太用力,否则取下时可能会很费力。

　　如果使用一般力量矫治器无法就位,应询问患者是否过紧。一般情况下,阻力点多位于前牙区,这种情况下我的经验是,矫治器唇侧过度延伸所致。技师制作内面为硬质树脂的矫治器时(说明见附录 H"实验室稳定矫治器制作指南"),只需要延伸至前牙切缘上 1～1.5mm。如果矫治器在前牙区太紧,唇侧延伸过长,首先调磨至所需长度一般会很有效。

　　如果唇侧长度没有问题仍难以就位,标记卡的较紧区域组织面最好的办法就是使用 Accufilm(Parkell,Farmingdale,NY)。取一块 Accufilm(黑色标记效果最好)放在矫治器和牙齿之间,在阻力区,摘戴矫治器即可(图 12-14)。

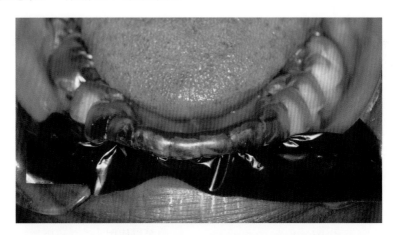

图 12-14　Accufilm 的黑色的那一面在矫治器接触最重区域的印记

▼ 专业提示

找出𬌗垫组织面接触紧的区域

　　矫治器组织面需要调磨的区域可以通过在矫治器和牙齿之间放置一块 Accufilm(黑色标记效果最好),摘戴矫治器即可鉴别。

　　矫治器的固位力一般通过进入牙齿颊侧外展隙的部分获得,所以首先通过调整非固位区去除阻力。除了调整 Accufilm 印记的区域,矫治器在牙齿邻间隙处往往有材料飞边,导致不适,也会影响矫治器的就位。这些飞边由材料进入牙齿𬌗面及切端外展隙形成,呈颊舌向走行(图 12-15)。调整 Accufilm 标记的同时,这些飞边也要进行调磨。

　　上述调磨的过程需要重复进行。调磨好之后,医师应该可以看到矫治器是否就位,且就位以后,矫治器和牙齿切缘或牙尖之间没有可见的空隙。

　　调磨矫治器组织面的 Accufilm 印记时,我在一开始比较保守,后续调磨会调得比较快。调磨 5～10 次后,如果还不能就位,我一般会将颊舌侧表面磨除 0.25mm,保证矫治

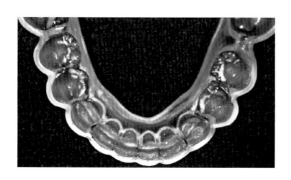

图 12-15 矫治器组织面上的 Accufilm 黑色印记。注意呈颊舌向走行的邻间隙飞边，由材料进入牙齿𬌗面及切端外展隙形成，这也影响矫治器的就位

器不能太紧，同时对组织面进行重衬，这种方法比对矫治器继续进行调磨至合适更快。

▼ 专业提示

保守或大量调磨

　　调磨矫治器组织面的 Accufilm 印记时，我在一开始比较保守，后续调磨会调得比较快。

　　使硬质树脂矫治器完全就位时，另一个常见问题是矫治器发生翘动。这种情况下，将矫治器前后向摇动找出支点。把 Accufilm 放在矫治器与支点区域之间，在支点处用力压，取得清晰的印记。磨除多余的材料时，支点处可多调磨一些，边缘处要谨慎。如果调磨了几次之后仍然翘动，这时可调磨矫治器组织面并进行重衬。这时，需要将矫治器翘动区域的所有表面磨除 0.25mm（包括𬌗面和切端），固位区域进行缓冲，保证矫治器不能太紧，然后对组织面进行重衬。

　　组织面调磨矫治器能完全就位后，询问患者在矫治器完全就位的位置是否感觉太紧。如果太紧，使用 Accufilm 做标记，调磨相应的非固位表面。

　　临床上，观察到前牙对压力的耐受不如后牙。如果患者不确定压力是否过大，我会这样跟患者解释："矫治器就好比一双新鞋子，你能注意到它在那里，但随着时间的延长（几分钟至几小时不等），如果太紧的话，压力的感觉会加剧"。如果患者仍然不能确定，我一般先给另一个患者戴矫治器，给当前患者更多时间来感觉是否过紧。

　　硬质树脂和中间硬度材料矫治器，Accufilm 可很好地在牙齿与矫治器接触过紧区域做标记，但在组织面为软弹性材料表面或软组织接触区域不行。软弹性矫治器组织面的调磨，根据患者的感觉来调，软组织不舒适区域，如果需要，使用压力指示糊剂或喷雾。

　　调合适了之后，检查矫治器的固位。矫治器的固位力大小应该和可摘局部义齿相似。固位力不能太大，患者摘戴起来会非常困难，但也不能太小，以至患者用舌头一顶就脱位。固位力太大者，一般是因为进入后牙倒凹区太深，减少卡抱的深度。

　　如果矫治器固位力不足，靠组织面固位的矫治器，应添加自固化或光固化丙烯酸树脂，对组织面进行重衬。靠卡环固位的矫治器，调整卡环使之更好卡抱在倒凹区。

口内重衬

　　可以使用自固化或光固化丙烯酸树脂对矫治器组织面进行重衬。自固化树脂的味道较难闻，但我还一直在教学生们这项技术，因为担心他们未来在临床上可能没有光固化树脂可用。只对矫治器的部分进行重衬后，一般是不能完全就位的，未添加重衬材料的部分会有空隙（图12-16）。因此，我一般对整个组织面进行重衬，这样就不会出现空隙或接口了。

▼ 专业提示

矫治器组织面的重衬

　　对矫治器进行重衬时，我一般对整个组织面进行重衬，这样就不会出现空隙或接口了。

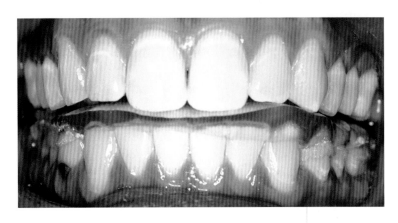

图 12-16 该矫治器后牙区固位力不足,在后牙区的组织面添加了丙烯酸树脂。戴入口内后,让患者咬紧矫治器使其进一步就位,注意因矫治器未完全就位导致的前牙与矫治器之间形成空隙

在重衬前,磨除组织面上所有的 Accu-film 印记,否则,这些印记将被埋没在透明的重衬材料下面,可能会在视觉上对患者造成困扰。事前要给患者讲清楚该过程并进行下颌操作演示,这样操作过程中患者就不会感到惊愕,操作过程得以顺利进行。

使用自固化树脂对矫治器进行重衬,首先使用单体将整个组织面润湿(这样会使矫治器表面有黏性),过量的单体要倒干净。在纸杯中倒入约一茶匙量的牙托粉,加入比实际需要量稍多一点的单体将所有粉末润湿,使用一根木制压舌板调拌混匀。在调拌树脂的时候,嘱患者用漱口水漱口,一方面润滑牙齿,另一方面使味蕾变得不那么敏感。

用压舌板将丙烯酸树脂放入矫治器,确保所有组织面表面均覆盖厚约 1mm 的树脂,将多余材料直接用手指去除(图 12-17)。将矫治器放入患者口中,用手将下颌推至需要的位置进一步调整矫治器,嘱患者咬紧矫治器至合适位置。在下颌正确位置嘱患者咬紧可使矫治器上的咬合关系更精确。

让患者咬紧矫治器保持 1~1.5 分钟,这时可以使用牙周探针去除从矫治器表面挤出的多余材料。如果矫治器颊侧边缘进入倒凹

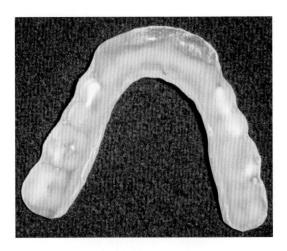

图 12-17 矫治器组织面重衬:调拌好的丙烯酸树脂已经添加在了矫治器表面

区较短,这时可能需要将其加长卡抱在倒凹区,这些区域挤出的多余材料就不需要去除了。一些医师会等到材料初凝至橡胶期时,摘下矫治器,使用剪刀将多余材料去除。

矫治器放入口中 1.5 分钟后,从牙齿上将其取下(不从口中取出),然后再戴入,每 30 秒重复一次这个步骤直至树脂最终凝固(图 12-18)。如果在树脂完全固化前就停下来,丙烯酸树脂固化收缩往往使矫治器变得非常紧。

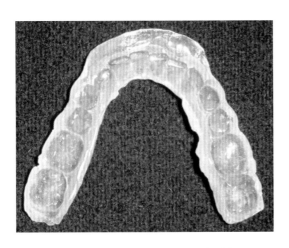

图 12-18 矫治器组织面重衬:丙烯酸树脂一旦固化变硬,从口中将其取出

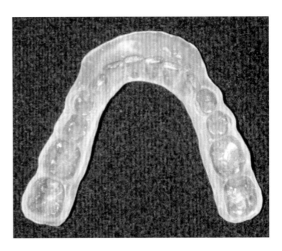

图 12-19 矫治器组织面重衬:将多余的材料去除,边缘修整光滑

每30秒摘戴一次矫治器,可使进入倒凹区的树脂材料适当受到挤压塑形,不会卡抱太深。该过程有一个关键时间点(从开始调材料3~4分钟时),突然需要较大一点的力量时取下矫治器。我经历过两次事件,住院医师没有按我的操作步骤进行(例如,我只是翻了翻书),最终只能将矫治器破碎成片取下。

在该操作过程的最后,患者一般会使用漱口水漱口。将重衬材料修整至原来边缘长度,除非矫治器的颊侧边缘需要加长(图12-19)。如果要加长颊侧边缘,要将该区域修整光滑,最终保留约2mm长的材料进入牙齿倒凹区即可。重新评估矫治器的固位力,需要调的都要进行调磨。

光固化树脂重衬也是类似的方式。将光固化树脂放至矫治器组织面,在患者口内就位,用手将下颌推至需要的位置,嘱患者在该位置咬紧矫治器,进一步调整。同样,使用牙周探针去除从矫治器表面挤出的多余材料。

矫治器就位后,使用光固化灯在口内照射,使材料部分固化(照射时间少于1分钟)。取下矫治器,修整多余材料,再放入口中,使用光固化灯在口内继续照射固化。部分固化过程中多次摘戴矫治器,保证了最好的效果。

有时,患者需要在被矫治器覆盖的某个牙上制作修复体。无论是在这些牙上充填还是做冠,新的修复后外形就会发生变化,一般会影响矫治器完全就位。临床上,如果患者进行了不是太大面积的充填,一般对矫治器组织面进行少量调整就足够了,矫治器可以适应新的修复体,牙齿和矫治器的接触仍是充分的,不会发生牙齿的移位。

如果充填治疗后矫治器不能完全就位,在矫治器和新修复的位置放置一张Accufilm,使矫治器就位,就会在矫治器组织面标上印记。将新修复体印记的位置进行充分调磨,边缘调磨要谨慎。一般情况下,调磨几次后,矫治器即可就位。

如果患者进行了冠修复或大面积充填治疗,将修复体所在部位的矫治器组织面磨除一部分后进行重衬是非常有效的。一般磨除修复体所对应部位周围0.25~0.5mm的矫治器材料。将矫治器戴入口内,如果新修复体对矫治器产生压迫或阻碍其就位,继续调磨矫治器直至完全舒适就位。可以使用Accufilm找出产生压迫或阻碍的区域。

一颗牙齿变化后,重衬矫治器可以使用多种方法,这是为数不多的我对矫治器进行局部重衬的情况之一。重要的是,添加的丙烯酸树脂材料不影响矫治器的完全就位。如果影响就位,矫治器组织面和毗邻的牙齿之间就会产生空隙,咬合也将随之发生改变。为了防止这种情况的发生,我经常在要添加材料的矫治器部位打一个溢出孔,同时将丙烯酸树脂材料调得比之前讲的重衬中所使用的要稀一些。

口外调整

如果矫治器引起患者呕吐反射,在进行组织面调磨时就要进行磨短。磨除的量既要保证矫治器不容易折裂同时又要舒适;必须保证舒适度,患者能够接受,否则患者不会戴它。临床上,下颌固位矫治器更少引起患者的呕吐反射,但也有一些患者戴用上颌矫治器更少引起呕吐反射。

矫治器的舌侧部分往往会引起患者呕吐反射。除非患者明确要求将特定区域磨短,一般推荐将后牙舌侧边缘磨薄至 0.5～1mm 厚度。如果仍然不行,根据需要磨短舌侧边缘;我很少将其磨短至刚盖过牙齿颈缘。如果有必要,将后牙舌侧部分去掉,仅盖过舌尖1mm,前牙舌侧边缘磨短至颈缘。

矫治器戴入舒适,固位力合适后,开始调整咬合。如果患者计划在对颌戴用正畸保持器或可摘局部义齿,将矫治器戴入后再调磨。这将保证矫治器不会对保持器或局部义齿产生太大咬合力。

矫治器𬌗面应该是平的,这样前牙才能沿着矫治器表面从正中关系位顺畅滑动,实现后牙的即刻𬌗分离。如果咬合面有牙尖样凸凹,当下颌前伸运动时,牙尖可能会撞击凸凹边缘,从而干扰从正中关系位的顺畅滑动。因此,技师不应该在𬌗面留有小的凸凹,如果有,在调整𬌗面时要去掉。

在每次调整后,指导患者自己摘戴矫治器。这将使患者能够自己戴入矫治器,保证矫治器固位力不会太大,医师也可以有机会去做其他事情(例如,在患者戴矫治器时拿起咬合纸镊),且戴入过程中如果夹住颊部,医师可能意识不到,可能会继续使矫治器就位。

使用咬合纸镊夹持两片 Accufilm,检查对颌牙在矫治器上的接触,使用黑色咬合纸标记正中关系位的接触。手持咬合纸镊,并在口内倾斜一定角度,这样可将第三磨牙和中切牙同时标记上(图 12-20)。如果只单独检查前牙(图 12-21),患者可能会前伸下颌,这样获得的正中关系位接触标记是不正确的。

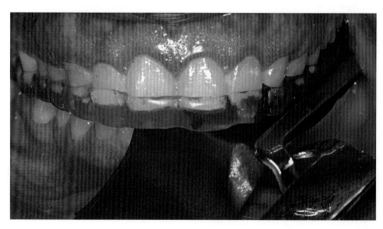

图 12-20　这种位置夹持和放置的 Accufilm 可标记从中切牙至第三磨牙的咬合接触点

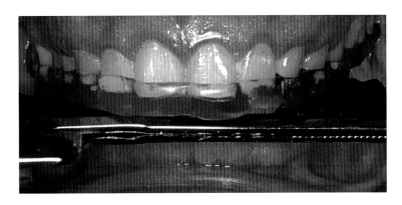

图 12-21 不推荐这样放置 Accufilm,因为这样患者可能会前伸下颌

下颌处于目标位置(中性位置或正中关系位,本章"颌位和咬合记录"已讨论),Accufilm 放好后,嘱患者轻咬矫治器。患者在轻咬的过程中,保证患者没有从其正常闭合轨迹偏离。一些患者将下颌偏移向有咬合纸的一侧。出现这种情况,让患者"直上直下,下颌不偏斜"轻咬。如果患者下颌仍然偏斜,在矫治器两侧同时放置 Accufilm,一般就不会出现这种问题了。同样重要的是,保证患者的头部未向检查一侧倾斜;这会引起下颌向倾斜侧偏移,印记的位置也是不正确的。

要知道,正中咬合接触支持只来自对颌后牙的支持尖,这一点很重要。因此,上颌矫治器与下颌牙的颊尖咬合接触,下颌矫治器与上颌牙的舌尖接触。非支持尖不可与矫治器接触,除非牙齿有扭转导致支持尖不能很好与矫治器有咬合接触,这种情况下可以使非支持尖与矫治器有咬合接触。

若使矫治器调磨得更快,使用树脂钻的平坦部分而非尖端调磨正中关系位的印记(图 12-22、图 12-23)。这会使咬合面更平坦,减少后牙侧方干扰。

医师反复使用咬合纸标记和调磨矫治器时,应该逐渐形成来自对颌牙的平坦的、正中关系印记。每颗后牙应该与矫治器形成至少一个平稳的咬合接触,除非牙齿错位,例如,不在牙弓的𬌗平面上,与对颌牙列没有咬合

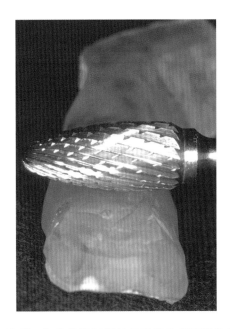

图 12-22 如果使用树脂钻平坦部分调磨矫治器,同时也将潜在侧方接触磨除,加快了矫治器的调磨速度

接触。与后牙印记相比,前牙正中关系印记应该很轻或没有。尖牙的印记应与前牙或后牙一致。

矫治器应能够使患者很轻易地向侧方位置滑动。因此,对矫治器进行调磨,使后牙与之最紧密接触。为了更快,在调磨前牙正中接触时,我一般也调整前导斜面的角度,使之比矫治器的𬌗平面深 5°(图 12-8)。

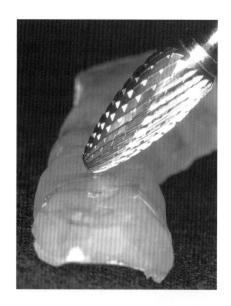

图 12-23　如果使用树脂钻尖端调磨矫治器，很容易在调磨区域形成凹痕，进而形成侧方干扰，后续还需进一步调磨

▼ 专业提示

咬合牙尖

　　矫治器的正中咬合接触只来自支持尖。因此，上颌矫治器与下颌牙的颊尖咬合接触，下颌矫治器与上颌牙的舌尖咬合接触。

　　在对矫治器调磨的过程中，要不时地检查各牙尖到与矫治器接触的距离。如果大部分牙尖与矫治器间存在明显距离，对整个咬合面进行重衬要比继续调磨获得想要的咬合接触快得多。如果除了一两个牙尖外其他牙尖均与矫治器有平稳的接触，且未接触的牙尖与矫治器间的距离≥0.5mm，在该部位添加丙烯酸树脂会更快。有时，牙尖位于矫治器咬合面的颊侧或舌侧，这时需要扩展咬合面。如果在矫治器的外表面添加丙烯酸树脂将在下一节"口外重衬"中进行讨论。

　　每次调磨，树脂的去除量，根据要达到接触应该降低的量而不同，随已有的正中接触

印记的数量以及其他牙尖到与矫治器发生接触的距离而变化。如果仅有一两处接触而其他牙尖距矫治器有明显距离，磨除这些印记需要比实际多几倍的量，这样可以更快使其他牙尖与矫治器接触。当大部分牙尖与矫治器有接触，其他牙尖离矫治器很近时，我一般将每个接触点磨除刚刚好的量，而接触较重的点会额外多磨除一点。当所有目标牙尖都与矫治器接触后，下一步要使所有正中接触点力量更均衡，将接触较重的点力量减轻50%。随着经验的丰富，调磨的度，医师可自然地领悟和把握。

　　有时，患者一侧咀嚼力较弱，另一侧始终咬得比较紧。医师在调整矫治器使咬合点达到双侧均匀分布、力量均衡时，一般注意不到这一点，导致咬合力弱的一侧比咬合力强的一侧接触更紧。因此，在调整矫治器的正中接触快结束时，不时让患者咬住矫治器（不使用 Accufilm），询问患者是否一侧（左侧或右侧）首先接触或力量更大。调磨矫治器，直到患者感觉两侧均平稳接触，接触点在每一侧为同等密度。

　　有时，患者不能重复咬在矫治器的同一位置，即使医师用如前所述手法控制下颌位置。这种情况下，我尽可能调整矫治器，先让患者佩戴，等回来复诊时，一般都能做到可重复的正中咬合接触。

　　正中接触调整好以后（图 12-24），开始调整侧方运动咬合。首先，观察患者在做侧方运动时后牙牙齿分离距离。这可以为前导降低的量和方向做个大体判断。

　　用前述方法在患者口内放置两张红色的 Accufilm 咬合纸，让患者做侧方和前后向咬合，双侧均做。然后，再放置两张黑色 Accufilm 咬合纸，嘱患者正中咬合，重新标记正中咬合接触点。这样，黑色的正中接触点印记在红色侧方运动印记的上方。

　　重复调整矫治器的后牙区，直至不再产生红色的侧方运动印记；重复调整前牙区，使

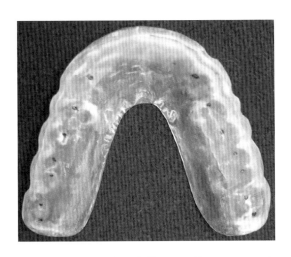

图 12-24　调整好的矫治器上显示的 Accufilm 正中接触印记

后牙与矫治器分离的量为 0.5～1mm,如图 12-50～图 12-52 所示。我一般会使前导接触尽可能多地分散在前牙区(如 12-25)。一些医师更喜欢只用尖牙提供前导,也是可以的。

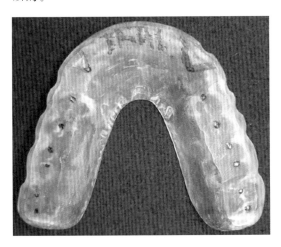

图 12-25　矫治器上红色的 Accufilm 侧方运动接触印记,黑色的 Accufilm 正中咬合接触印记

种植体支持式牙冠因没有牙周膜,患者紧咬矫治器时没有可让性。因此要确保患者佩戴矫治器后紧咬牙或夜磨牙时,这些牙冠负荷不能太大。当患者使用最大力量紧咬在矫治器上时,标记正中接触印记。这将使牙

齿与矫治器咬合力量达到最大,但种植体支持式牙冠不是这样,往往在矫治器上的咬合印记更重。调整矫治器,使种植体支持式牙冠与矫治器刚好不接触。尽管不接触,也不必担心其会过萌。

注意种植体支持式牙冠在侧方运动中如何与矫治器接触,调整矫治器,使种植体支持式牙冠在侧方运动中与矫治器之间有一个安全距离。请记住,矫治器的侧方引导随着时间的推移会发生磨损,可能使种植体支持式牙冠在这些运动中与矫治器发生接触。根据患者的意愿,确定种植体支持式牙冠的咬合是否需要再次调磨。被矫治器覆盖的种植体支持式牙冠的处理建议见引言第三部分。

如果计划让患者在白天佩戴矫治器,患者躺在牙椅上在各个位置调整好之后,将牙椅调成坐立位,让患者脚放在地上侧身坐直。在这个位置再次调整矫治器,因为这模拟了患者的正常直坐位。在这个位置调整矫治器往往只需要很少量的调磨即可。

▼ 专业提示

需要白天佩戴的矫治器的调磨

　　如果计划让患者在白天佩戴矫治器,患者躺在牙椅上在各个位置调整好之后,将牙椅调成坐立位,让患者脚放在牙椅一侧,在这个坐立位再次调整矫治器。

临床经验显示,要想使矫治器发挥最大效能,矫治器的咬合必须进行很好地调整。就诊的患者如果戴用的矫治器咬合调整得不好,将咬合调好后有时会使其 TMD 症状显著改善。

有时在调整的时候,矫治器可能会发生穿孔。穿孔的位置一般位于矫治器下方牙齿的牙尖处,因此穿孔一般不会影响矫治器与对颌牙的支持接触,不会对矫治器功能造成有害影响。如果我将矫治器磨穿了,我都会

将穿孔处指给患者看,否则患者可能认为矫治器坏了。我会给患者解释穿孔不是什么问题,要想补起来就要将矫治器加厚,但没有一个患者这样做。

▼ 专业提示

> **注意检查矫治器有无穿孔**
>
> 穿孔的位置一般位于矫治器下方牙齿的牙尖处,一般不会影响矫治器与对颌牙的支持接触,不会对矫治器功能造成有害影响。

调整矫治器的咬合,咬合面与对颌牙咬合接触的点调好后,修整矫治器的边缘。临床上,对于大部分患者,前导仅需7mm厚,任何不必要的部分均可去除。大部分患者似乎喜欢矫治器的咬合面线角圆钝,这样戴上矫治器后𬌗龈曲线较一致。在一些病例中,咬合接触点可能接近矫治器的线角处,这一部分只能进行很少量修整。

将矫治器边缘和覆盖在牙齿侧面的部分修薄,约1mm厚。如果矫治器只需要在夜间佩戴,这些部位可以更厚一些,这样矫治器折断的机会就小了。矫治器的外表面要光滑流畅,有一个相对光滑的表面;否则患者往往因不和谐区域不能很好佩戴矫治器,可能加重TMD症状。

如何让患者在白天佩戴,他们一般更喜欢选择舌侧尽可能薄的下颌矫治器。下颌矫治器的整个舌侧边缘厚度不能超过1mm,舌体处于静止状态时,矫治器边缘要位于舌体下方,这样患者说话时舌体就不会来回摩擦矫治器边缘。如果患者有下颌隆突,修整矫治器舌侧边缘至隆突上缘。

需要白天戴用上颌矫治器的患者,一般更喜欢舌缘更短,且厚度不超过1mm。对于大多数患者,要实现后牙的即刻𬌗分离,前导斜面一般需要向舌侧延伸至上前牙,患者更喜欢龈缘至斜面的区域凹进去,使得矫治器的体积最小化。

矫治器调整完成后,我会让患者自己戴入矫治器,并告诉我后牙咬合接触是否平稳,是否还有可以改善的地方。有时,一个小问题可能会对患者造成困扰(例如,舌侧边缘的一个粗糙点、侧方运动有干扰、体积过大、引起恶心呕吐),导致患者不能很好佩戴矫治器,进而导致 TMD 症状加重。

临床经验显示,没必要将矫治器高度抛光。用粗质浮石粉将矫治器边缘及咬合面边缘磨光即可,我一般不抛光对颌牙咬合接触的部分,怕这样会破坏咬合形式。

口外重衬

有各种原因需要在矫治器外表面添加透明丙烯酸树脂,医师在给患者戴矫治器的过程中最常用到。例如,在矫治器调磨时,可能发现除了一两个之外的所有牙尖都能平稳地与矫治器接触,未接触的牙尖距离矫治器0.5mm或更多。这时,一般直接在未接触部位添加丙烯酸树脂比继续调磨整个矫治器使所有牙尖均平稳与之接触更快。

第二种情况,矫治器就位后,医师发现矫治器与对颌牙的咬合接触与制作出来之后有较大差异。这种差异可能来自咬合记录的错误、技师的错误或患者中性位置的变异。医师一般会在矫治器整个咬合面添加丙烯酸树脂,因为矫治器的厚度可能不足以适应较大的咬合差异,这种方法更快。这种情况下,我一般先用咬合纸标记,然后大幅调整矫治器的咬合接触多次,将矫治器咬合面需要添加的树脂量降到最少。

◉ 即刻会诊

> **避免咬合记录有误**
>
> 避免咬合记录有误,确保患者头部最大程度后仰,舌体尽可能往后顶住上腭,蜡片要完全软化。

一些医师常规直接在口内对一些矫治器的整个咬合面添加树脂。常用 2mm 厚的硬质热塑片直接在患者模型上压制成矫治器，这种矫治器的咬合接触就是直接在矫治器的咬合面添加树脂而成。本章"硬质热塑性稳定矫治器"部分有相关实例。

对于夜间重度磨牙佩戴矫治器的患者，整个咬合面也需要重衬。矫治器可能被磨得很薄，患者可能需要不时地回来在咬合面添加树脂。

重衬技术在这些情况中都相似，可以使用自凝或光固化材料。为简便起见，对自凝重衬技术进行了介绍，但同样也可用于使用光固化材料时。

刚开始，也是去除矫治器表面拟添加树脂区域的所有接触印记，使用单体将该区域润湿，过量的甩干净。一至两个牙尖（图 12-26），一滴单体就够了。在纸杯中倒入需要量的牙托粉，加入所需量的单体将所有粉末润湿，使用木制压舌板调拌混匀。

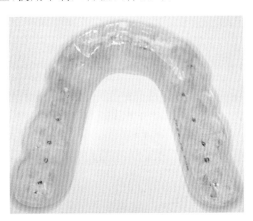

图 12-26 在矫治器上添加单个牙尖接触，与右侧第一前磨牙没有接触

如果仅一两个牙尖未与矫治器接触需要添加树脂，可在目标区添加直径为 5mm，长 3mm 的丙烯酸树脂条（图 12-27）。如果需要，可用铅笔在矫治器颊侧画出要添加树脂的位置。等树脂初凝至陶泥状（面团期），再将矫治器放入患者口中。有时，在等待期间，树脂可能会塌落或流下来，需要进行重塑。一旦矫治器放入患者口中，手法将下颌推至原来所用位置以对矫治器进行调整，让患者闭口咬住矫治器（与轻咬 Accufilm 类似）。一些患者可能不能完全咬上，导致添加的树脂材料过厚。

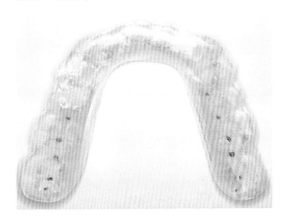

图 12-27 在矫治器上添加单个牙尖接触：树脂初凝至陶泥状（面团期）

从患者口中取下矫治器，放入热水中使树脂凝固更快。一些患者喜欢这时用漱口水润湿口腔。树脂硬固之后（图 12-28），用铅笔标出牙尖凹痕深度，使用树脂钻的平坦部分将多余树脂磨除。树脂磨除后，铅笔标记应变浅 50%，新添加树脂上的 Accufilm 印记应

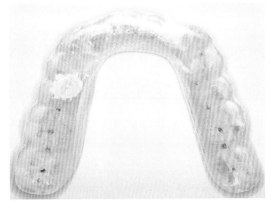

图 12-28 在矫治器上添加单个牙尖接触：树脂硬化后从患者口中取出

该与矫治器上的其他咬合印记大小、力量很相近（图12-29）。矫治器咬合面更大区域的重衬也可以使用相同的方法（图12-30）。

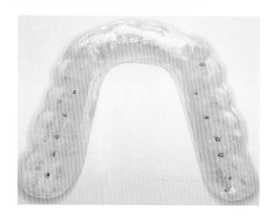

图12-29 在矫治器上添加单个牙尖接触：新增加的咬合接触点

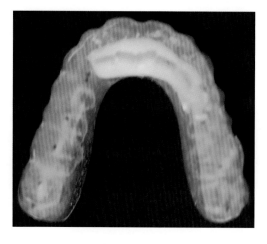

图12-30 在矫治器前牙段添加树脂：树脂硬化后从患者口中取出

如果要在整个咬合面添加树脂，先使用单体润湿咬合表面，使用压舌板添加树脂，用戴手套的手指塑形。同样，等树脂初凝至陶泥状（面团期），再将矫治器放入患者口中。树脂可能会流到矫治器组织面，因此一般将咬合面朝下拿着矫治器，根据需要对树脂塑形。等树脂初凝至陶泥状（面团期），将矫治器放入患者口中，手法将下颌推至拟对矫治器进行调整的位置，让患者缓慢闭口咬在软的树脂上。这时，看树脂是否需要调整位置。如果需要，让患者张开口，将还是软的树脂调整到合适位置。再次手法将下颌归位，让患者缓慢闭口咬在软的树脂上，直到达到需要的垂直距离停止。

取出矫治器，放入热水中加速固化过程，或者放入热加压成型固化炉中，可减少添加树脂气孔的产生。这时，很多患者都会使用漱口水漱口。树脂硬固后（图12-31），用铅笔标出牙尖凹痕深度（图12-32），使用树脂钻的平坦部分调磨树脂，将所有凹痕磨除，铅笔标记变浅。矫治器外表面的调磨按前述方法即可（图12-33～图12-35）。

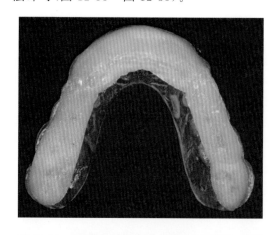

图12-31 在整个矫治器咬合面添加树脂：树脂初凝至陶泥状（面团期）

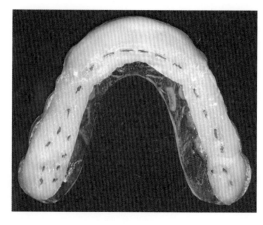

图12-32 在整个矫治器咬合面添加树脂：使用Accufilm标记调整后的正中咬合接触

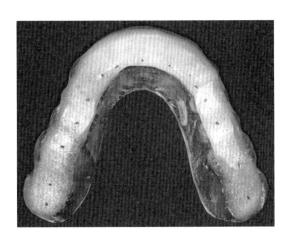

图 12-33 在整个矫治器咬合面添加树脂:铅笔标记的牙尖深度

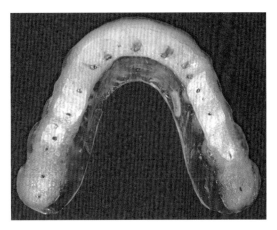

图 12-34 在整个矫治器咬合面添加树脂:调整后,红色 Accufilm 印记显示的侧方运动接触,黑色 Accufilm 印记显示的正中咬合接触

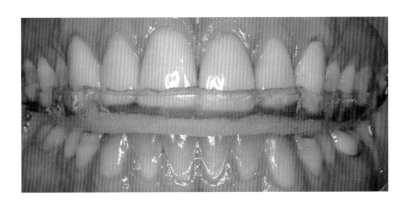

图 12-35 在整个矫治器咬合面添加树脂:在口内对矫治器重衬

在矫治器咬合面添加树脂时,有时会沿着矫治器边缘产生小的凹陷。将这些部位用单体润湿后,调拌树脂填入,直接用手指塑形,很容易解决。再在表面添加少量单体,用手指再次塑形即可获得光滑的表面。

矫治器修理

使用丙烯酸树脂或合成中间硬度材料(例如,Impak)制作的矫治器折裂后可以在口内直接修复或拿到技工室修复。如果矫治器无缺损,断裂段可以手动对接上,就以这种状态拿到技工室去修复即可。如果矫治器有缺损,医师想让拿到技工室修理,需要将矫治器戴入患者口中取模。将矫治器放在印模中,超硬石膏灌模。如果对颌牙与缺损部分有咬合接触,可能需要技师调整对颌牙与添加部分的咬合。这时需要医师先取戴入矫治器后与对颌牙的咬合记录,戴入矫治器取模,同时对对颌牙也进行取模,将矫治器在模型上就位后使用咬合记录上𬭩架。

我一般更多直接在患者口内修理损坏的矫治器,因为这样一般较快而且患者不会存在矫治器戴用的空档期。我的经验是,丙烯酸树脂矫治器不需要也将以前折断的部位重新掰开,但使用 2mm 厚的热塑性材料制作的矫治器则需要将以前折断的部位重新掰开进行修理。因此,我一般不去修理使用双层热塑性材料制作的矫治器,也不知道如何修理热塑软弹性矫治器。

◉ 即刻会诊

> **修理损坏矫治器**
>
> 我一般更多直接在患者口内修理损坏的矫治器,因为这样一般较快而且患者不会存在矫治器戴用的空档期。

有时,患者矫治器出现特别细小的折裂缝隙,沿咬合面延伸。这种情况一般认为这些裂隙是因矫治器咬合面厚度不足无法承受患者较重的咬合力所致。因此,建议修补折裂的同时将咬合面增厚。我一般采用流动透明丙烯酸树脂封闭细小裂隙,这需要将断端打开为丙烯酸树脂提供空间,可使用树脂钻(330 号钻)将折裂线打开。如果折裂区厚度足够,可在磨出的沟槽边缘备出一个短斜面。然后按前述方法对整个咬合面进行重衬(外表面重衬),在该区域添加 1～2mm 厚的丙烯酸树脂。这在封闭折裂线的同时增厚了矫治器的咬合面。

最常见的矫治器折裂形式是矫治器从前牙区断成两截。这种情况下,增加折裂处的断面部分的磨除量,在折裂线的内外边缘磨出斜面,使两断端间形成 1mm 的间隙(图 12-36)。

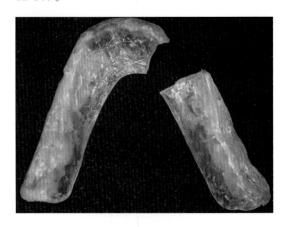

图 12-36 口内直接进行矫治器修理:折裂边缘形成斜面

边缘斜面备好后,将两段矫治器戴入患者口中,确保完全就位,会在断端斜面间形成间隙容纳丙烯酸树脂。从口内取下矫治器,使用单体将断端斜面润湿。在纸杯中倒入需要量的牙托粉,加入所需量的单体将所有粉末润湿,使用木制压舌板调拌混匀。两段断端斜面部分分别添加丙烯酸树脂,将矫治器的两段戴在牙齿上,轻压软的丙烯酸树脂使两部分连接上。如果需要,戴上手套,在该部分进一步添加树脂以使其稍微增厚(图 12-37)。让患者咬在矫治器上,确保完全就位。

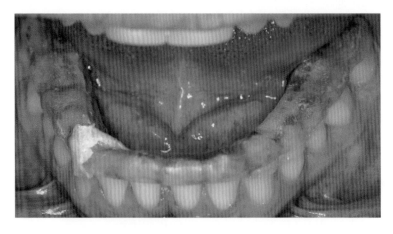

图 12-37 口内直接进行矫治器修理:添加的树脂在口内固化

树脂经常会发生流动或被压入邻面倒凹。因此,需要将矫治器不时地从牙上取下,否则进入倒凹的树脂会发生凝固而导致矫治器无法取下。放入口内2~3分钟后,将矫治器从牙上取下(不从口内取出)再戴回。每30秒重复一次这个步骤直至树脂最终凝固,然后从口内取出矫治器,修整添加的树脂至想要的形状,最后对矫治器进行抛光(图12-38)。

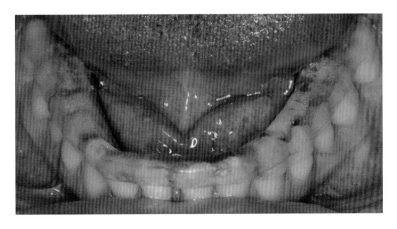

图 12-38 口内直接进行矫治器修理:修理好的矫治器

有时,矫治器会有缺损部分,例如我有一例患者说她的狗咬住了她的矫治器。将矫治器戴入口中确保完全就位,将断端的外缘形成斜面以增加横截面厚度。使用单体将断端斜面润湿,同样在纸杯中调合树脂,将矫治器戴在患者牙上(不放置树脂)。当树脂失去光泽时,戴上手套,用手指在矫治器缺损处添加树脂,然后让患者咬在上面。检查确保添加的树脂足够厚,对颌牙的支持尖能咬在上面。

在矫治器添加树脂2~3分钟后,小心将矫治器取下,以免添加的树脂进入牙齿倒凹凝固后导致矫治器难以取下。再将矫治器戴回,每30秒重复一次这个步骤直至树脂最终凝固。然后从口内取出矫治器,修整添加的树脂至想要的形状。如果缺损的部分与对颌牙有咬合接触,用铅笔标记出牙尖深度,使用树脂钻的平坦部分将多余树脂磨除,使铅笔标记变浅50%,再用一般方法调整矫治器的咬合。

如果找不到矫治器折裂的因素(例如,狗咬坏),可能因为矫治器的咬合面太薄无法抵抗患者强大的咬合力,矫治器咬合面可能也需要加厚,在修补矫治器缺损部分的同时可将整个咬合面增厚。

◉ 即刻会诊

观察损坏的矫治器

如果找不到矫治器折裂的因素,可能因为矫治器的咬合面太薄无法抵抗患者强大的咬合力,矫治器咬合面可能也需要加厚。

如果矫治器既有缺损同时也发生了折裂,修理可分两步进行,先修复折裂,再修补缺损区。如果需要多步,到某种程度重新制作会更好。

矫治器的制作

以下例子可以帮助读者更好地应用之前讨论的稳定矫治器的一些原理。之所以选这些矫治器,因为它们代表了各种不同的过程,而不是推荐任何特定矫治器形式或技术。这些过程可以在制作各种矫治器中灵活组合应用。

前三个例子是硬质树脂矫治器,接下来的两个是中间硬度材料矫治器,最后一个例子是软弹性矫治器。附录 H"实验室稳定矫治器制作指南"为技师制作指南。

压力固化下颌树脂类稳定矫治器

制作丙烯酸树脂矫治器可以使用多种方法,咬合面的磨耗速度根据选用的树脂材料和制作方法而不同。使用同样的树脂材料,压力固化矫治器较冷成型的更耐磨。

压力固化矫治器一般在技工室制作,费用一般更高。这种矫治器,医师需要制取上下颌牙列印模和所需的咬合记录。使用咬合记录将模型上𬌗架(图 12-39),在牙弓上将制作矫治器的所需区域填倒凹(详见附录 H"实验室稳定矫治器制作指南")。我一般会让技师将牙上深的窝沟及后牙除了颊侧外展隙外的所有倒凹填上(图 12-40)。这样只保留了后牙颊侧的倒凹,使得矫治器部分能够卡抱在这些倒凹区,从而这些位置获得固位。

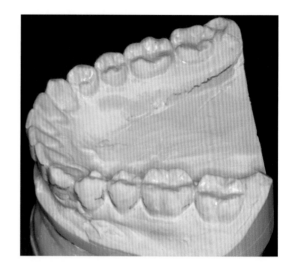

图 12-40　压力固化下颌丙烯酸树脂稳定矫治器:下颌模型的倒凹蜡

的阻力降到最小。

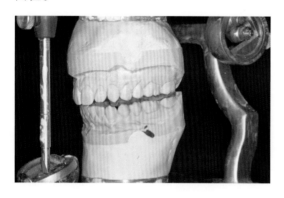

图 12-39　压力固化下颌丙烯酸树脂稳定矫治器:模型上𬌗架

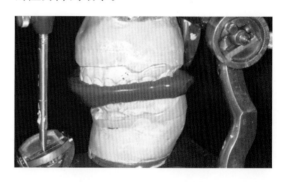

图 12-41　压力固化下颌丙烯酸树脂稳定矫治器:使用新的咬合记录将填过倒凹后重新翻制的模型上𬌗架

对𬌗架上的填过倒凹的模型和对颌模型,进行新的咬合记录。翻制填过倒凹的模型,使用新的咬合记录上𬌗架(图 12-41)。在翻制的模型上形成矫治器蜡型,将蜡型与模型一起放入型盒。在图 12-42 中,注意前导斜面从下颌前牙往前延伸,使矫治器可以实现后牙的即刻𬌗分离。在图 12-43 中,注意矫治器前导斜面比后牙𬌗平面仅仅深 5°。这个浅的前导角度,可使患者侧方运动中遇到

矫治器成型后,从模型盒中取出。最原始的工作模型重新上𬌗架,将矫治器在该模型就位。标记咬合印记并进行调整,最后将矫治器抛光(图 12-44～图 12-46)。在图 12-45、图 12-46 中,注意整个颊舌侧边缘以及从舌侧到前牙的树脂厚度约为 1mm。

将矫治器戴入患者口中。如果正常力量下矫治器无法完全就位或产生压力引起不适,调整其组织面,按本章"组织面调磨"所讲的方法进行处理。

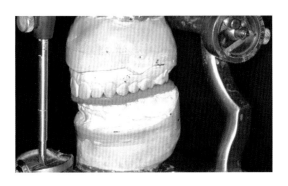

图 12-42　压力固化下颌丙烯酸树脂稳定矫治器：
矫治器蜡型

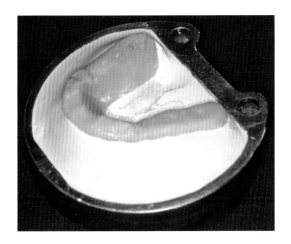

图 12-43　压力固化下颌丙烯酸树脂稳定矫治器：
矫治器蜡型与模型装盒

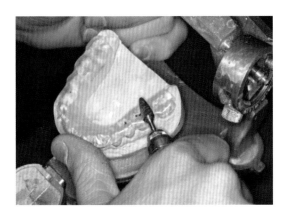

图 12-44　压力固化下颌丙烯酸树脂稳定矫治器：
在𬌗架上调整咬合

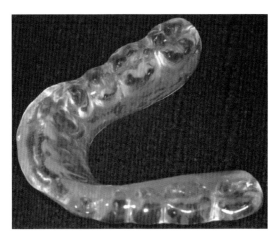

图 12-45　压力固化下颌丙烯酸树脂稳定矫治器：完成

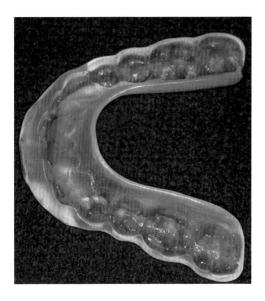

图 12-46　压力固化下颌丙烯酸树脂稳定矫治
器：注意颊舌侧边缘厚度，以及从舌
侧到前牙的树脂厚度

　　一旦戴入合适了，按本章"外表面调磨"
所讲的方法调整外表面。重复标记和调整，
直到每个后牙在正中咬合时与矫治器至少有
一个接触点，与后牙咬合印记比，前牙区的印
记要调磨到没有。注意图 12-47，尖牙的印
记要与前牙或后牙相协调。

　　正中咬合接触调好后，开始调整侧方咬

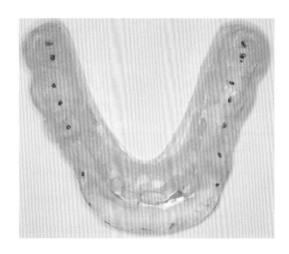

图 12-47　压力固化下颌丙烯酸树脂稳定矫治器：调整后，Accufilm 标记的正中接触印记；在一侧第二磨牙上印记有点重，但在调整侧方咬合的时候会相应减轻

合。调整矫治器的后牙部分，直至没有侧方运动咬合标记。调整前导斜面，当患者进行前伸运动时，后牙与矫治器分离仅 0.5～1mm，前导斜面的力量尽可能被平均地分布到所有前牙上，如图 12-48～图 12-52 所示。

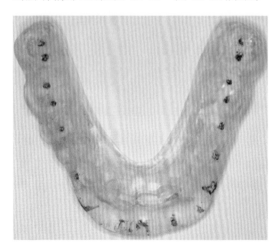

图 12-48　压力固化下颌丙烯酸树脂稳定矫治器：调整后，红色 Accufilm 印记显示的侧方运动接触，黑色 Accufilm 印记显示的正中咬合接触

上颌树脂类稳定矫治器

上颌矫治器的制作方法与下颌矫治器几乎一样。但有两点显著不同：①下颌矫治器上的侧方运动轨迹与运动方向相反；②提供下颌矫治器后牙正中接触的对颌支持牙尖为上颌后牙的舌尖，而对于上颌矫治器为下颌后牙的颊尖。

上颌稳定矫治器的制作，首先取上下颌牙齿印模，取咬合记录。技工室制作好以后，试着使用正常大小力量将矫治器戴入。

矫治器完全就位，摘戴舒适后，按本章"外表面调磨"所讲的方法调整外表面。尖牙的印记要与前牙或后牙相协调（图 12-24）。

正中咬合接触调好后，开始调整侧方咬合。调整矫治器的后牙部分，直至没有侧方运动咬合标记。调整前导斜面，当患者进行前伸运动时，后牙与矫治器分离仅 0.5～1mm，前导斜面的力量尽可能被平均地分布到所有前牙上（图 12-49～图 12-52）。

硬质热塑性稳定矫治器

硬质热塑性稳定矫治器可以做成各种厚度。那些厚度≤1mm 的矫治器可沿着牙齿的表面凸度移行，经常被用作漂白托盘、制作临时冠的托盘等。

2mm 和 2.5mm 厚的材料一般被用来制作矫治器。1mm 厚的材料对于长期戴用的矫治器来说太脆，3mm 厚的材料制作的矫治器体积太大。

对于白天戴用矫治器的患者，我一般使用 2mm 厚的硬质热塑性材料为患者制作矫治器，非常美观，对发音影响最小。患者可以使用这种矫治器几周到几个月的时间，作为提醒以帮助改掉他们白天的不良口腔习惯。一般认为，戴用这种矫治器，患者学会了改掉自己的不良口腔习惯，而不是借此改善TMD 症状。临床上观察到，一部分最初白天戴用这种矫治器的患者，不会有持续动力来戒掉他们白天的不良口腔习惯，在进食前，总会将矫治器摘下来。

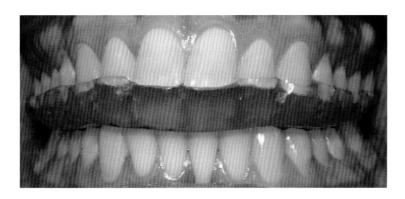

图 12-49 患者在中性位置与矫治器咬合接触情况

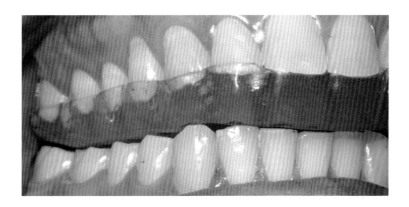

图 12-50 患者在右侧方运动时与矫治器咬合接触情况：后牙实现最小殆分离

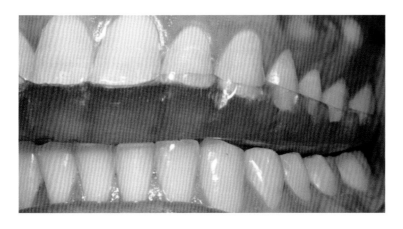

图 12-51 患者在左侧方运动时与矫治器咬合接触情况：后牙实现最小殆分离

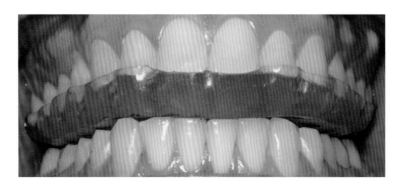

图 12-52 患者在前伸运动时与矫治器咬合接触情况:后牙实现最小殆分离

◉ 即刻会诊

制作白天戴用的矫治器

　　对于白天戴用矫治器的患者,我一般使用 2mm 厚的硬质热塑性材料为患者制作矫治器,非常美观,对发音影响最小。

白天戴用矫治器

　　白天戴用这种矫治器,患者可能学会了改掉自己的不良口腔习惯,而不是借此改善 TMD 症状。临床上观察到,一部分最初白天戴用 2mm 厚的硬质热塑性材料矫治器的患者,不会有持续动力来戒掉他们白天的不良口腔习惯。

　　因此,虽然我不常用这种矫治器,但我在以下两种情形较多使用①已经克服掉白天不良口腔习惯的患者,白天仍然会有明显疼痛而佩戴矫治器能够缓解,但认为矫治器不美观或影响发音者[这类患者一般要求在夜间佩戴现在的矫治器,白天佩戴这种新矫治器(进食时勿戴)];②有间歇性白天疼痛的患者,不想选择传统的行为技术予以治疗,希望用一种美观的矫治器治疗间歇性白天疼痛。

　　既然这种矫治器的目的是可以解决传统矫治器的美观问题以及对发音的影响最小化,我会制作这类下颌矫治器,但没有上前牙前导斜面。仅需要制取下颌牙齿印模,告知

技工室制作 2mm 厚的透明硬质热塑性矫治器即可,附录 H"实验室稳定矫治器制作指南"中有详细说明。

　　矫治器制作好了以后(图 12-53),戴入患者口中。如果正常力量下矫治器不能完全就位,或者产生压力引起不适,调整矫治器的组织面,按本章"组织面调磨"所讲的方法进行处理。调整至合适且固位力大小满意。

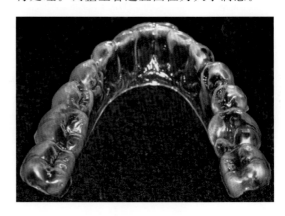

图 12-53 硬质热塑性稳定矫治器:2mm 厚的一个壳

　　这种热塑性材料在制作矫治器之前就是 2mm 厚,但加热和在模型上拉伸后变得大约 1mm 厚。临床经验显示,要想取得想要的上颌牙接触,1mm 厚度往往不够,调磨时咬合面多数会穿孔。因此,矫治器摘戴合适后,需要常规添加透明正畸用丙烯酸树脂,来获得从上颌第一前磨牙舌尖至大部分后牙的咬合接触形式。

经常使用油彩笔,画出前牙区需要添加树脂的范围。使用单体,将矫治器上需要添加的区域润湿。在纸杯中倒入约一茶匙量的牙托粉,加入需要量的单体将所有粉末润湿,使用一根木制压舌板调拌混匀。将调好的树脂添加在所需位置,添加的量比实际稍多一点。等树脂初凝至陶泥状(面团期),再将矫治器放入患者口中。有时,在等待期间,树脂可能会塌落或流下来,但要确保不可流到矫治器组织面。因此一般将添加树脂区朝下拿着矫治器,等待期间一般需要对树脂塑形一至两次。

等树脂初凝至陶泥状(面团期)(图 12-54),将矫治器放入患者口中,手法将下颌推至拟对矫治器进行调整的位置,让患者缓慢闭口咬在软的树脂上。这时,看树脂是否需要调整位置。如果需要,将树脂调整到合适位置。再次手法将下颌归位,让患者缓慢闭口咬在软的树脂上,一旦牙齿与硬的树脂部分有接触后停止。如果患者比刚开始咬合接触深,下颌会偏移,牙尖凹痕则不是在想要的位置了。

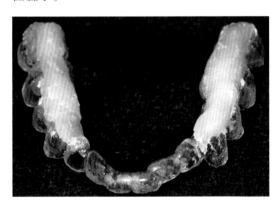

图 12-54　硬质热塑性稳定矫治器:添加在矫治器上的丙烯酸树脂(陶泥状)

取出矫治器,放入热水中加速固化过程,或者放入热加压成型固化炉中,可减少添加树脂气孔的产生。这时,很多患者都会使用漱口水漱口。树脂硬固后,用铅笔标出牙尖凹痕深度(图 12-55),使用树脂钻的平坦部分调磨树脂,直至将所有铅笔标记磨除。重复使用黑色 Accufilm 标记正中咬合接触,调整矫治器,保证每颗后牙至少有一个正中咬合接触,且这些印记尽可能力量一致,患者感觉两侧平稳接触(图 12-56)。

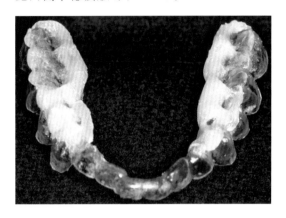

图 12-55　硬质热塑性稳定矫治器:树脂凝固硬化,铅笔标记了牙尖深度

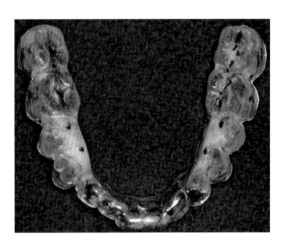

图 12-56　硬质热塑性稳定矫治器:调整后,黑色 Accufilm 印记显示的正中咬合接触,红色 Accufilm 印记显示的侧方运动咬合接触

调整矫治器,使患者能够很轻易地向侧方位置滑动,离开矫治器 0.5~1mm 即可实现后牙的𬌗分离。一般多用上颌尖牙引导后牙的𬌗分离,但一般尖牙与矫治器不接触,从而限制了尖牙引导后牙𬌗分离。因此,上颌

第一前磨牙的舌尖可以用来引导后牙殆分离，直至尖牙与矫治器产生接触后引导后牙殆分离。

调整矫治器的后牙接触部分，直至无红色的侧方运动接触印记，上颌第一前磨牙的舌尖和尖牙除外（图 12-56）。

因患者要在白天佩戴这种矫治器，按传统方法调整后，在患者坐立位再进行微调。将牙椅调成坐立位，让患者脚放在牙椅一侧地板上坐直。按同样的标准再次调整矫治器。

咬合调好后，要确保添加的树脂部分光滑、流畅。有时，添加树脂时会形成一些小孔或小凹。将这些部位用单体润湿后，按同样的方法调拌树脂填入，直接用戴着手套的手指塑形，很容易解决。再在表面稍多添加一些单体，用手指再次塑形即可获得光滑的表面。

调好以后，让患者自己戴入矫治器。告知患者，稍后还会对矫治器进行抛光，只是想知道患者后牙是否均与矫治器平稳接触，以及从患者角度来讲还有没有要调整改善的地方。一旦患者满意了，将添加树脂部分抛光，询问患者是否还有不光滑之处。

只有当患者需在白天戴用矫治器、对美观要求较高、要求对发音影响最小时，我才使用这种矫治器（图 12-57）。需要注意的是，这种矫治器因对上颌前牙没有支持，如果患者全天佩戴的话上颌前牙可能会伸长。但也

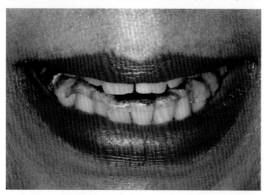

图 12-57　硬质热塑性稳定矫治器：白天佩戴，美观，对发音影响最小

不是经常出现的问题，因为很多患者前牙覆盖较大，下颌前牙与之很少有咬合接触，下唇对这些上前牙有一定的支持作用。为了防止上前牙伸长，如果患者还需要在晚上佩戴矫治器，则推荐制作能够对其前牙有支撑的矫治器，即制作前导斜面。

Impak 稳定矫治器

我们口腔学院经常使用 Impak 材料制作的矫治器。Impak 是一种合成的中间硬度材料，加热后有较好的流动性，冷却至患者口腔温度后变硬。

据技工室数据发现，口腔医师更喜欢粉液比为 4∶1 的热成型矫治器。这种矫治器，在材料被加热后流动性很好，当冷却到口腔温度后又能够保持新形成的形状，可以补偿模型与实际牙齿的微小误差，并且与丙烯酸树脂矫治器硬度相似。

这种矫治器，大部分全部使用 Impak 制作（与 Remedeze 矫治器相当），但如果患者存在中重度夜磨牙，我一般会在这种矫治器咬合面添加丙烯酸树脂，防止患者严重的口腔副功能对矫治器的磨损（与 Bruxeze 矫治器相当）。

将这种矫治器放在 160℉（约 71℃）的水浴加热或放在咖啡机放出的热水中 1 分钟，材料流动性就变得非常好，可以补偿模型和牙面间的任何微小误差。我们将加热的矫治器在患者牙上就位，不断从牙上取下（不从口中取出）再就位。

将上下颌模型和咬合记录送到技工室即可。邻间倒凹中的材料在加热、试戴、冷却过程中会被挤出，我一般会在开始时，使较多材料进入这些倒凹区，使固位力稍大一些（图 12-58）。如果在加热、试戴、冷却后，固位力仍较大，我一般会将边缘磨短。

如果整个矫治器都是使用 Impak 制作的，在加热/试戴阶段，手法将下颌推至想要的位置，让患者稍紧一点咬在材料上。这会使形成的咬合面更好与对颌牙适合。

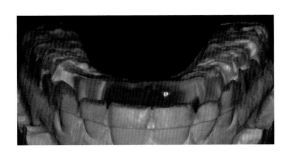

图 12-58 使用 Impak 制作的矫治器

如前所述调磨其他矫治器一样,使用树脂钻进行调磨。我发现,调整这类矫治器的咬合时,要小心不能使之变形,否则可能会费些时间将其恢复到正确形状。

与硬质矫治器相比,Impak 矫治器有如下优点:

(1)经过加热、试戴、冷却过程,可补偿模型的微小误差,固位力对患者来说较为理想。我们让学生最开始给患者制作这种矫治器的原因之一在于,对学生来说,较易形成舒适的矫治器组织面。

(2)可与自固化丙烯酸树脂粘固,可使医师或技师重衬咬合面或进行修理。

(3)如果矫治器所覆盖患牙有修复体,这种材料加热后有良好的流动性,可使医师根据新的修复体对矫治器改形。

双层压膜热塑性稳定矫治器

这种材料是一片一片的,将软的热塑性材料加热后做成片状,然后形成硬的片状材料。将材料加热后,可在患者模型上加压成型,软的那一层材料紧贴牙面,硬的那一层材料形成矫治器的外表面。这使该矫治器兼具软、硬矫治器的几乎所有优点,即软材料对于直接接触的牙齿来说更舒适,可以补偿微小误差,因此组织面一般不需要调改,软材料利于分散咬合力,而外表面硬质材料可以与自凝树脂粘固,使之具备丙烯酸树脂矫治器的特性,咬合面的调整与丙烯酸树脂矫治器方法一样。

制作这种矫治器时,我一般让技师在咬合面添加自凝丙烯酸树脂。因此,我会将上下颌模型及咬合记录送到技工室。

技师将模型上𬌗架,将双层热塑性材料在模型上成型,去除多余材料,再将模型上𬌗架。这时,让技师调整𬌗架的固位螺丝,使对颌后牙与矫治器分离 1mm。这将保证还有 1mm 添加丙烯酸树脂的空间,这对于矫治器的口内调整是合适的。

技师将矫治器咬合面磨粗糙,使用单体润湿,添加自凝丙烯酸树脂,调整咬合(图 12-59～图 12-61)。添加的树脂形成的咬合面与传统丙烯酸树脂矫治器咬合面一样。

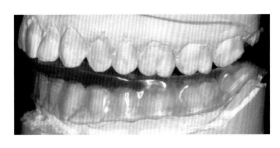

图 12-59 双层热塑性稳定矫治器:在𬌗架上制作和调整

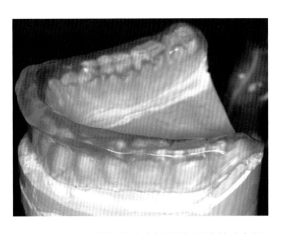

图 12-60 双层热塑性稳定矫治器:形成的咬合面

让技师将矫治器唇颊侧的边缘延伸至龈缘。颊侧边缘的延伸情况根据前牙的角度不同而不同,根据需要可以降低。如果矫治器较难戴入,或前牙区固位力太大,我一般会将

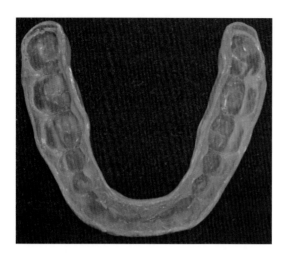

图 12-61 双层热塑性稳定矫治器：组织面，注意颊舌侧边缘以及舌侧至前牙丙烯酸树脂的厚度

颊侧边缘磨短，但至前牙切缘要留至少 1～1.5mm 的材料（丙烯酸树脂矫治器颊侧延伸推荐的量）。

与软弹性矫治器类似，这种矫治器的组织面不可重衬。使用树脂钻或 8 号圆钻调整组织面，如果不能完全舒适地就位，重新制作。

外表面的重衬和调整与丙烯酸树脂矫治器一样。因为组织面软材料占据了一定的殆间空间，与同样的丙烯酸树脂矫治器相比，这种矫治器的垂直距离会稍微增大。

这种矫治器的缺点是，软的组织面那一层随着时间的推移会变色，大约 3 年，看起来就不很好了，大多数患者都要求更换。

软质热塑性稳定矫治器

软质热塑性稳定矫治器可以做成各种厚度，一般用来制作运动护牙托。与硬质热塑性材料一样，一旦加热，并在患者模型上延展开，厚度大约将降到原来的一半。

0.15 英寸（3.8mm）和 4.0mm 厚的材料是可以购买到的最大厚度材料了，做成矫治器后咬合面的厚度大约为 2mm。这种极限厚度有时会有问题，如果患者咬合差异很大，这样的厚度不足以实现所有想要的咬合接触。因此，我常规使用这种材料制作软质热塑性矫治器，即使最终边缘比我需要的要大。

医师只需制取制作矫治器一侧牙弓牙齿的印模，让技工室制作透明软质热塑性稳定矫治器即可，详见附录 H"实验室稳定矫治器制作指南"。这种矫治器组织面一般不需要调整，但如果不能完全就位，或者产生压力引起不适，找到就位干扰点或让患者指出压力区（Accufilm 在这种矫治器上不显示印记）。使用树脂钻或 8 号圆钻调磨组织面。如果仍然不能舒适地完全就位，重新制作。

完全舒适就位后，检查其固位力，根据材料进入倒凹区的深度不同而不同。也会根据材料加热的温度以及在模型上成型所用力量的大小而变化。如果矫治器固位力太大，使用树脂钻或 8 号圆钻，调磨固位力较大区域进入倒凹区的材料。如果因为材料进入倒凹区不足导致固位力不足，则需要重新制作。正压（10 大气压）机较真空机（1 大气压）制作的矫治器的固位力要大很多，这需要与技工室进行电话沟通，确定使用何种成型技术。

矫治器咬合面可以快速调改，使之最大程度接近最终咬合面。为了不使患者中断该过程并能配合做各个方向的下颌运动，应提前告知患者，演示手法将下颌复位，并让患者练习侧方运动。

将矫治器放在模型上，使用酒精喷灯将矫治器上所有对颌牙将要接触的区域加热。将喷灯火焰从一侧向另一侧重复喷扫，意识矫治器均匀受热。临床经验显示，当感觉矫治器有点发黏时，开始准备将其放入患者口中。

矫治器在患者牙上就位后，手法将下颌推至要调整的位置，让患者缓慢咬在软的矫治器上。当最后一颗与矫治器接触的牙齿刚开始接触或还未接触时，嘱患者停止咬合。然后，让患者下颌做先前练习的各个方向的侧方运动。

这样在矫治器咬合面形成对颌牙尖的咬合印记。将矫治器放回模型上，将每一个牙尖凹痕底部用黑色墨水标记，这样在用树脂钻调磨咬合面的时候可以很容易看到。任何非支持尖凹痕都需要完全去除，而支持尖凹痕标记不进行调改。

前牙的齿印形成前导，引导后牙的𬌗分离。这些齿印是要保留的，但如果有材料凸至前牙周围，将其去除，修整这个区域的外形，以便实现顺畅的前伸运动。修整咬合面，形成平坦表面，修整咬合面边缘，可顺畅回到正中咬合。

每一颗后牙至少形成一个支持尖接触。如果没有实现，所有上述步骤需要重做。

最终调磨，用树脂钻调磨矫治器上的咬合纸印记（Bausch Articulating Paper，Nashua，NH），Accufilm 无法在这种矫治器标记。咬合纸印记并非在丙烯酸树脂矫治器上看到的典型点状印记，而是片状印记（图12-62）。

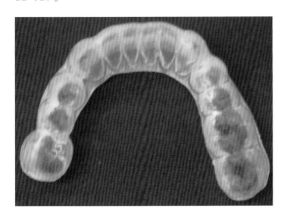

图 12-62 软质热塑性稳定矫治器，调整后正中咬合接触印记

临床经验显示，即便咬合纸印记看起来力量是均匀的，患者有时仍会觉察到有对颌牙并未平稳咬在矫治器上。如果患者发觉有较重的咬合接触，应根据患者的意见对矫治器做进一步调整，直到患者感觉平稳接触。

下一步调整前牙引导侧方运动中后牙的𬌗分离。使用咬合纸标记侧方运动印记，调整后牙区新的印记。

最后使用三氯甲烷或三氟溴氯乙烷（一般吸入性麻醉药，三氯甲烷的替代物）抛光矫治器。快速抛光的话，将矫治器放在模型上，使用蘸湿了三氯甲烷或三氟溴氯乙烷的纱布在粗糙表面用力擦拭即可。用水将残留的抛光剂冲掉，让患者将矫治器戴入，询问患者是否还有需要改善的地方。

软质热塑性稳定矫治器，可以放在上颌，也可以放在下颌。因为边缘体积较大，我一般在下颌制作这种矫治器。被用作运动护牙托应该放在上颌。运动护牙托的咬合我都会进行调整，这会使患者戴起来更舒适，不会引起咬合改变，不会引起患者 TMD 症状的进展。

软质热塑性稳定矫治器，是我给处于乳牙期或混合牙列期的儿童使用的唯一一种矫治器。一般认为，这种矫治器不会显著影响牙列的发育，不需要像其他矫治器一样为了适应小的牙齿移动而进行如此多的调磨。

有时，需要在硬质树脂矫治器或中间硬度材料矫治器的对颌制作软质热塑性稳定矫治器（图 12-63）。一般在下列情形使用：①患者有严重的口腔副功能，使对颌牙对矫治器造成快速磨损；②现用矫治器并未对患者的 TMD 症状充分改善。有研究发现，对这些患者在对颌戴用软质热塑性矫治器，患者的 TMD 症状显著减少；63% 的患者 TMD 症状改善，12% 的患者在一定程度上缓解。

放在硬质树脂矫治器或中间硬度材料矫治器对颌的软质热塑性矫治器的咬合调整起来较为容易。让患者戴入硬质树脂矫治器或中间硬度材料矫治器，使用酒精喷灯从一侧向另一侧重复喷扫加热软质热塑性矫治器的咬合面。然后将其在患者牙齿就位，让患者咬在软质热塑性矫治器上，同时让患者下颌做各个方向的侧方运动。等矫治器凉下来之

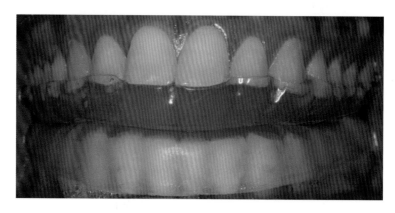

图 12-63　在树脂类矫治器对颌制作的软质热塑性矫治器

后,使用咬合纸印记(Bausch Articulating Paper,Nashua,NH)记录咬合接触情况(正中和侧方)(图 12-64)。使用树脂钻调磨接触较重的区域,磨除侧方运动中凸出的所有软质热塑性材料,最后使用三氯甲烷抛光。

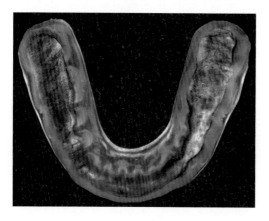

图 12-64　放在硬质树脂矫治器对颌的软质热塑性矫治器,调整后的咬合纸印记

经常见到一些想要缓解 TMD 症状的个体可以直接买到成品矫治器或运动护牙托。可以直接买到的成品矫治器有很多种;有些可以通过加热成型进行定制,有些只是戴入口内供牙齿休息。

戴用这些矫治器的个体,会表现出各种结果。一般认为,不良反应与以下情形有关:①对颌牙与髁状突一起,被置于不恰当的位置;②咬合接触不能使患者下颌自由运功;③口内装置固位力不足,需要患者通过持续咬牙将其固定在某一位置。

不推荐患者长期使用成品矫治器,因为如果不覆盖所有牙齿或不能使所有牙齿平稳接触的话可能会引起咬合改变。

矫治器维护、佩戴和调整

医师在制作矫治器时所使用的方法是有较大差异的。一些医师(例如,我自己),在约患者戴矫治器时就把咬合充分调整好。有时,较长的复诊周期会使患者 TMD 症状加重,以至在最终将咬合调整好之前一些患者就想停止了。

一些医师会缩短复诊周期,在矫治器戴入时将其调至基牙舒适状态,调整咬合至每侧有一至两个接触点。在以后的复诊中,再将咬合进一步调整,最终达到前述的调整效果。

矫治器戴入时对其充分调整,可使患者在最初即可获得最大治疗效果,但过长的操作过程,会使一些暂时性的 TMD 症状加重。阶梯式的调整方案在矫治器戴入后一般不会引起患者 TMD 症状的加重,但也有一些患者戴用了未经充分调整的矫治器后引起 TMD 症状的加重;咬合接触不平可能会引起牙齿的移动,这反而会延误医师对矫治器稳定咬合的实现;使患者花更长的时间才能获得矫治器最大的治疗效果。

一旦患者戴用矫治器,推荐给他们一份"咬合矫治器护理指南"(附录 E),并仔细阅读。指南会告知患者戴用矫治器经常遇到的问题、日常维护、需要进一步调整的原因以及如果出现不适,应停止戴用,复诊将问题解决。

矫治器可能藏匿微生物,如果患者需要进行念珠菌感染治疗或医师怀疑真菌在矫治器下生长,需要对矫治器进行处理。可在诊室将矫治器浸泡在 1‰ 的次氯酸钠中 10 分钟除菌。患者也可以将矫治器浸泡在 2 滴 Clorox 加 1 杯水(8 液体盎司)稀释的溶液中浸泡 30 分钟以抑制白色念珠菌的新陈代谢。一些医师要求患者每周这样做防止真菌感染,但我担心这样对中间硬度材料矫治器和软弹性矫治器有害。

推荐的佩戴形式会根据正在治疗症状的不同而不同。因 TMD 症状持续几个小时不能入睡或白天几乎没有任何症状的患者,只需在夜间佩戴。

◉ 要点

因 TMD 症状持续几个小时不能入睡或白天几乎没有任何症状的患者,只需在夜间佩戴。

如果想要使用矫治器减少明显的白天症状,我一般会让患者在白天佩戴矫治器,这样可以:①作为提醒,帮助患者注意并改掉自己白天的不良口腔习惯(图 14-7);②将稳定咬合环境的影响最大化。指导患者在白天临时佩戴矫治器,不可在进食时佩戴。夜间佩戴矫治器往往使缓和白天症状的措施进一步获益。因此,我一般先让患者暂时一天 24 小时佩戴矫治器,过一段时间至数月,慢慢减少佩

戴时间至主要在夜间佩戴。

◉ 要点

如果想要使用矫治器减少明显的白天症状,让患者暂时一天 24 小时佩戴矫治器(进食时除外),几个月后,慢慢减少佩戴时间至主要在夜间佩戴。

偶尔,有患者一天 24 小时戴用矫治器(包括进食时),牙齿没有机会咬在最大牙尖交错位(MI),过一段时间可能就真的闭合不到 MI 了。这种情况可能需要正颌外科手术来解决。患者不可在进食时佩戴矫治器的主要原因是,进食时牙齿就有机会咬在最大牙尖交错位了。让患者一天 24 小时佩戴矫治器仅仅是很短的一段时间(几个月),这期间要密切观察,确保患者的牙齿能闭合在最大牙尖交错位。

一些患者认识到,他们的 TMD 症状和口腔副功能与一些特定活动有关,例如,开车、使用电脑等。要求这些患者在从事这些活动时(如果患者愿意)和夜间佩戴矫治器。在白天佩戴的开始阶段,患者要观察在这些活动中佩戴矫治器后自己的获益和损失(例如,发音困难或发音清晰度问题)情况。从这个过程,患者会决定白天佩戴矫治器的频次。也可选择保守治疗方法,如果需要,患者可以停止白天佩戴矫治器,只在夜间使用。

一般情况下,在患者使用新矫治器时,咀嚼肌会放松,关节痛会减轻。咀嚼系统中的这些变化,往往会改变牙齿在矫治器上的咬合。有观察显示,这些变化会与患者的症状、矫治器的调整次数以及咬合稳定性成比例。无论刚开始将矫治器调得多好,因上述适应性变化,患者均需要回来对咬合做进一步调整,以确保未产生新问题、矫治器是使患者受益的,如果需要,可以推荐患者进行其他 TMD 治疗。

戴入矫治器至复诊的时间,可以根据患者症状的严重程度和矫治器能够调整到的程度而不同。如果患者症状严重,不能对矫治器进行充分调整,可约患者一周内复诊。如果患者症状轻微,对矫治器进行了充分调整,一般会约患者 3~4 周后复诊。

患者来复诊时,询问佩戴期间有何问题。有时,患者会说自己在睡眠时不知不觉会将矫治器摘下。患者在夜间潜意识中将矫治器摘掉,一般是因为加重了患者症状。主要有四种原因,一旦找到原因,患者就不会再摘掉了:①太松;②太紧;③与对颌牙咬合不合适;④体积太大。进行相应的调整,问题随即消失。

一般情况下,患者主诉白天 TMD 症状显著缓解,白天缓解的程度根据患者白天戴用矫治器的频次、白天不良口腔习惯戒掉的情况而不同。如果矫治器还需要小的调整,需要对咬合进一步完善,但患者往往感觉不到变化,或者感觉不到症状的进一步改善。

即使有明确指征显示患者戴用稳定矫治器后可以显著改善或不能改善 TMD 症状,我们经常会吃惊地发现,对某个患者有效的矫治器而对另一位患者却无效。幸运的是,按前述方法调整矫治器后,症状未改善的患者比例是很小的。

所有戴用矫治器的患者,在评估后都要给他们一份"TMD 的自我管理疗法"(附录 D)。手稿最后提到"一些患者接受治疗后,并未发现有任何改善(10%~20%的患者戴用矫治器后症状没有改善)"。因此,提前告知了患者这种情况,但如果患者症状真的未改善,这也不会减少医师和患者的失望感。

通常,我的牙科治疗是成功的,但从医学上讲,医师经常会遇到一部分患者不能从中受益。TMD 治疗的成功类似于慢性痛的医疗过程。严格按照第 19 章"保守疗法的整合"中所推荐的什么时候使用稳定矫治器,将佩戴稳定矫治器后症状未改善的患者数量降到最少。

如果患者戴用经完善调整的矫治器几周后并未获得预期的缓解,考虑重新对患者进行评估,确定主诉是否是因为非 TMD 源因素所致,以及在最初的评估中,非 TMD 源促进因素(颈痛、纤维肌痛症、睡眠呼吸暂停综合征)是否被漏掉。如果未拍全口曲面断层片,这时应该拍一个。

未经治疗的睡眠呼吸暂停患者,可能与重度夜间口腔副功能所致 TMD 的患者因类似的症状醒来,例如,颞肌和(或)咀嚼肌持续疼痛 0.5~1 小时。在最初的评估问卷中,睡眠呼吸暂停引起疼痛的患者,经常说在夜间睡眠不佳,进一步询问,患者会说在整个白天昏昏欲睡,他们自己或床伴会说经常憋醒。这些患者需要做睡眠测试,评估是否是睡眠呼吸暂停综合征。如果需要,可请患者的内科医师进行这方面的评估。

⊙ 即刻会诊

> **TMD 症状缓解失败**
>
> 如果患者戴用经完善调整的矫治器几周后并未获得预期的缓解,考虑重新对患者进行评估,确定主诉是否是因为非 TMD 源因素所致,以及在最初的评估中,非 TMD 源促进因素(颈痛、纤维肌痛症、睡眠呼吸暂停综合征)是否被漏掉。如果未拍全口曲面断层片,这时应该拍一个。

戴用矫治器后,如果患者未取得满意的症状缓解,医师可能需要换一种下颌位置,看是否会使矫治器更有效。最有可能使患者获益的下颌其他位置是患者咀嚼系统感到最放松和舒适的位置。

让患者将下颌缓慢向前滑动,看是否有一个咀嚼系统感觉较放松舒适的位置。如果患者能找到这个位置,医师会发现矫治器在该新位置更有效。

患者将下颌伸至前方更舒适的位置时，髁状突位置也随之改变。如果患者有可复性关节盘前移位，髁状突转动时，关节内出现摩擦音或弹响，这提示髁状突移至关节盘的中间带（称可复性位）。为了临床确诊关节盘-髁状突改变是可复性的，让患者从这个前伸舒适位置开始张闭口，如果关节盘-髁状突复位，患者典型的 TMJ 摩擦音或弹响将不再出现。附录 C 中"颞下颌关节关节盘-髁状突复合体紊乱病"的最左下方图表可以直观地帮助读者认识，一旦髁状突复位，患者在该位置张闭口就不会出现关节杂音了。与我们所期待相反的是，核磁共振成像（MRI）并不完全支持该临床检查结果。

如果患者为可复性关节盘移位，临床检查提示，在该新位置，关节盘-髁状突复位，新制作的矫治器将处于靠前的位置。推荐医师按照第 13 章"前置定位矫治器"的方法制作整个新位置的矫治器。也可通过在原来稳定矫治器上添加丙烯酸树脂的方法将其改成前牙再定位矫治器。

如果较舒适的位置位于原来位置的前方仅 1 或者 2mm，患者可以重复咬在这个位置，继续戴用稳定矫治器，在新位置调整形成正中接触。如果患者不能重复咬在这个位置，需要往矫治器上添加丙烯酸树脂形成新的牙尖凹痕，帮助患者将下颌保持在该位置。

可以在矫治器的咬合面添加自凝树脂形成牙尖凹痕（图 12-65）。按照本章"外表面重衬"的方法进行，让患者咬在已确定好的该舒适的位置。按第 13 章介绍的方法修整矫治器。佩戴时间表、注意事项、复诊时间按前牙再定位矫治器的要求进行。

如果患者找不到一个较舒适的位置，但符合佩戴前牙再定位矫治器的标准，则要考虑给患者戴用前牙再定位矫治器，按照第 13 章介绍的方法进行。推荐戴用之前先戴用稳定矫治器，因为稳定矫治器对大多数个体有

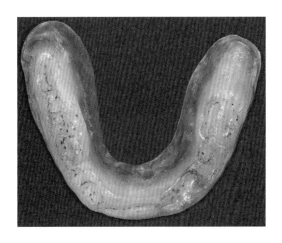

图 12-65　矫治器上的牙尖凹痕，调整咬合接触后的 Accufilm 印记

效，而其他几种矫治器的后遗症风险要高很多，但也有一些戴用稳定矫治器症状未得到缓解的患者，戴用其他几种矫治器后效果会非常明显。

另一种治疗方法，可考虑在硬质树脂或中间硬度材料矫治器的对颌制作软弹性矫治器（图 12-63）。有研究发现，给戴用硬质稳定矫治器无效患者的对颌佩戴软弹性矫治器后，TMD 症状显著减少，63％的患者 TMD 症状改善，12％的患者在一定程度上缓解。针对发生在非睡眠状态的 TMD 症状的其他非矫治器疗法，详见第 19 章"保守治疗的整合"。戴用稳定矫治器的患者，需要对他们的情况随诊几个月的时间，观察诊间咬合变化的量，以及患者对这些改变的敏感程度。这样，医师才能决定下次复诊的合适时间。通常，患者最终会一年复诊一次。

使用第 19 章"保守治疗的整合"对 TMD 进行保守治疗，我尽可能减轻患者的症状，这样只需在夜间佩戴矫治器。大多数患者，我都让他们多年在夜间戴用矫治器。有时，患者可能会忘记在夜间戴用，这时提示我们应该做一下检查看矫治器是否还有必要戴。

TMD 往往是一个周期性疾病，经常与患者生活中所发生的一些事件相关，患者戴

用矫治器的频次与很多情形有关。有些患者可能需要每天夜间戴用，其他患者可能以周为单位进行戴用，还有患者发现自己在某些时候可能不再需要矫治器。如果患者不戴矫治器，牙齿可能发生移位，久而久之，可能出现戴入困难和疼痛。

经常会见到患者回来说自己不再需要矫治器就停止戴用了。一两年后，他们生活中发生了变化，他们可能需要再次佩戴。因此，即使有些患者不需要戴用矫治器了，仍建议每天夜间持续使用。当到达必须更换的程度，不再需要了，这时才是停止佩戴的合适时机。

矫治器疗法应该被认为是多种 TMD 保守疗法的一种。与其他保守疗法联合使用，往往会增强患者症状缓解的程度。矫治器治疗不应该被当作一种临时性治疗措施，而认为咬合重建才是最终治疗手段。

第 13 章

前置定位矫治器

常见问题回答

问：为什么在临床上消除颞下颌关节（TMJ）杂音提示髁状突位于关节盘的中间区？

答：附录 C 中"颞下颌关节盘－髁状突复合体紊乱病"的左下图可以帮助读者直观理解，一旦髁状突降低到关节盘的中间区，患者就可以在此位置开闭口，而不会产生当髁状突在关节盘后带下移动时通常发出的摩擦音和弹响。

这种矫治器一般用于治疗可复性关节盘前移位的患者，能暂时维持下颌处于前伸位，使髁状突重新定位在关节盘的中间区，该位置也被称为髁状突降低到关节盘的位置（图13-1）。前置定位矫治器减轻颞下颌关节紊乱（TMD），似有两个主要机制：①它通过移动关节盘后带的下方消除了关节盘－髁状突的机械干扰；②它将髁状突的加载力从盘后组织转移到了中间区。

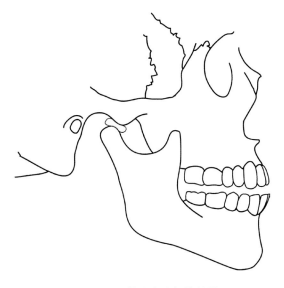

图 13-1　髁状突在降低的位置

⊗ 要点

> 前置定位矫治器一般用于治疗可复性关节盘前移位的患者，它能暂时维持下颌处于前伸位，使髁状突降低到关节盘的位置（图 13-1）。

当患者佩戴矫治器时，髁状突维持在降低的位置上，导致患者开口或前伸下颌时，就不会发出摩擦音和弹响。如果引起关节杂音的机械干扰刺激了 TMJ，且患者具有持续刺激这种干扰的不良习惯，那么佩戴这种矫治器会将这由此产生的刺激降到最低。

当患者佩戴矫治器时，发生紧咬合，则通过髁状突传递的力将加载在关节盘的中间区而非盘后组织。直观地说，这有利于盘后组织疼痛患者。

盘后组织也可以通过一种稳定矫治器的应力保护。如果稳定矫治器是通过使用中性位置调整的（详见第 12 章中的"颌位与咬合记录"），髁状突则不会紧靠关节盘。因此，当患者佩戴这种稳定矫治器紧咬在最大牙尖角错位（MI）时，传递到关节盘的负荷或 TMJ 内产生的压力最小。以这种方式，稳定矫治器也能减轻发炎的盘后组织的负担。

前置定位矫治器已被证明可以减少许多患者的 TMJ 疼痛、肌肉疼痛和 TMJ 杂音。同样，稳定矫治器也能改善大多数患者的 TMD 症状，即便他们的疼痛与关节盘－髁状突机械干扰或在杂音发生时开口处的间隙性绞锁有关。

⊗ 要点

> 前置定位矫治器已被证明可以减少许多患者的 TMJ 疼痛、肌肉疼痛和 TMJ 杂音。同样，稳定矫治器也能改善大多数患者的 TMD 症状，即便他们的疼痛与关节盘－髁状突机械干扰或在杂音发生时开口处的间隙性绞锁有关。

有人建议，前置定位矫治器可能比稳定矫治器能更有效地减轻某些 TMD 症状。由于稳定矫治器的可能效果和与前置定位矫治器相关的问题，建议医生首先使用稳定矫治器和其他保守的 TMD 疗法。只有在这些方法不奏效时，才考虑使用前置定位矫治器。

将下颌骨长时间地保持在想要的前伸位时，可能偶尔会加重患者的 TMD 症状。已经观察到在临床上，如果发现下颌位置加重了 TMD 症状，患者通常认为是矫治器加重了这种症状。

直观地说，只有符合以下所有标准的患者，使用前置定位矫治器比稳定矫治器获得额外改善的可能性较高：

（1）患者的 TMJ 机械干扰与疼痛有关。

（2）TMJ 杂音可通过将下颌骨置于推荐的前伸位消除。

（3）咀嚼系统在下颌骨位于推荐的前伸位时，感觉更放松或更舒适。

这种暂时改变关节的原理，使其在更舒适的位置起作用，同样可用于治疗身体其他肌肉骨骼疾病。

颌位和咬合记录

对这种矫治器来说，下颌骨应位于髁状突降低到关节盘的位置，咀嚼系统会感觉更放松或更舒适。下颌骨不能定位得过于靠前，因为通常下颌骨的位置越靠前，患者的咀嚼系统感觉就越紧张。笔者确定了想要的下颌位置，并将牙科椅背从其最大直立位置向后调整 $10°\sim20°$ 后，进行咬合记录。

如果患者上下颌关系正常，建议先评估上下前牙接触的下颌位置是否可行。让患者在这个下颌位置上多次开闭口，并观察是否消除了摩擦音或弹响。

如果摩擦音或弹响消失，临床上建议在这个位置上再定位髁状突，使其降低到关节盘的中间区（图 13-1）。附录 C 中"颞下颌关节盘－髁状突复合体"的左下图可以帮助读者直观理解，一旦髁状突位置降低，患者就可以在此位置开闭口，而不会产生关节摩擦音和弹响。医师应牢记，临床上确定的下颌位置并不能准确地确定所有颞下颌关节完全降低的位置，但这是传统上使用的技术，并为这种矫治器提供了临床上可接受的结果。

如果该位置不能消除摩擦音和弹响，就请患者继续前伸下颌，并重新检查该位置是否消除了 TMJ 摩擦音和弹响。一旦弹响消除，则询问患者这个位置是否比正常的下颌姿势位更舒适。

如果所选择的下颌位消除了摩擦音和弹响，但患者对该位置感到不舒服，则请患者稍稍后退下颌并重新检查是否依旧没有弹响，但现在感觉舒适。通过实验能找到消除 TMJ 摩擦音和弹响，且咀嚼系统感觉更放松或舒适的下颌位。如果确定了这样的下颌位置，则建议在该位置上做咬合记录。如果无法确定符合这些标准的下颌位置，那么对该患者而言，前置定位矫治器可能没有稳定矫治器有效。

如果在前牙切对切的位置能满足前置定位矫治器的标准,那么这是一个很好的位置,因为在这个位置上医生可以看到下颌骨是否能返回到相同的位置,并且对患者提供了稳定的位置。

如果确定的下颌位置与前牙切对切的位置不同,患者通常可以在其颞下颌关节内感觉到想要的机械椎间盘-髁状突关系,并且也可以很容易地保持或返回到这个位置。医师可能会要求患者在这个位置上多次开闭口,这样患者在创建咬合记录时就不难找到这个位置了。

如果患者有足够稳定的咬合位置能使材料变硬,则可以通过要求患者咬入软蜡或在牙齿之间注射𬌗间记录材料来进行咬合记录。如果咬合记录是在咬牙的情况下完成的,则请实验室技术人员将𬌗架的垂直距离打开约1mm。

设计和调整

与稳定矫治器类似,前置定位矫治器应覆盖牙弓中所有的牙齿,舒适地安放在它们上面,并与所有对颌牙接触,且其表面应光滑(图13-2)。

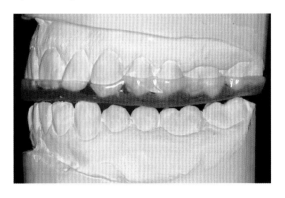

图13-2 上颌前置定位矫治器与对颌所有牙接触

上颌前置定位矫治器在下颌前牙接触后方即形成一个斜面(图13-3)。当人在睡觉时,肌肉是放松的,下颌往往向后漂。下颌骨后退时,斜面可顶住它,有助于维持所需的关节盘-髁状突关系,并在患者试图咬合时将下颌骨向前引导至期望的位置。下颌矫治器可以采用类似的斜面构造,但患者在白天佩戴下颌矫治器的倾向较大,而下颌矫治器往往不那么有效。

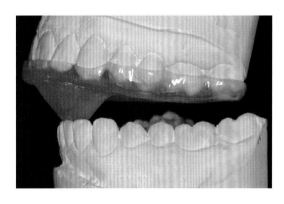

图13-3 上颌前置定位矫治器有一个斜面,这个斜面防止患者的下颌移到矫治器后面,并在患者试图咬合时将下颌向前引导至期望的位置

矫治器可以用任何硬质材料或中间材料制造,其内部可按照稳定矫治器制作。外部是通过两片铰接式镊子夹持的黑色咬合纸标记对颌牙接触点来制作的。按照稳定矫治器的描述放置镊子,使其在口腔内以微小的角度放置,这样患者可以同时标记第三磨牙和中切牙(见图12-20)。

有的医生把这种矫治器的后牙𬌗面做成与对颌牙相应牙尖凹痕,而有的则建议做成平坦的后牙𬌗面。两者都可以接受,但笔者更喜欢平坦的后牙𬌗面,因为那样调整矫治器的咬合更容易更快。

反复地标记和调整矫治器,慢慢地让对𬌗后牙有均匀接触。与稳定矫治器相似,每颗后牙至少应接触一颗,且与后牙的标记相比,前牙接触应较轻或无接触。临床经验表明,应充分调整矫治器的咬合以达到最好效果。

⊙ 即刻会诊

调整矫治器

临床经验表明,应充分调整矫治器的咬合以达到最好效果。

一旦获得所需的中心接触,就要调整前突的引导斜面。斜面应足够长,让下前牙不至于退到它后面。如果患者睡觉时下前牙能退到斜面后面,可能会在这个未调整的位置上咬紧,并加重症状。因此,要将下颌骨重新定位到中性位置以确定患者后退下颌的距离。如果斜面太短,可以加入自固化的透明正畸丙烯酸树脂来延长它。如果斜面比所需的长,则要去掉多余部分(图13-3)。

当患者从中性位置滑入想要的前伸位置时,用关节钳夹住两张黑色咬合纸在斜面上标记对颌前牙的接触点。反复标记和调整斜面,使患者的尖牙到尖牙在斜面上做出标记。

由于种植牙的牙冠没有牙周韧带,当患者咬紧牙时,它们不会压缩。当患者紧咬矫治器或向前推凸出的引导斜面时,确保不会使这些牙冠过载。当患者最大限度地紧咬矫治器时,标记中心接触点。这将最大限度地让牙咬在矫治器上,而不是咬在种植牙冠上,牙冠会在矫治器上标记得更重。调整矫治器,使咬合的牙冠在不咬合时也合适。尽管没有咬合,也不用担心这些冠会受到挤压。

观察是否有任何种植体支持式牙冠接触到了突出的引导斜面,并调整矫治器,使牙冠在这些运动中与矫治器保持安全距离。根据患者的意愿,来看种植体牙冠上的咬合是否需要额外的减轻。在第三部分的引言部分讨论了关于覆盖在种植体支持式牙冠上的矫治器的建议。

与稳定矫治器相似,光滑的矫治器能使患者感到舒适。

矫治器佩戴

最初,前置定位矫治器用于24小时将下颌维持在前文所描述的前伸位(包括进食)。随着时间的推移,由于下翼外肌的挛缩,髁状突后软组织的增生,髁状突的重建和(或)牙槽骨改变,患者通常不能将下颌骨退至MI位。

一段时间后,这些患者接受正畸和(或)修复重建后,MI位就与这个新的下颌位置一致了。这些病例的研究者发现,尽管提供了广泛的治疗,患者也不能保持这种期望的关节盘-髁状突关系。

笔者读过最全面的研究是观察了12位患者治疗后的变化,他们首先佩戴了前置定位矫治器,然后通过正畸治疗在预定前伸位建立了稳定的咬合。对照患者的头颅侧位片重叠情况,研究者发现随着时间的推移,所有患者均出现咬合和颞下颌关节的改变,包括下颌骨向远中再定位,上颌磨牙压低,覆𬌗覆盖也随之增加。

因此,建议患者只在睡觉时佩戴前置定位矫治器,并在白天使用正常的下颌位置。通过这种方式,患者可以维持正常的MI位咬合,并通过夜间佩戴矫治器来使TMD症状缓解。一位作者指出,夜间佩戴前置定位矫治器与24小时都佩戴对TMD症状的改善似乎差不多。

⊗ 要点

建议患者只在睡觉时佩戴前置定位矫治器,并在白天使用正常的下颌位置。

当患者在晚上第一次佩戴前置定位矫治器时,他们通常会报告说,一旦他们在醒来的时候取下了矫治器,就需要将近一小时才能咬到MI位。在接下来的一个月里,这个时间通常会逐渐缩短。一小部分患者会发现能够咬到MI位的时间逐渐延长。

睡眠呼吸暂停装置同样在晚上使髁状突保持前位,一些患者在取出装置后同样难以咬到 MI 位。随着时间的推移,一些佩戴睡眠呼吸暂停装置的患者无法咬至 MI 位,导致后牙开𬌗。一项研究表明,在佩戴 4、7 和 14 个月后,出现这种情况的概率分别为 5.8%、9.4% 和 17.9%。

因此,建议患者尽可能短地佩戴前置定位矫治器,一旦达到效果,就换成稳定矫治器。当患者佩戴前置定位矫治器时,建议每月追踪他们是否开始无法咬至 MI 位。

观察这一点的一个简单的方法是记录当患者咬入 MI 位时,哪些对颌牙能够维持锁结(图 3-27)。如果一个患者开始无法咬至 MI 位,最后面的对颌牙最先开始失去锁结。如果发生这种情况,患者应立即停止佩戴矫治器,医生可选择将前置定位矫治器换为稳定矫治器。如果仅发生微小的变化,患者应恢复保持锁结的能力。

已经显示一项能减轻佩戴睡眠呼吸暂停装置的患者后牙开𬌗的练习对佩戴前置定位矫治器的患者也有益。在这个练习中,要求患者醒来后,在上下中切牙之间放一块塑料(30mm× 10mm× 3mm)。接下来,患者将其下颌尽可能向前和向后滑动 5 秒,然后将其下颌处于放松位置 10 秒,再牢牢咬住塑料。患者重复这一系列动作 3 分钟。获得这种塑料的一个简单的方法是拿一张运动护齿套的材料,并剪一块大约 30mm× 10mm 的塑料。

由于前置定位矫治器可使下颌位处于咀嚼系统感觉更放松或舒适的位置,因此一些患者倾向于全天佩戴矫治器。如果全天佩戴,则更可能导致患者无法咬至 MI 位。如果及早发现,这个问题通常是可以解决的,但如果长期存在,通常是永久性的。因此,应指导患者只在睡觉时佩戴前置定位矫治器,并密切追踪,以确保他们不会无法咬至 MI 位。

◉ 即刻会诊

> **观察 MI 位的改变**
> 观察这一点的一个简单的方法是记录当患者咬入 MI 位时,哪些对颌牙能够维持锁结。

由于严重并发症与前置定位矫治器有关,所以笔者认为这是一种短期疗法。一旦疼痛和有限的运动范围得到充分的解决,矫治器应逐渐停用或更换为稳定矫治器。如果患者在一年内没有换成稳定矫治器,笔者会要求患者停止佩戴前置定位矫治器,以便检查发生了什么变化。笔者期望观察到以下三种情况之一:①他们的疼痛不会再现,表明他们不再需要矫治器。②他们只有不戴矫治器的早晨疼痛,所以改戴稳定矫治器来治疗。③他们仍有机械症状和疼痛,所以要继续佩戴前置定位矫治器且每月随访。

◉ 即刻会诊

> **使用前置定位矫治器**
> 由于严重并发症与前置定位矫治器有关,所以笔者不认为这是一种长期疗法。

医生应牢记以下几点:①前置定位矫治器不是为了纠正关节盘－髁状突的关系,而是为了减少 TMD 的症状,类似于其他保守的 TMD 治疗。②即使患者符合前置定位矫治器的标准,稳定矫治器在降低患者症状方面通常同样有效。由于前置定位矫治器需要小心并发症,而稳定矫治器相对没那么复杂,建议首先使用稳定矫治器。如果患者在接受稳定矫治器和其他保守治疗后,仍符合稳定矫治器的标准并继续出现明显疼痛或颞下颌关节间歇性锁结,则应考虑位矫治器。

⊗ 要点

> 建议医生在使用前置定位矫治器之前先使用稳定矫治器，因为稳定矫治器复杂性较小，即使患者符合前置定位矫治器的标准，稳定矫治器也同样有效。

建议准备佩戴前置定位矫治器的患者，了解与之相关的潜在并发症以及复诊随访的重要性。笔者对于某些患者的随访感到很有难度，特别是那些对矫治器反应良好的患者。因此，在提供该矫治器之前，建议在患者的病例中加上一条，已告知患者如果不复诊随访，应该停止佩戴该矫治器，并且签署此条目。

有些医生要求患者全天佩戴前置定位矫治器（包括进食）。这些医生打算为他们的患者最终无法后退下颌骨，无法咬至 MI 位，且伴随后牙开𬌗。这些医生计划通过正畸和（或）修复重建咬合，以便让 MI 位与下颌骨的新位置一致。这些医生认为这种疗法的合理性在于可复性关节盘前移位的机械性干扰

是导致患者症状的主要原因，必须予以消除才能解决患者的 TMD 症状。

可复性关节盘前移位在一般人群中是相当普遍的，在绝大多数 TMD 患者中 TMD 症状的影响很小。TMJ 弹响最常见的原因就是可复性关节盘前移位，且 25%～35% 的普通人群也存在关节杂音。笔者经常把颞下颌关节的杂音和体内其他关节的杂音比较，只有在有疼痛和（或）感染的时候才建议治疗，治疗的目的只是解决疼痛和（或）感染，而不是噪音。

他们用前置定位矫治器治疗的目的是将关节盘－髁状突关系恢复到"正常"的位置，但是追逐这类病例的研究者观察，随着时间的推移，并不是所有的患者都能够保持这种新的关节盘－髁状突关系。在笔者看来，这是一种非常昂贵且不必要的治疗方法。

为了防止使用这种疗法，欧洲青少年颅颌疾病研究院（EACD）建议，只能使用前置定位矫治器 6～8 周。

第四部分

多学科治疗方案

咬合矫治器仅是众多治疗 TMD 的方法之一。由于 TMD 是一种多因素的疾病（由多种病因），许多疗法已被证明对个别 TMD 患者症状有积极影响。

❌ 要点

> 咬合矫治器仅是众多治疗 TMD 的方法之一。

内科医生、物理治疗师、脊椎治疗师、按摩治疗师和其他治疗肌肉和（或）颈部区域的医师对 TMD 治疗具有有效的结果。从事放松、压力管理、认知行为治疗的心理医师也可减轻 TMD 症状。正畸、修复及全科医师通过改善咬合稳定性减轻了 TMD 症状。外科医生通过不同颞下颌关节手术方法减轻了 TMD 症状。药物和对身体其他肌肉以及关节的自我管理策略也可降低 TMD 症状。

一份对 1500 名 TMD 患者使用的各种治疗方法的调查报告了各种治疗方法有效的百分比（图 Ⅳ-1）。研究表明，许多治疗方法可对 TMD 有益，复合治疗方法可获得满意的症状缓解。基于我推测此研究病人多为慢性 TMD 患者，因此大多数患者的改善的比例要低于此研究。

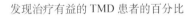

发现治疗有益的 TMD 患者的百分比

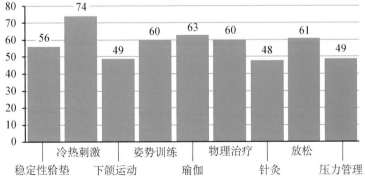

图 Ⅳ-1　这些疗法都有益的 TMD 患者的百分比。这些百分比比大多数研究中发现的要低，笔者推测这是因为许多是慢性 TMD 疼痛患者，他们对大多数治疗往往反应不好

文献支持此研究的发现,即大量潜在的可逆保守疗法可用于治疗 TMD 患者。并不是所有 TMD 治疗同样有效,而且也没有一个治疗方法被证明对所有的 TMD 患者都有效。通过从患者访谈以及临床检查中所获得的信息,医生可以选择最优成本以及效果的治疗方法,可具有最大的潜能为特定患者提供长期症状缓解。

由于各种疗法采用不同的机制发挥作用,因此医生可采用多种治疗方法取得协同的作用。最成功的治疗往往侧重于对患者无法自行消除的致病因素的治疗。这些治疗理念与其他骨科以及风湿科治疗一致。

✖ 要点

> 由于各种疗法采用不同的机制发挥作用,因此医生可采用多种治疗方法取得协同的作用。最成功的治疗往往侧重于对患者无法自行消除的致病因素的治疗。

大多数接受 TMD 治疗的病人可以被成功治疗或得到明显的症状缓解,而没有接受 TMD 治疗的病人症状改变最小。医生的经验和专业性,以及治疗方法的有效性可以影响治疗的计划。

当医生评估患者时,要认识到牙科治疗范围之外的许多疾病会导致 TMD 症状的持续,例如广泛的疼痛、风湿病、睡眠障碍或抑郁。识别(如第 2 章所述,“‘初诊患者问卷调查表’的回顾”)并对这些疾病进行适当的治疗可增强 TMD 症状的缓解。病人的预后通常与问题出现的时长、疼痛的频率和严重程度、其他慢性疼痛的出现、社会心理的程度、病人对先前治疗的反应和病人依从性有关。

许多病人并没有遵从我们的推荐治疗方法,事实上一项研究发现 TMD 患者的平均依从性为 54%。这就是为什么我通常给病人列一系列治疗方案,并与他们讨论他们要选哪一种治疗方案。我更愿意了解病人的方案,以便于我不会给患者写出没必要的推荐或者处方。

教育病人和良好的医患关系是提高病人依从性的重要因素。应对患者进行临床发现、诊断资料、治疗方案和预后方面的教育。这需要医生向患者提供资料,如附录 C“颞下颌关节盘-髁突复合体紊乱病”。

第 14 章

患者自我管理疗法

常见问题回答

问：哪一种患者自我管理疗法是最有益的？

答：肌肉疼痛是颞下颌关节紊乱病最常见的病因，对疼痛肌肉的自我按摩被认为是最有益和最常用的患者自我管理疗法。

问：当患者不能有效控制日间习惯或肌肉紧张时，你能做些什么来减轻其日间症状？

答：一些患者无法通过有效控制日间习惯或肌肉紧张来减轻它们的日间症状。这些患者中的大多数都需要心理医生提供额外的帮助来改变这些症状，特别是当观察到其有其他社会心理需要的时候。

患者自我管理疗法是指需要患者自己完成的治疗程序，与患者前往专业机构寻求治疗相比显得更加方便和经济。患者一般选择使用他们自己发现的最方便有效的方法。在治疗颞下颌关节紊乱病的口腔医生中开展的一项调查显示患者自我管理疗法是提供给颞下颌关节紊乱病患者的第二常见的治疗方法（第一是咬合垫）。另外一项调查发现大约 2/3 的颞下颌关节紊乱病患者在使用各种方法 1 个月之后会接受自我管理指南。

◉ 即刻会诊

> **患者自我管理疗法的使用**
>
> 与患者前往专业机构寻求治疗相比，患者自我管理疗法更加方便和经济。

这些治疗方法可能非常有益，两项研究报道通过使用这些疗法颞下颌关节紊乱病患者的疼痛减轻了 40％。另一项研究比较了患者自我管理疗法和常规颞下颌关节紊乱病治疗方法在具有最小社会心理因素的颞下颌关节紊乱病患者中的应用情况，结果发现两种疗法没有疗效上的差别。另外一项研究为其对照组提供了自我管理治疗，发现这些患者的颞下颌关节疼痛明显减轻，功能显著增强。

当我完成了对非急性颞下颌关节紊乱病患者的初步检查，我会向患者讲解他的病症，讨论病因（例如，肌肉紧张，过度的颞下颌关节压力）及促成因素（例如，颈部疼痛，应激状态）。然后我开始讨论治疗方案，并且将患者自我管理疗法写在最前面。讨论完治疗方案之后，我的相当数量的患者会选择尝试患者自我管理疗法，如果症状没有得到足够的缓解再选择升级疗法。

临床经验已经证实大量患者通过患者自我管理疗法获得了很大改观。而据推测这些变化主要依赖于患者的依从性。医生或者经过培训的人员需要给患者最初的指导并要经

◉ 即刻会诊

> **患者自我管理疗法的实施**
>
> 医生或者经过培训的人员需要给患者最初的指导并要经常鼓励他们来完成自我管理治疗。

常鼓励他们来完成自我管理治疗。一旦患者发现使用自我管理治疗的好处,他就会变得更加自觉。

这一章提供了很多患者自我管理疗法,以自我管理指南开始(附录 D"TMD 的自我管理疗法"),我会把这个指南给几乎每一个被诊断为颞下颌关节紊乱病的患者,以下是针对不同具体情况患者的患者自我管理疗法。

自我管理指南

附录 D"TMD 的自我管理疗法"中提供了一个推荐的自我管理指南手册。它先对颞下颌关节紊乱病的背景做了一个简单介绍,提供了一些患者过去经常问我的一些信息。在自我管理指南之后,该手册告知患者颞下颌关节紊乱病不能治愈但是可以控制,治疗不是完全可预见的,因此治疗计划可能需要根据患者治疗后的反应来相应调整。

自我管理指南以按摩开始,因为颞下颌关节紊乱病患者发现按摩可以高度缓解和控制疼痛,他们经常使用该方法。在一项关于颞下颌关节紊乱病患者自我管理疗法的研究中,按摩是最常用的治疗方法(24%的患者使用该方法缓解颞下颌关节紊乱病的疼痛),同时发现它也是最有效的患者自我管理疗法(61%的患者报道它非常或者极其有益)。当患者或者按摩师按摩肌肉的时候,他们经常在肌肉内发现结节(扳机点)。如果这些扳机点被按压或者揉搓(通常由拇指或指关节来完成),它们一般会减少活动从而使肌肉疼痛减轻。

通过按摩达到的症状减轻仅仅是暂时的,就像人们不会期望从放松肌肉或锻炼身体中获得永久的好处一样。由于这种好的效果是暂时的,因此患者必须经常去找按摩师重复按摩以保持疗效。另一方面,经指导进行自我肌肉按摩的患者可以得到和按摩师相

似的效果,同时还避免了时间和经济上的损失。

疼痛主要来自肌肉的颞下颌关节紊乱病患者更容易通过按摩治疗得到缓解,医生希望鼓励患者在白天对他们咬肌、颞肌和(或)颈部肌的疼痛部位进行多次的按摩。一些患者发现在按摩的时候使用一种非处方肌肤霜(例如 Icy Hot)会得到更好的效果。

▼ **专业提示**

肌肉的按摩

疼痛主要来自肌肉的颞下颌关节紊乱病患者更容易通过按摩治疗得到缓解,医生希望鼓励患者在白天对他们咬肌、颞肌和(或)颈部肌的疼痛部位进行多次的按摩。

许多颞下颌关节紊乱病患者在颈部和肩膀有额外的扳机点。按压颈部扳机点的常规方法是患者平躺在地板上,将绑在一起的两个网球(使用胶带或将它们放在袜子里并在尾部打结)放置在颈部,使两个网球能够平衡,这样颈部的扳机点即被按压。类似的,患者可以躺在单个网球上来按压肩部的扳机点。

▼ **专业提示**

颈部扳机点的按压

按压颈部扳机点的常用技术是患者躺在地板上,将绑在一起的两个网球(例如使用胶带)放置在颈部,使两个网球能够平衡以施加压力到颈部的扳机点。

与肌肉按摩类似,扳机点按压也仅仅是一种暂时性疗法,需要不断地重复。为了确保非活跃状态的扳机点不被重新激活,必须确定和充分控制导致疾病延续的因素。扳机点最常见的持续性因素是长期过度重复使用

肌肉的累积效应、慢性肌肉紧张及情绪压力。对于咀嚼系统,过度重复使用最可能引起功能异常习惯,而对于颈部区域最可能引起不良的姿势。

家庭理疗包括使用热疗、冷疗或冷热交替治疗,还没有研究比较哪种方法对颞下颌关节紊乱病患者、具体的颞下颌关节紊乱病诊断或具体情况更好(除了创伤后使用冷敷)。从经验上看,大多数颞下颌关节紊乱病患者似乎更喜欢热疗,但那些剧烈疼痛(9/10或以上)的患者似乎觉得热疗会加重他们的疼痛,所以他们更喜欢冷疗,而其他患者发现使用冷热交替治疗症状反应最好。一项调查显示 74% 的颞下颌关节紊乱病患者发现冷或热疗对他们的颞下颌关节紊乱病有益(图Ⅳ-1)。

▼ 专业提示

> **理疗推荐**
>
> 从经验上看,大多数颞下颌关节紊乱病患者似乎更喜欢热疗,但那些剧烈疼痛(9/10或以上)的患者似乎觉得热疗会加重他们的疼痛,所以他们更喜欢冷疗,而其他患者发现使用冷热交替治疗症状反应最好。

一项研究表明使用湿加热垫而不需其他额外治疗的患者比例几乎是使用湿毛巾的两倍(图 14-1)。据推测这种反应的差异是由于加热垫可以使组织保持持续的高温,而毛巾会随着时间的推移逐渐冷却。基于这项研究,我推荐患者使用加热垫而不是随着时间推移而逐渐冷却的装置。

另一项研究比较了在脸颊上使用湿润和干燥加热垫后口腔颊黏膜的温度。作者发现两种方法之间没有差别,但也有少数患者更喜欢湿润的加热方法。要明白依从性与所要求程序的复杂性有关,干热是更简单的用法,

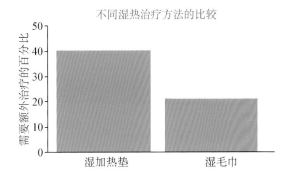

图 14-1 与湿热毛巾相比,有较高比例的颞下颌关节紊乱病患者在连续使用湿加热垫后不需要任何额外的治疗

因此我告诉患者干加热垫和潮湿的加热垫一样好,但是如果患者喜欢的话使用湿的加热垫完全没有问题。

如果一名患者同时有颈部疼痛,他应该在给咀嚼区加热的同时用加热垫包裹住颈部的疼痛区域。另外一种可以为患者颈部提供热疗的方法是使用便携式热包(如 ThermaCare)。这类治疗包已经被证实可以显著减轻肌肉骨骼系统的疼痛,并且它们的疗效一般可以持续几天时间。

患者使用多种方法来进行冷疗,比如一些人喜欢将冰块包进毛巾等。经常使用冷疗的患者似乎更喜欢取一袋冷冻豌豆,用手背击打袋子以使豌豆松解,然后用毛巾把袋子包好敷在皮肤上。这些患者通常会以某种方式标记这些袋子以防止以后不小心将这些豌豆当成做饭的食材。

很多颞下颌关节紊乱病患者发现食用坚硬或难嚼的食物会加重他们的症状,一些患者观察发现双侧同时咀嚼可以减轻症状。因此,建议患者食用柔软适度的食物,或将食物切成小块,并尝试将食物平均放在口腔的两侧同时咀嚼。一些疼痛非常严重的患者可能更喜欢喝 Ensure® 或 Sustacal®,或者将食物放入搅拌机处理后饮用。

咖啡因的吸收有积极的作用,如提高警

觉和情绪,但也有消极的作用,如增加焦虑、肌肉活动、头痛及失眠。很多人由于摄入了过多的咖啡因从而导致了无法控制的肌肉收缩和失眠。一项超过 3000 人的调查发现了咖啡因消耗量与头痛(图 14-2)及失眠(图 14-3)的关系。

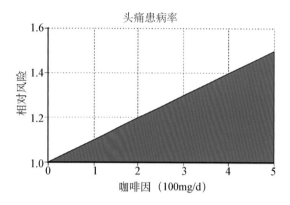

图 14-2　咖啡因摄入量(用标准咖啡杯冲泡 100mg 的咖啡)与头痛患病率之间的关系

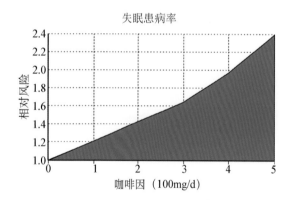

图 14-3　咖啡因摄入量(用标准咖啡杯冲泡 100mg 的咖啡)与失眠患病率之间的关系

临床上,一位著名的肌肉研究人员得出结论,每天多于一杯咖啡(8 盎司)或一罐苏打水会加重肌肉扳机点(最常见的颞下颌关节紊乱病疼痛原因)。饮料中咖啡因的含量差别很大,作为一般指导,我告诉患者一杯咖啡、一罐苏打水和两杯冰茶或热茶是等效的。建议颞下颌关节紊乱病患者每天饮用不超过一杯咖啡、一罐苏打水或两杯茶以减少咖啡因的摄入量。

很多消费者对咖啡因的摄入已经达到了化学依赖的程度,如果他们不能饮用足够的咖啡因就会引起严重的头痛。这类患者可以在没有进行性头痛和疲劳的情况下慢慢减少咖啡因的摄入。据观察,每天饮用超过一罐咖啡的患者,通常可以在不产生这些问题的情况下将每天的咖啡摄入量减少至一罐,并要求其保持这样的水平 1 周。研究还发现,这些患者和那些服用少量咖啡因的患者通常都能在不产生咖啡因脱瘾症状的情况下每周减少一杯咖啡或一罐苏打水的摄入。

减少咖啡因摄入对颞下颌关节紊乱病症状的影响存在很大变异,一些患者报告没有变化,而其他一些患者认为可以显著减轻甚至消除他们的症状。从经验上讲,摄入高剂量咖啡因的患者似乎更有可能对限制咖啡因的摄入做出有利的反应。我要求所有患者尽量每天饮用不超过一杯咖啡、一罐苏打水或两杯茶,并在治疗期间保持这种消耗水平。同时告知他们,一旦治疗完成,他们可以恢复任何他们喜欢的咖啡因使用量,但应观察与此相关的颞下颌关节紊乱病症状的增加。有了这些知识,他们可以对咖啡因摄入量做出一个明智的选择。

◉ 即刻会诊

限制咖啡因的摄入

　　从经验上讲,摄入高剂量咖啡因的患者似乎更有可能对限制咖啡因的摄入做出有利反应。

有些人倾向于在他们忙碌、烦躁、开车、使用计算机或精神集中的时候收紧咀嚼肌并咬紧牙关。紧咬牙或磨牙需要咀嚼肌的收缩并加重关节负荷,许多研究报道了咀嚼肌活动(甚至长时间低强度活动)与颞下颌关节紊乱病疼痛的关系。

◉ 即刻会诊

> **告知患者倾向**
>
> 有些人倾向于在他们忙碌、烦躁、开车、使用计算机或精神集中的时候收紧咀嚼肌并咬紧牙关,这可能是咀嚼肌疼痛和(或)颞下颌关节炎症的主要原因。

在最初预约的时候,患者可能只是觉得轻轻地把牙齿放在了一起,一般都没有意识到在这个压力下他们所承受的咀嚼肌张力或牙齿压力。颈部或肩部疼痛的患者往往感到疼痛的部位过度紧张,经过比较认为,对于这些患者,颈部或肩部的紧张与咀嚼系统的张力一样增加他们的疼痛。

为了破除这些习惯,要求患者自行密切监测张力的保持、紧咬牙或磨牙的习惯,尤其是当他们忙碌、烦躁、开车、使用计算机或精神集中的时候。因此,患者要学会保持下颌肌肉放松,牙齿分开,舌头轻轻地放在腭部上前牙的后面。这些将在本章后面"纠正日间习惯"里详细讨论。

◉ 即刻会诊

> **要求患者注意习惯**
>
> 一些颞下颌关节紊乱病患者认为他们只是轻轻地把牙齿放在了一起,但当他们忙碌、烦躁、开车、使用计算机或精神集中的时候常常会不自觉地把牙齿紧咬在一起。

此外要求患者注意并避免将不必要的压力加在咀嚼肌和颞下颌关节上的习惯,例如,将手放在静息的下颌或咬颊、唇、指甲、角质层及任何可以放入口中的其他物品。

姿势在颞下颌关节紊乱病症状中起着重要作用,因此要求患者保持良好的头部、颈部和肩部姿势。患者要特别警惕使用计算机时的姿势,并且要避免不良姿势习惯,如将电话抱在肩膀上。一项调查显示 60% 的颞下颌关节紊乱病患者发现下颌后退训练对他们的症状有好处(图Ⅳ-1)。姿势改善训练将在附录 G"姿势改善训练"中提供,并将在本章"下颌后退训练"中深入讨论。

要告知患者他们的睡眠姿势也很重要,应避免使颈部和下颌过度劳累的睡眠体位,如果偏向一侧睡觉,应将头放在使颈部脊柱与其余脊柱保持一致且上下颌骨对齐的位置。

研究表明,放松有利于减轻颞下颌关节紊乱病症状。之前提到的调查显示,放松对 61% 的颞下颌关节紊乱病患者有益(图Ⅳ-1)。患者最好每天留出一到两次的时间来放松和排除下颌和颈部的紧张状态,一些简单的放松技巧就会得到很好的效果,如坐在一个安静的房间里听着舒缓的音乐,洗个热水澡,缓慢的深呼吸。一般来说,放松这种方式不仅可以减轻疼痛,而且能使患者意识到肌肉紧张和放松的不同感觉,并能够在肌肉紧张时立即减轻肌肉的紧张状态。

许多颞下颌关节紊乱病患者发现大张嘴,如打哈欠、大喊大叫或长时间的口腔治疗,会加重颞下颌关节紊乱病症状。因此,患者要避免这些活动。

非处方药通常只能轻微缓解颞下颌关节紊乱病的症状,患者可以按需服用,但要避免咖啡因的摄入(例如 Anacin, Excedrin, Vanquish)。

为了强调它的重要性,激励患者,解释执行这些程序时的困惑,强烈建议患者进行资料审查。如果能够同患者一起进行资料审查,在患者初始问卷中没有询问的一些潜在促成因素(例如咖啡因的摄入或睡眠姿势)将在此时被识别。任何受过这种训练的工作人员均可完成这些审查。

▼ 专业提示

鼓励患者遵循自我管理指南

为了强调它的重要性,激励患者,解释执行这些程序时的困惑,强烈建议患者进行资料审查。

✖ 要点

如果能够同患者一起进行资料审查,在患者初始问卷中没有询问的一些潜在促成因素(例如咖啡因的摄入或睡眠姿势)将在此时被识别。

临床经验证明,颞下颌关节紊乱病自我管理指南的有效性有很大差异,这种差异与患者的动机有关。这里有一些可以树立更好的患者依从性的技巧:①对患者进行随访,了解其对医嘱的执行情况;②让患者做出按照要求治疗的承诺;③让患者确定另一项能够激发他们做这些治疗的常规活动。例如,如果一个患者在看晚间电视节目时决定使用加热垫,那么当节目播出时,希望会提醒该患者使用加热垫。

闭口肌拉伸训练

研究表明,倘若一个颞下颌关节紊乱病患者的疼痛主要是在闭口肌[咬肌、颞肌和(或)翼内肌],拉伸训练将会减轻颞下颌关节紊乱病的疼痛并增加运动范围。有研究表明,拉伸训练与殆垫治疗对症状的改善效果相当。闭口肌往往是颞下颌关节紊乱病疼痛的主要原因,推荐使用附录F"闭口肌拉伸训练"中的方法来进行闭口肌的拉伸练习。与自我管理指南一样,经过培训的工作人员可以很好地指导和检验患者的下颌运动练习。

✖ 要点

研究表明,倘若一个颞下颌关节紊乱病患者的疼痛主要是肌源性的,拉伸训练将会减轻颞下颌关节紊乱病的疼痛并增加运动范围。

如果患者不愿意尝试拉伸训练,应向他解释这些疼痛最有可能是由于肌肉过度使用后副功能活动增加、肌肉过度紧张引起的。与慢跑后的腿部肌肉疼痛一样,最原始的治疗方法就是在锻炼之前和之后拉伸肌肉。由于患者可能在白天或晚上都有副功能活动或过度的肌张力,因此每天周期性地拉伸闭口肌可能会有最好的效果。

这个练习只针对那些有闭口肌疼痛的患者,它通过开口肌(翼外肌、二腹肌前腹和后腹)来拉伸闭口肌,如果患者的疼痛主要发生在开口肌上,这个练习可能会加重症状。此外,如果患者有明显的颞下颌关节炎症,该运动也可能会使症状加重,因此不建议有明显的开口肌或颞下颌关节疼痛的患者进行这种锻炼。翼外肌拉伸训练练习将在"翼外肌拉伸训练"中提供。

▼ 专业提示

拉伸训练处方

如果患者有明显的颞下颌关节炎症,该运动可能会使症状加重,因此不建议有明显颞下颌关节疼痛的患者进行这种锻炼。

患者在拉伸训练前对拉伸部位加热可能会对拉伸训练有好处。一项研究比较了拉伸训练前热敷与拉伸前冰敷、拉伸前热敷后冰敷、单纯拉伸及不拉伸(对照组)时肩膀活动范围的增加量(图14-4),结果表明,在拉伸训练前热敷会有最大的改善。因此,如果患者进行这种锻炼并且对疼痛的闭口肌热敷,

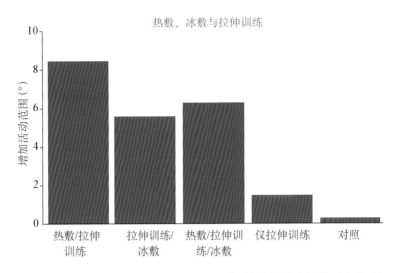

图 14-4 拉伸训练后热敷比拉伸训练后冰敷、拉伸训练前热敷后冰敷、单纯拉伸训练或不进行任何干预相比更有效

则鼓励对肌肉充分热敷之后再进行锻炼。一些颞下颌关节紊乱病患者用热水淋浴来加热其疼痛的闭口肌,对于这样做的患者,同样鼓励以这种方式使肌肉升温后再进行锻炼。

翼外肌拉伸训练

可以通过拉伸翼外肌来减轻疼痛和(或)紧绷感。拉伸翼外肌时,医生应将拇指放在同侧下颌最后一颗牙上,并用手指将下颌骨包裹(图 14-5)。使用优势手或非优势手都是可以的,一些医生喜欢在牙齿和拇指之间放置纱布,以防止手指按压在牙尖上引起的不适。

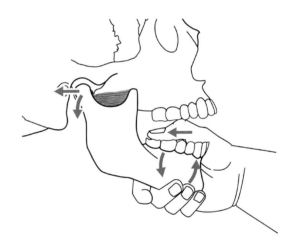

图 14-5 翼外肌拉伸

▼ **专业提示**

> **翼外肌拉伸**
>
> 拉伸翼外肌时,医生应将拇指放在同侧下颌最后一颗牙上,并将手指将下颌骨包裹(图 14-5)。

医生应该用拇指向下推,并将下巴向下拉。这样可以使下颌骨旋转,髁突分离,并为髁突的运动提供更大的空间。在分离髁突的同时,用约 4 磅的力将下颌骨向后推并保持约 30 秒。然后将力量释放,但手在下颌骨上的位置应保持不变。大约 5 秒之后,重复拉伸翼外肌 30 秒,连续拉伸 6 次。让患者自己练习,并根据需要提供建议。

后退下颌可能会使有颞下颌关节炎症的患者疼痛加重,因此需要调整拉伸的力量以防止颞下颌关节炎症的加重。要求患者完成系列拉伸,即每天拉伸 6 次,每次约 30 秒,两次拉伸之间停顿 5 秒。

从解剖学的角度来看,翼外肌的位置太深不适合表面热敷,但有翼外肌障碍的患者经常报告热敷是有好处的。正如关于闭口肌(附录 F "闭合肌拉伸训练")的描述,患者对该区域充分热敷后再进行运动具有更好的效果。

下颌后退训练

不良姿势在普通人群中非常普遍,它会增加颈后肌、韧带及关节的张力。对颞下颌紊乱病患者的研究和调查显示下颌后退训练对颞下颌紊乱病的疼痛有益。

在一项随机临床试验中发现,附录 G 中提供的"姿势改善训练"可以显著改善颞下颌紊乱病和颈部的症状。治疗组接受了这些下颌后退训练和附录 D 中的自我管理指导,而对照组只接受了自我管理指导。结果治疗组的颞下颌紊乱病和颈部症状分别减少了 42% 和 38%,而对照组则分别减少了 8% 和 9%(图 14-6)。头相对于肩部更加前倾(具有更大的头部前倾姿势)的颞下颌紊乱病患者,更可能通过下颌后退训练和自我管理指导获得症状的改善。

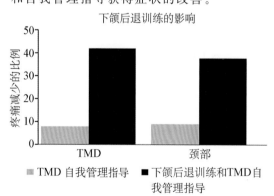
下颌后退训练的影响

图 14-6 姿势练习和 TMD 自我管理指导比单独 TMD 自我管理指导更利于 TMD 和颈部疼痛缓解

◉ 即刻会诊

> **推荐下颌后退训练**
>
> 使用附录 G 中提供的训练方法,治疗组的颞下颌紊乱病和颈部症状分别减少了 42% 和 38%,而对照组则分别减少了 8% 和 9%(图 14-6)。

医生希望使用附录 G 中的下颌后退训练来帮助颞下颌紊乱病患者缓解症状。后续的随访是必要的,可以确保训练能够正确的进行,特别是当患者知道他们会被问及依从性和要求演示的时候,可以更好地激励患者遵守训练计划,而不适当的训练可能会加重颞下颌紊乱病或颈部的症状。

除了进行这些训练之外,患者还必须持续监测其姿势并保持所希望的新姿势。临床上,这种新的认知可以很容易地与其他自我监测结合起来,以改善颞下颌紊乱病的症状,例如持续监测舌姿势、下颌姿势及下颌肌张力。这种自我监测能够使患者在恢复到原来不希望的姿势或行为时立即改变这些姿势或行为。

通过观察患者在初始评估过程中头部前倾的程度我们可以知道,通过这些训练,具有较大头部前倾姿势的颞下颌紊乱病患者其症状改善的可能性更高。因此,头部前倾姿势越大,我越有可能推荐这些训练。

纠正日间习惯

与夜间因素有关的颞下颌紊乱病症状一般出现在患者醒来后,通常持续几分钟到一小时。如果颞下颌紊乱病症状持续更长的时间,并随着时间的推移进一步加重,或在当天晚些时候发生,则通常是由日间习惯(功能异常、情绪引起的肌肉紧张等)引起的。

✖ 要点

> 如果颞下颌关节紊乱病症状在醒来后持续 1 小时以上，并随着时间的推移加重，或在当天晚些时候发生，则通常是由日间习惯（功能异常、情绪引起的肌肉紧张等）引起的。

下面的分析对患者理解习惯与颞下颌关节紊乱病症状之间的关系会有所帮助。一个人因为右侧肱二头肌和肘部受伤、肘部锁结去看医生（我用的是与患者咀嚼肌和关节症状相同的主诉）。

医生按压该患者的右侧肱二头肌和肘关节，发现有压痛，然后医生按压他的右肩、左肩和左臂（我检查着我说的这些位置），发现没有压痛。医生（带着困惑的面部表情）说，"这很奇怪，我想知道是什么导致了右手臂的局部压痛。"说这些话的时候，我把右手放在膝盖上向下推，这样手臂肌肉弯曲，右臂开始颤抖。医生看了看他的右臂（带着一种惊讶的表情）说："你在用你的右臂做什么？"这个患者回答："你应该忽略这些，这只是我感到焦虑或挫折时的一种紧张习惯，它可以帮助我消除紧张情绪。"医生说："难怪你的右臂疼痛，任何人持续做这样的动作都会有局部疼痛，如果你想摆脱你的痛苦，就必须停止这种习惯。"我把手从膝盖上拿下来，继续弯曲手臂的肌肉，让手臂颤动起来。患者说他可以停止这种习惯，但如果那样的话就不能用这种方式消除他的精神紧张。医生说："不，你必须要学会让你的手臂放松。"（同时用我的双臂演示这一点）。"一旦你学会让你的手臂保持放松，你的肱二头肌和肘关节的疼痛就会消失。"

我告诉患者（用手臂演示），按压膝盖类似于将牙齿碰在一起并紧咬，而屈曲肌肉将手臂伸出类似于在下颌肌肉中保持张力。你必须学会让你的下颌肌肉放松，并允许你的下颌放松（同时，我放下我的手臂让它们放松）。当你这样做的时候，你的嘴唇会轻轻触碰，而你的牙齿会被分开 1/8～1/4 英寸。

在"初诊患者问卷调查表"（附录 B）的第 26 个问题中，患者需要确定一天中他们牙齿接触的时间百分比。如果接触时间为 20% 或更多，患者会发现把头靠在头枕上，闭上眼睛，深呼吸，集中注意力放松下颌肌肉会很有帮助。5～10 秒之后，我会让他们思考他们的舌头在什么位置，再过 5 秒之后，我会再让他们思考他们的牙齿是否在一起。然后我会让他们睁开眼睛坐起来，并再次询问他们的舌头在什么位置。我会让他们尝试将舌头在那个位置上轻轻停留，通常这有利于使他们的下颌肌肉放松。这时我问他们的牙齿是否有接触，而通常情况下均没有接触。我告诉他们如果能够保持下颌肌肉放松，他们的牙齿就会分开。我们讨论当他们的牙齿咬在一起时，下颌肌肉必须保持一定的张力，同时在忙碌、工作、开车的时候，他们可能会无意识地将牙齿紧咬在一起。

在"初诊患者问卷调查表"（附录 B）的第 27 和 28 个问题中，患者需要识别自己的日间口腔习惯，应强烈鼓励患者①始终将舌轻轻放在腭部或能够使牙齿分开的位置；②停止紧咬牙齿（夜间活动超出其控制范围）；③停止一切其他可能有的口腔习惯（例如咬颊、咀嚼物品或咬指甲及角质层）；④观察可能对其颞下颌关节紊乱病有促进作用的任何其他口腔习惯。

当患者专注于其他事情，特别是当他们忙碌、紧张或精力集中（例如使用计算机）的时候，这些习惯通常会发生或加剧。因此，他们通常需要一些提示来提醒自己是否在做这些有害的习惯。这些提示可能是外部的，例如每隔 5 分钟通知他们一次的计时器。根据疼痛强度的波动，患者通常可以判断发生主要作用习惯的时间，这是使用该提示的最有利时机。临床观察认为，最好与患者一起，帮助他们确定使用哪些外部提示，以及何时及如何使用这些提示。

◉ 即刻会诊

> **使用外部提示**
>
> 　　日间习惯通常发生在患者专注于其他事情，特别是忙碌、紧张或精力集中（例如使用计算机）的时候。因此，他们通常需要一些提示来提醒自己是否在做这些有害的习惯。

　　如果这些习惯在开车的时候很突出，一些患者会选择将黄色便条的一部分贴在车的里程表上，这样每次检查车速时就会提醒他们监测口腔习惯。还有一种情况，一名患者在使用计算机时这些习惯很突出，于是她将胶带粘到键盘的"Z"键上，她感觉每5分钟就要敲一次这个键，每当触摸到胶带的黏性部分时都会提醒她检查口腔习惯。

　　随着时间的推移，外部提示往往会融入背景而失去其惊人的效果，不再提醒患者检查口腔习惯。当发生这种情况时，患者可能希望将外部提示转化为内部提示。内部提示来自于身体内部，患者可以利用内部提示来提醒自己注意口腔习惯。颞下颌关节紊乱病患者最常使用的内部提示是牙齿接触到对颌牙齿或咬合垫时的疼痛强度和肌肉张力。临床上，患者如果能够学会使用内部提示来维持新的习惯或姿势，将会获得最长期的成功。有些患者更愿意先使用外部提示，然后再发展到内部提示。

　　有些患者发现使用日记来记录每小时的活动和疼痛强度可以帮助他们更好地识别与主要作用习惯相关的活动，还可以加强破除这些习惯的必要性。有些患者选择充分了解他们的主要作用习惯，不断监测并将其用作内部提示，以提醒自己改变这些活动。例如，一个容易在咬肌中保持张力的人使用咬肌张力作为内部提示，每当感受到张力时就放松

咬肌。如果患者发现自己恢复了以前的有害习惯或姿势，他们需要重新建立自己想所希望的习惯或姿势。

◉ 即刻会诊

> **日记推荐**
>
> 　　有些患者发现使用日记来记录每小时的活动和疼痛强度可以帮助他们更好地识别与主要作用习惯相关的活动，还可以加强破除这些习惯的必要性。

　　一些患者希望用疼痛强度作为他们的内部提示。当患者感觉到疼痛增加时，他们会提醒自己是什么引起了这个问题并且去改变它。一旦他们能够自如地控制自己的习惯，使疼痛降到一个较低的水平或者变为间歇性，就可以让患者改变疼痛强度、肌肉紧张等内部提示。以这种方式，当他们开始收紧肌肉，然后有意识地放松时，他们就会警觉起来。患者通常发现这样能使肌肉保持紧张的状态，从而防止疼痛的发展。临床上观察到，那些能够将肌肉紧张度作为内部提示的患者，在消除日间颞下颌关节紊乱病症状及维持这一效果方面似乎取得了最大的长期成功。

　　一些患者发现破除这些习惯和使用"TMD的自我管理疗法"（附录D）可以有效缓解颞下颌关节紊乱病症状。这一点主要体现在那些想让自己变得更好以及主要为日间疼痛的患者身上。

　　其他一些患者发现在白天戴用稳定矫治器可以帮助他们不断调整不良功能习惯，从而使他们能够发现并改变日间习惯。如果需要白天戴用咬合垫，一些医生喜欢使用第12章"热塑性硬质稳定矫治器"中提到的2mm厚热塑性硬质咬合垫，因为它对语言和美观的影响很小。

　　在一项研究中，受试者被随机分配到习惯消除稳定矫治器组和习惯消除组，两组受试者

均要求避免接触牙齿并使咀嚼肌放松。咬合垫组每天佩戴稳定咬合垫 20 小时,习惯消除组不佩戴稳定矫治器,但要在 4 周的时间里每天用 2 小时检查牙齿位置和咀嚼肌张力。两组受试者颞下颌关节紊乱病疼痛症状均显著降低(图 14-7)。这表明,如果颞下颌关节紊乱病患者能够避免牙齿接触并使咀嚼肌放松,那么口头提醒和以佩戴稳定矫治器作为提醒对症状改善是相似的。从经验上看,我相信我的患者在 4 周内症状的缓解程度会比图 14-7 的受试者更好,这可能是由于我的患者接受的是多学科联合治疗而不是单一治疗。

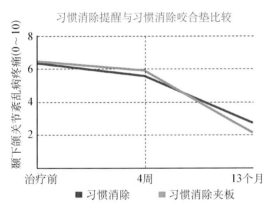

图 14-7 将受试者随机分配到习惯消除稳定矫治器组和习惯消除组,两组均避免牙齿接触,并放松咀嚼肌。矫治器组的受试者每天佩戴稳定矫治器 20 小时,习惯消除组的受试者要在 4 周的时间里每天用 2 小时检查其牙齿位置和咀嚼肌张力。两组受试者颞下颌关节紊乱病疼痛症状均显著降低

由于各种原因,一些医生为患者提供了上颌或下颌的稳定矫治器,以便患者在白天暂时佩戴。同时在清醒状态下有颞下颌关节紊乱病症状的患者也应在夜间佩戴稳定矫治器。我要求这些患者在白天和晚上戴同样的矫治器,同时我也观察到其他一些医生为患者提供下颌的"日间矫治器"和上颌的"夜间矫治器"。如果患者白天使用矫治器,我把它称为一个破除习惯的工具,告诉他们它的目的是当牙齿接触到矫治器时提醒他们。我试着让患者在几个月内纠正日间习惯,然后要求他们把装置的使用限制在夜间和日间部分时段。一些患者发现,在进行某些活动,例如开车时,他们仍然希望继续佩戴矫治器。

◉ 即刻会诊

习惯破除装置的使用

如果患者白天使用矫治器,我把它称为一个破除习惯的工具,告诉他们它的目的是当牙齿接触到矫治器时提醒他们。

一些患者不能自如地控制日间习惯或肌肉紧张以缓解日间症状,这些患者中大多数都是通过心理医生的帮助来改变这些症状的,特别是当观察到存在其他的社会心理需求的时候,这些治疗方法和转诊过程将在第 16 章"认知行为干预"中讨论。

第 15 章

物理治疗

物理治疗被认为是颞下颌紊乱病的辅助治疗方法,通常可额外改善颞下颌紊乱病的症状。如果患者没有改变其持续性影响因素,那么通过物理治疗方法获得的许多改善只是暂时的,除非指导患者一直坚持使用这些方法。

◉ 即刻会诊

> **采用物理治疗方法**
> 物理治疗被认为是颞下颌紊乱病的辅助治疗方法,通常可额外改善颞下颌紊乱病的症状。

⊗ 要点

> 如果患者没有改变其持续性影响因素,那么通过物理治疗方法获得的许多改善只是暂时的,除非指导患者一直坚持使用这些方法。

除了物理疗法之外,认知-行为干预也提供了其他一些常用的辅助疗法,实践证明这些方法也可以减轻颞下颌紊乱病的症状(见第 16 章,"认知行为干预")。一些颞下颌紊乱病辅助治疗主要针对外周组织,而另一些则主要对中枢起作用。主要作用于外周组织的治疗包括冷热疗、咀嚼肌锻炼、理疗、按摩、扳机点按压、扳机点注射、推拿及磁疗,而主要作用于中枢的治疗包括针灸、放松疗法、生物反馈和压力管理。

颞下颌紊乱病的辅助治疗我们分开介绍,但通常情况下与其他疗法结合使用。我们所介绍的物理治疗方法并非全部推荐给颞下颌紊乱病患者使用,但可以让医生作出正确的选择。

许多颞下颌紊乱病患者需要辅助物理疗法。对采用认知干预治疗的颞下颌紊乱病患者的症状改变进行了超过一年的随访,分别有 23%、20%、4% 和 3% 的受试者在寻求推拿师、按摩师、理疗师和针灸师的治疗。

肌痛是颞下颌紊乱病疼痛的最常见原因,肌筋膜痛是肌痛的一个分支(表 5-1)。肌筋膜痛时,疼痛发生在触诊肌肉以外的其他区域,这通常是由于肌肉内被称为扳机点的局部疼痛结节加重所引起的。颞下颌关节疼痛是颞下颌紊乱病疼痛的另一常见来源,以颞下颌关节压痛为特征。颈痛是颞下颌紊乱病患者的另一种常见疼痛,使他们的症状无法得到改善。大多数用于改善颞下颌紊乱病症状的物理疗法是针对这三种疾病中的一种或多种的。

许多物理疗法只能暂时性地改善症状,因此通常需要不断地重复治疗或者必须适当的控制影响这种疾病的长期因素。

扳机点激活通常是由各种持续因素引起的累积效应,最常见的是肌肉过度重复使用、慢性肌肉紧张和情绪压力。不良功能习惯是咀嚼系统过度重复使用的最常见原因,而不良姿势是颈部过度重复使用的最常见原因。

文献中比较了颞下颌紊乱病辅助疗法和咬合垫治疗,在第 15 章和第 16 章中讨论这些问题时,除非有特殊说明,否则咬合垫均指丙烯酸树脂稳定咬合垫。

肌肉按摩

按摩师可以使大多数肌肉疼痛得到改善,当发现扳机点时,他们会在按摩过程中按压和钝化扳机点。肌肉按摩一般会减轻肌肉疼痛,并增加疼痛区域的活动性,对咀嚼系统和颈部区域的按摩已在第 14 章"患者自我管理疗法"中讨论。

大多数按摩师要通过每周重复按摩来治疗肌筋膜疼痛,这对于患者来说既费时又不经济。如果能够指导患者自我按摩,那么他们在需要的时候就可以有一个有效的辅助治疗手段。有些患者可能会加上外用搽剂(如 Icy Hot)来达到更好的效果。对颞下颌紊乱病患者的两项调查发现,肌肉按摩是最有效的替代疗法之一,其中一项调查发现 24% 的颞下颌紊乱病患者通过肌肉按摩来治疗颞下颌紊乱病症状。

自我按摩疗效显著,是"颞下颌紊乱病自我管理疗法"手册中第一个被介绍的治疗方法(附录 D),并被推荐给有颞肌和(或)咬肌疼痛需要按摩的患者。附录 D 中介绍了三种自我按摩技术,患者可以简单地将手指放到肌肉上,将拇指放在肌肉分支的内侧以便能施加更有力的按摩,然后在这些肌肉中定位并揉捏触痛的结节。

◉ 即刻会诊

建议自我按摩

如果能够指导患者自我按摩,那么他们在需要的时候就可以有一个有效的辅助治疗手段。

瑜伽

瑜伽结合了呼吸训练、拉伸运动、健身计划和冥想的优点,已被证实可以减轻应激和炎症标记物、焦虑、紧张和无先兆的偏头疼,以及其他很多疼痛。

在美国进行的一项调查发现,人们做瑜伽的主要原因是为了健康(64%)、健康状况(48%)、背部或颈部疼痛(21%)。一项研究发现颈部疼痛的患者接受瑜伽和物理治疗比单纯接受物理治疗的患者相比,其颈部疼痛症状的减轻更为显著。

一项关于颞下颌紊乱病患者的调查报告 63% 的人发现瑜伽对颞下颌紊乱病有效果(图 Ⅳ-1)。没有任何对照研究评估瑜伽是否对颞下颌紊乱病有好处,而且我也没有在临床上跟踪那些在我治疗颞下颌紊乱病时开始做瑜伽的患者,并观察他们的颞下颌紊乱病症状是否得到了改善。然而,如果一个有应激、焦虑、颈痛或其他肌肉骨骼疾病的颞下颌紊乱病患者正在考虑开始做瑜伽,我鼓励他/她遵循自己的想法。

瑜伽联盟®(http://www.yogaalliance.org/)注册了符合本组织最低教育标准的个人瑜伽教师和瑜伽学校。在他们的网页上,患者可以找到注册的教师和学校,并找到有关瑜伽的一般信息。一旦患者学会了姿势,他们可能更愿意购买瑜伽视频后在家里练习。

基于文献,瑜伽是一项具有成本效益的项目,对颈部、头疼及颞下颌紊乱病症状具有潜在的益处。

扳机点按压

这种方法通常与按摩疗法联合使用,它可以使扳机点钝化,从而减轻肌肉疼痛并增加该区域的活动性。

一项研究将疼痛来自于上斜方肌扳机点的患者随机分为 3 组:只按压扳机点、只拉伸上斜方肌及两者同时进行。扳机点按压进行 3 次,每次 1 分钟,两次按压之间休息 30 秒,肌肉拉伸同样进行 3 次,每次 45 秒,两次拉伸之间休息 30 秒,而联合治疗组按顺序进行一系列的按压、休息、拉伸、休息等。2 周 6 个疗程之后,单纯按压组、单纯拉伸组及联合治疗组的疼痛症状分别显著下降 47%、47% 和 67%。

另一项研究使用扳机点按压作为其随机治疗方法之一,将刚刚可以引起疼痛的力量施加在扳机点上。随着按压扳机点被钝化,然后再将力量增加到可以使疼痛复发的范围,这个过程持续 90 秒。这样的按压进行六个疗程之后,受试者的疼痛症状得到了显著的缓解。

扳机点按压在第 14 章"患者自我管理疗法"中进行了讨论,使用这种疗法的患者可能需要有一个有效维持扳机点钝化的工具。

扳机点注射

这是使扳机点钝化的另一种技术。临床上经常观察到,注射可以使患者的肌肉放松并拉伸,从而减少肌肉的症状。

对活跃扳机点的注射有多种方案,但 2% 不含血管收缩药的利多卡因或者 3% 甲哌卡因是最合适的麻醉方案。这种方法通常可以使肌肉症状得到即时缓解,建议医生在注射后拉伸注射处的肌肉,并在肌肉表面进行热敷。注射后症状的缓解通常可以持续数天(比局部麻醉效果更长),而且疼痛不会完全恢复到原来的水平。通常每周连续进行注射,以获得疼痛的阶梯式降低。

最近,一些病例报告和研究已经使用 Botox®(A 型肉毒杆菌毒素,一种 A 型肉毒毒素)并报告了由扳机点钝化引起的疼痛减轻的短期结果。这类注射相对来说比较昂贵,疗效一般仅能维持 3 个月左右(类似于治疗面部皱纹的时间),并且还存在一定的风险(如注射部位的面部畸形)。因此,本书中所介绍的传统疗法与持续注射 A 型肉毒杆菌毒素相比,在颞下颌紊乱病症状的长期控制上性价比要高得多。此外,A 型肉毒杆菌毒

素是否比标准扳机点注射方案更好或更持久也是一个问题。

就像其他的辅助疗法一样,如果持续性因素没有得到充分的减少,那么扳机点就会被重新激活。一般来说,扳机点注射是在运动锻炼和其他物理疗法等传统的保守疗法没有持久效果之后所选择的治疗方法。

◉ 即刻会诊

> **推荐扳机点注射**
>
> 一般来说,扳机点注射是在运动锻炼和其他物理疗法等传统的保守疗法没有持久效果之后所选择的治疗方法。

口腔和颈部肌肉扳机点的注射可由口腔医生操作,建议按照 Abdel-Fattah 提出的技术循序渐进地进行。想要向患者推荐这种疗法的医生会发现一些医生在他们的办公室进行这些注射,而大多数疼痛诊所都有具有这类治疗经验的医生。

物理治疗

这包括各种常用的肌肉骨骼疾病的评估技术和治疗方法。一项调查发现 60% 的颞下颌关节紊乱病患者认为物理治疗对他们有益(见图 Ⅳ-1)。

物理疗法通常是保守的非侵入性治疗,一般与其他治疗方法结合使用。口腔医生委托理疗师来减轻颞下颌紊乱病患者的疼痛或改善颞下颌功能、活动范围、日间或睡眠姿势,以及评估和治疗颈部症状等是十分常见和正确的。

一项针对一般人群的大型调查发现有颞下颌紊乱病症状的个体中 55% 同时伴有颈部疼痛。颞下颌紊乱病与颈部疼痛的相关性普遍存在于关于颞下颌紊乱病的文献中。颞下颌紊乱病与颈部疼痛的关系如此紧密,以至于一项研究发现仅对颈部进行锻炼和治疗

就可以显著改善颞下颌紊乱病的症状。

物理治疗的目的是改善颞下颌紊乱病症状，并教会患者如何保持这种状态。因此，患者无需继续返回治疗，从而最大限度地减少治疗所需的费用和时间。

⊗ 要点

> 物理治疗的目的是改善颞下颌紊乱病症状，并教会患者如何保持这种状态。因此，患者无需继续返回治疗，从而最大限度地减少治疗所需的费用和时间。

理疗师通常为颞下颌紊乱病患者提供指导和综合治疗。患者最普遍接受的是运动疗法，而不是被动接受不需要他们积极参与自身改善的治疗。大多数被动治疗是指物理治疗方式，包括表面热疗、表面冷疗、冷热疗结合、超声（深部热疗）、声波渗透（使用由超声波驱动的抗炎或麻醉药物的深度热疗）、电刺激、微电流电神经刺激（MENS）、经皮电神经刺激（TENS）和离子电渗疗法（由电梯度驱动的带电抗炎或麻醉药物）。

文献表明，运动对治疗的益处最大，并能使者保持这种改善。因此，理疗师现在倾向于使用比过去更积极的治疗方法。

随机临床试验发现，颞下颌紊乱病患者进行姿势改善训练（附录 G）和颞下颌紊乱自我管理疗法（附录 D）后其颞下颌紊乱病症状平均减轻 42%，颈部症状平均减轻 38%。头部相对于肩膀向前伸的患者其通过训练和指导获得颞下颌紊乱病症状改善的可能性更大。医生们可能想要推荐那些有更大的头部前伸姿势的颞下颌关节紊乱病患者进行姿势锻炼，或直接指导和跟踪这类患者的姿势改善训练（附录 G）。

物理治疗配合使用咬合垫会提高治疗效果，我经常推荐颞下颌紊乱病患者使用下列物理治疗方法（表 15-1）。

表 15-1　何时考虑将患者转介给理疗师的建议

- 患者有需要治疗的颈部疼痛
- 患者有颈源性头痛（头痛可以通过颈部的触诊来重现）
- 患者有中度至重度的头部前倾姿势
- 患者的颞下颌紊乱病症状随姿势异常而加重
- 患者希望改变睡眠姿势
- 患者颞下颌紊乱病症状没有得到充分缓解
- 患者要进行颞下颌关节手术

1. 患者有需要治疗的颈部疼痛。 颈部疼痛的颞下颌紊乱病患者和无颈痛的患者一样对颞下颌紊乱病的治疗无反应。一些颞下颌紊乱病症状主要来自颈部，物理疗法结合家庭锻炼可以为颈部疼痛提供长期益处。

2. 患者有颈源性头痛（头痛可以通过颈部的触诊来重现）。 颈源性头痛是起源于颈部的头痛，临床表现为颞下颌紊乱病患者在头痛时咀嚼肌更容易发生紧张。因此，患有颈源性头痛的颞下颌紊乱病患者，他们的颈部治疗会减轻头痛，并显著改善颞下颌紊乱病症状。有研究报道了物理疗法对颈源性头痛的效果，在图 15-1 中展示了一项颈部训练的长期效果。

3. 患者有中度至重度的头部前倾姿势。 这些患者颞下颌紊乱病症状可能通过姿势训练与自我管理指导相结合的方法得到极大改善，并且这类患者也最有可能从这些方法中获得颞下颌紊乱病症状的实质性改善。

4. 患者的颞下颌紊乱病症状随姿势异常而加重。 从人体力学方面指导这些患者（指导患者如何在不使身体紧张的情况下完成任务）应该有助于他们保持良好的姿势，从而减轻颞下颌紊乱病症状。

5. 患者希望改变睡眠姿势。 趴着睡觉使颞下颌紊乱病和颈部症状持续存在，理疗师通过训练可以改变患者的睡眠姿势以帮助无法平躺着入睡的患者。

**6. 患者颞下颌紊乱病症状没有得到充

分缓解。理疗师通过训练来治疗全身肌肉骨骼疾病,并能将该方法运用到咀嚼系统中。

7. **患者要进行颞下颌关节手术。**颞下颌关节手术后患者接受物理治疗可能有更好的效果。这些患者最好在外科手术前接受物理治疗,以便他们能了解和制定术后的训练安排。

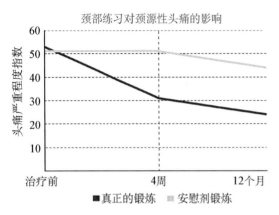

颈部练习对颈源性头痛的影响

图 15-1 证明了临床上单一颈部训练对颈源性头痛有显著的长期作用

附录 J"理疗转诊范例"提供了两个物理治疗转诊的例子。为了将颞下颌紊乱病患者转诊给理疗师,医生可以在处方笺或办公文具上写上以下内容:

1. 患者的主诉。

2. 患者颞下颌紊乱病的诊断,如肌痛和颞下颌关节痛。

3. 医生需要理疗师做的工作。我一般写"请评价和治疗",这样允许理疗师做任何他认为必要的治疗。许多第三方支付人还要求将所需要的治疗频率和治疗时间记录在案,每周 2~3 次是一个合理的要求。我一般写"根据理疗师的建议。"

4. 理疗师应该注意的任何预防措施(例如,以前的手术、肿瘤、螺钉或该区域的导线)以及可能使治疗复杂化的疾病(例如血管性水肿)。

与牙科一样,颞下颌关节紊乱病并不是理疗指导的主要领域。理疗师的颞下颌紊乱病知识随着大学的不同而有很大的不同,而且大部分是从继续教育课程中获得的。很少

有理疗师在治疗颞下颌紊乱病患者方面经过专门训练或具有丰富的经验,并且他们在治疗颞下颌紊乱病的能力方面有很大差异。

我知道两个物理治疗认证项目,可以证明个人在治疗颞下颌紊乱病患者方面具有专业知识。这些组织的网站列出了他们的认证理疗师,这样医生就可以选择经过培训的治疗师来指导他们的患者。其中一个认证为颈部和颞下颌关节治疗师(CCTT)证明,获得这一认证的治疗师名单在美国颜面部疼痛研究院网站(http://www.aaop.org/)上。另一个认证为颅面部(CFC)证明,获得这个认证的治疗师名单在圣奥古斯丁大学网站(http://www.usa.edu/)上。通过在互联网搜索引擎中设置认证标题并选择相应组织机构,可以很容易地获得这些治疗师的姓名和地址。

如果附近没有这两种认证的理疗师,我会推荐在骨科或手法治疗上经过专业培训的理疗师。这些理疗师在他们名字后面会有"OCS"或"MTC"的标志。其中 OCS 代表协会认证的整形外科临床专家,而 MTC 代表手法治疗认证。

在美国理疗协会的网站(http://www.apta.org/)上选择"找一名理疗师",输入你的邮政编码并选择骨科专家,然后选择一名名字后面有 OCS 或 MTC 头衔的理疗师。这些理疗师具有治疗颈部区域的专业认证,你可以通过给他打电话来判断其治疗颞下颌紊乱病的能力和经验。

◉ 即刻会诊

选择一名理疗师

我知道两个物理治疗认证项目,可以证明个人在治疗颞下颌紊乱病患者方面具有专业知识。这些组织的网站列出了他们的认证理疗师,这样医生就可以选择经过培训的理疗师来指导他们的患者。

如果医生没有合适的理疗师可以向患者推荐,电话簿黄页广告中会提供很多在颞下颌紊乱病、颈部、脊柱等特殊部位有治疗技能或兴趣的理疗师。医生还可以与将其颞下颌紊乱病患者交给理疗师的所在地区其他口腔医生进行交流,以确定哪位理疗师可以让患者获得满意的效果。

物理疗法是大多数医疗保险政策的受益者。一些第三方支付人要求他们的患者使用机构内部或签约的理疗师,而有些需要通过咨询医生。由于医疗保险的复杂性,如果口腔医生对该地区的理疗师不了解,医生可能希望在他们的处方笺上写上上述项目,并要求患者看到他们的初级保健提供者进行转诊。一些患者可能希望在进行理疗预约之前,与第三方支付人就转诊程序和共支付情况进行沟通。

针灸

这种干预普遍用于慢性头痛、颈痛及腰痛的治疗,并已被证明能够减轻这些疾病所引起的疼痛。当针灸用于治疗慢性疼痛时,通常需要反复治疗数周才能达到最佳的治疗效果。每次治疗通常持续 25～45 分钟,一般每周进行一次。一旦治疗停止,一般会在几周之后慢慢失去效果。

针灸能减轻疼痛似乎主要是由于内啡肽释放到中枢神经系统(由阿片受体拮抗药纳洛酮逆转)和抑制疼痛的控制系统。

虽然它的效果是短期的,但偶尔也有研究观察到针灸会使长期疼痛的患者得到改善,如慢性腰痛。据推测,通过针灸获得的暂时性疼痛缓解会使该区域活化,从而获得长期缓解。

针灸对颞下颌紊乱病的治疗也有类似的短期缓解效果,此外,它还可以与手法治疗相结合。颞下颌紊乱病患者通常需要 6～8 个疗程的治疗才能使症状得到充分缓解,如果是慢性疾病,患者还需要定期返回

增加疗程以维持治疗效果。临床上对局限于针灸治疗的颞下颌紊乱病患者的观察表明,大多数患者需要每 2～3 周针灸一次以减轻症状。

两项随机临床试验比较了通过针灸和稳定咬合矫治器治疗获得颞下颌紊乱病症状改善的患者百分比,他们的研究结果见图 15-2。在一项研究中,患者在 6 个月的随访中被允许交叉并接受另一组的治疗。在接受稳定咬合矫治器和针灸治疗的患者中,只有 17% 的患者有进一步的主观改善,因此咬合矫治器治疗不会带来太多附加的好处。

针灸可以为颞下颌紊乱病提供显著的短期症状改善,但是有更简单和微创的治疗可以提供类似的持续性症状缓解。

⊗ 要点

> 针灸可以为颞下颌紊乱病提供显著的短期症状改善,但是有更简单和微创的治疗可以提供类似的持续性症状缓解。

推拿

一项针对普通人群的调查显示在过去一年约有 8% 的成人和 3% 的儿童接受了推拿或整骨手法治疗。有一定比例的颞下颌紊乱病患者需要通过推拿师来减轻症状。不同学校对推拿师的训练有很大的不同,因此推拿师的治疗方法和能力也有很大差异。一些推拿师试图通过颈椎手法缓解颞下颌紊乱病症状,而另外一些推拿师可能直接作用于咀嚼系统。

只有一项已知的临床试验评估了对脊椎和咀嚼系统进行推拿治疗后颞下颌紊乱病症状的变化,所有患者的颞下颌紊乱病症状都从这种干预中获得了短期的改善。我在临床上的观察发现,大多数推拿师并没有教会颞

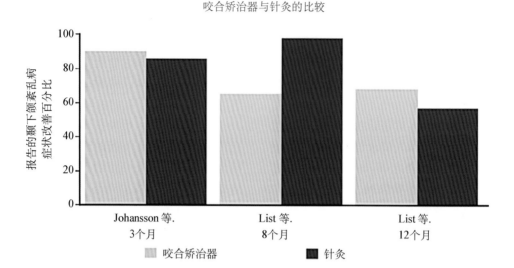

图 15-2　最初,针灸比咬合矫治器治疗更有效,但随着时间的推移针灸的有效性减弱,咬合矫治器的效果更加明显

下颌紊乱病患者如何消除他们的持续性影响因素,所以我推测这种疗法只会给大多数慢性症状的颞下颌紊乱病患者带来短期的疗效。

据推测,那些将颞下颌紊乱病患者转诊给推拿师的口腔医生主要是为了治疗现有的颈部疼痛,而文献表明,当患者自行进行锻炼时,慢性机械性颈部疾病会有最好的长期效果。在临床上,我观察到大多数的推拿师并没有教患者如何维持症状的改善,而通常是指导他们在常规基础上进行长期的推拿治疗。

如果将一位患者转诊给推拿师来治疗颈椎疼痛,并且在 2～3 次推拿治疗后能够缓解颈部疼痛,这应该算是一种有效的治疗方法。而另一方面,如果症状没有得到充分的缓解,或者不继续进行治疗就不能维持效果,那么建议患者接受更多的传统干预,而不是进一步的推拿治疗。

◉ 即刻会诊

推荐推拿治疗

　　2～3 次推拿治疗后如果颈部疼痛症状没有得到充分的缓解,或者不继续进行治疗就不能维持效果,那么建议患者接受更多的传统干预,而不是进一步的推拿治疗。

磁疗

　　几个世纪以来,人们一直主张使用磁力来减轻疼痛。这是一个不断发展的价值数十亿美元的产业,它生产和销售磁性项链、手镯、领饰、鞋垫、背垫、床垫等。关于磁力在缓解疼痛方面的有效性有很多的传闻,据报道 90% 的职业高尔夫球手协会的高级会员已经使用了治疗用磁铁。研究发现治疗用磁铁对很多疾病引起的疼痛症状有效,例如神经病变、炎症、肌肉骨骼、纤维肌痛、风湿、月经和术后疼痛。而另外一些研究发现磁疗对疼痛症状的改善与安慰剂治疗类似。

　　磁疗强度从 300～5000G 不等，相比之下冰箱磁力为 35～200G，而使用 MRI 可以产生高达 200 000G 的磁力。对于消费者和临床研究人员来说，一些磁铁供应商严重高估了其磁铁的强度，而一项临床对比试验发现，磁铁的强度是研究磁铁是否有效的重要组成部分。

　　治疗用磁铁被认为是安全的，但是建议有心脏起搏器、胰岛素泵和佩戴其他可能受磁场影响设备的人不要使用。治疗用磁铁产生的磁场只在其表面延伸几毫米，因此应与疼痛部位直接接触，而人们佩戴的磁性手镯或项链可能不能提供最佳的疗效。

　　有很多理论解释了磁铁缓解疼痛的机制，但是潜在的生理机制还不清楚。此外磁铁的疗效也有争议，在对良好控制试验进行的两项系统综述中，有一项得出结论静磁体能够缓解疼痛，而另一项结论是证据不支持使用静态磁体能缓解疼痛。

　　目前还没有评估磁疗对颞下颌关节紊乱病疗效的临床试验。临床上已经观察到，许多患者发现磁疗减轻颞下颌关节紊乱病的疼痛，而另外一些患者发现冰冷的磁体会使他们的疼痛进一步加剧。

第 16 章

认知行为干预

常见问题回答

问：所有的心理医生都能够帮助颞下颌紊乱病患者满意地控制日间口腔副功能运动和肌肉紧张习惯吗？

答：很少有心理医生在使用认知行为干预治疗颞下颌紊乱病方面受过专门训练或具有丰富的经验，那些对治疗颞下颌紊乱病患者没有经验的心理医生最开始的时候会对需要改变的具体行为进行鉴别。

问：既然放松已经被证明对颞下颌紊乱病症状有好处，那么如果我给我的颞下颌紊乱病患者提供一个放松的音频节目是不是很有帮助？

答：临床上已经观察到，当你给颞下颌紊乱病患者提供放松的音频节目时，他们很少有倾听的动机并坚持这样的治疗。

问：生物反馈机如何帮助患者学会放松肌肉？

答：生物反馈能够使患者观察到不同的放松技术如何改变他们的肌肉张力，并且通过反馈系统，他们通常可以学会放松咀嚼肌并减少颞下颌紊乱病症状。这也是它被称为生物反馈辅助放松的原因。

众所周知，日间功能异常、紧张、压力、焦虑、愤怒、抑郁、恐惧（想象最糟糕的情况）、疼痛相关的信念、对"生活事件"的不当处理等，对患者的颞下颌紊乱病症状及他们改变保守治疗方法的能力方面均产生了极大的负面影响。认知行为干预是颞下颌紊乱病的辅助疗法，它试图帮助患者减少日间功能异常习惯、日间肌肉紧张和社会心理因素。

✖ 要点

> 众所周知，日间功能异常、紧张、压力、焦虑、愤怒、抑郁、恐惧（想象最糟糕的情况）、疼痛相关的信念、对"生活事件"的不当处理等，对患者的颞下颌紊乱病症状及他们改变保守治疗方法的能力方面均产生了极大的负面影响。

很多系统评价表明认知行为干预对颞下颌紊乱病患者有益，并且随着时间的推移，他们有能力保持这种改变。认知行为干预是颞下颌紊乱病的辅助疗法，它试图帮助患者减少日间功能异常习惯和社会心理因素。

"TMD 的自我管理疗法"（附录 D）为患者提供了一些可以用来减少这些因素的技术。那些有轻微日间习惯和社会心理因素的患者，当他们意识到这些行为对疼痛有影响

◉ 即刻会诊

> **区分患者的需要**
>
> 那些有轻微日间习惯和社会心理因素的患者，当他们意识到这些行为对疼痛有影响时，往往会令人满意地减少这些习惯，而有明显日间习惯和（或）社会心理因素的患者通常需要医生通过认知行为干预训练提供额外帮助。

时,往往会令人满意地减少这些习惯。有明显日间习惯和(或)社会心理因素的患者通常需要医生通过认知行为干预训练提供额外帮助。

临床试验表明,接受认知行为治疗的"一般"患者颞下颌紊乱病症状的改善程度与咬合矫治器治疗相当(图 16-1 和图 16-2)。如果与咬合矫治器配合使用,患者的症状一般会得到更好的改善(图 16-2)。研究表明,当口腔医生的颞下颌紊乱病治疗与认知行为干预相结合时,具有不良社会心理因素的患者其颞下颌紊乱病症状有明显的改善(图 16-3)。

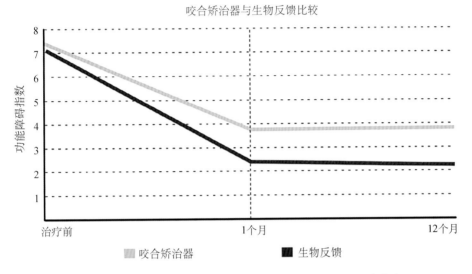

图 16-1 咬合矫治器治疗和生物反馈可以显著改善颞下颌紊乱病

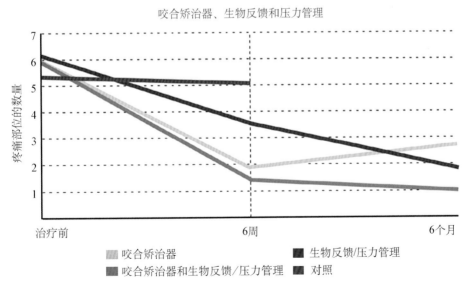

图 16-2 单独使用咬合矫治器、生物反馈辅助放松、压力管理和三种方法联合使用均可显著改善颞下颌紊乱病症状

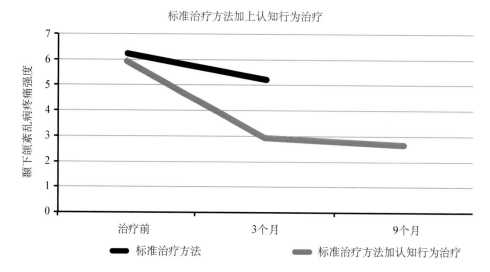

图 16-3 在颞下颌紊乱病标准治疗方法的基础上添加认知行为治疗可显著改善颞下颌紊乱病症状。在这项研究中,颞下颌紊乱病标准治疗方法包括咬合矫治器、下颌运动、非甾体类抗炎药和(或)肌松弛药,认知行为治疗需要六个疗程,每个疗程 1 个小时

✦ 要点

> 临床试验表明,接受认知行为治疗的"一般"患者颞下颌紊乱病症状的改善程度与咬合矫治器治疗相当(图 16-1 和图 16-2)。
>
> 如果认知行为治疗与咬合矫治器配合使用,患者的症状一般会得到更好的改善。

在最初的颞下颌紊乱病评估中,患者通常会否认有日间功能异常习惯和社会心理因素。"初诊患者问卷调查表"(附录 B)中的许多问题都是为了帮助识别这些因素而设计的。在考虑问卷上的答案时,许多患者会认为如果暴露了社会心理因素,他们可能会被推荐使用某些治疗方法,所以有些人会修改他们的答案。有时候,对患者的治疗没有得到预期的效果,在进一步的询问中发现他们对"初诊患者问卷调查表"中的问题回答的不够诚实,这主要是因为他们不愿意接受必要的认知行为疗法治疗。

◉ 即刻会诊

> **日间生活习惯和社会心理因素的识别**
>
> 在最初的颞下颌紊乱病评估中,患者通常会否认有日间功能异常习惯和社会心理因素,但"初诊患者问卷调查表"(附录 B)中的许多问题都是为了帮助识别这些因素而设计的。

认知行为干预主要包括习惯逆转、放松、催眠、生物反馈、压力管理和认知疗法(侧重于改变患者扭曲的思想)。这些疗法通常由心理医生提供,是对于患者和(或)病症最有效的综合治疗策略。它们对颞下颌紊乱病症

◉ 即刻会诊

> **理解认知行为干预**
>
> 认知行为干预主要包括习惯逆转、放松、催眠、生物反馈、压力管理和认知疗法(侧重于改变患者扭曲的思想)。

状的长期疗效已经得到证实,而且对有日间症状的患者更为有效。

大多数认知干预治疗经常使用放松疗法,患者通常被要求每天至少放松一次。医生应该记住,这些疗法是耗时的,患者必须有动力去训练,以便随着时间的推移获得和维持最大的收益。

◉ 即刻会诊

> **理解患者的角色**
>
> 医生应该记住,这些疗法是耗时的,患者必须有动力去训练,以便随着时间的推移获得和维持最大的收益。

据观察,为了确定哪种疗法对患者来说是最有益的,一些心理医生更喜欢在认知行为干预之前进行心理测试。其他的心理医生可能提供一种标准的简单认知行为干预,并且只对那些没有充分改善的患者进行测试。标准的简单认知行为干预已经被证明对大多数的颞下颌紊乱病患者有益,但对于一些人来说却不够充分,比如那些有功能失调的慢性疼痛患者。

▼ 专业提示

> 标准的简单认知行为干预已经被证明对大多数的颞下颌紊乱病患者有益,但对于一些人来说却不够充分,比如那些有功能失调的慢性疼痛患者。

多年来,我对需要认知行为干预的患者主要采取最小干预方案,该方案需要进行三次干预,每次 2 小时,中间间隔 1 周。这种干预对于我的大多数颞下颌紊乱病患者来说是足够的,如果某些患者的症状不能得到有效的改善,我们就会进行心理测试以确定最有效的治疗方法。

针对颞下颌紊乱病患者的最小干预方案

通常会让他们使用日记和实施干预措施(例如,习惯反转、放松和认知应对技能),这些疗法被认为对大多数这类患者是最有用的。如果有足够多的患者接受这种治疗,心理医生可能会在课堂上提供这种疗法。这将使治疗的成本最小化,我的大多数患者都更喜欢小组教育,而不是单独的指导。

临床上观察到,患者一般需要实施三个阶段才能使日间症状得到显著的改善。颞下颌紊乱病症状改善的程度和所需的辅助治疗随患者习惯和社会心理因素的严重程度而变化。这些阶段如下:

1. 患者必须学会如何使咀嚼肌放松(或排除这些肌肉的紧张),并了解放松后咀嚼肌的感觉。对于一些患者,放松训练是不够的,他们需要生物反馈来帮助他们学会放松肌肉。

2. 不良功能习惯和(或)咀嚼肌紧张发生的时候患者必须学会识别。这些通常通过内部和(或)外部提示(在第 14 章"纠正日间习惯"中解释)来完成。

3. 当患者发生不良功能习惯时,他们必须学会阻止并放松肌肉;当咀嚼肌紧张时,他们必须学会消除这些肌肉的紧张。这些活动通常发生在患者感到沮丧、忙碌或沉思的时候,就像在使用电脑或开车时一样。一些患者不想释放他们的紧张或愤怒,这可能需要压力管理或认知疗法来帮助他们。

很少有心理医生在使用认知行为干预治疗颞下颌紊乱病方面经过专门训练或具有丰富的经验,寻找可以提供这种疗法的心理医生有很多选择。

行为心理学是一门学科,受过这种训练的心理医生应该能够很容易地将训练应用到颞下颌紊乱病患者身上。一些心理医生在疼痛管理方面有专门的训练,在治疗慢性疼痛患者的心理状况时,应该有使用放松和生物反馈疗法的经验。许多心理医生使用放松、生物反馈和破除其他不良行为的方法,例如戒烟和减肥,这些心理医生应该能够很好地应用这些方法来治疗颞下颌紊乱病患者。在治疗颞下颌紊乱病患者时,没有经验的心理医生首先会给出改变具体行为习惯的建议,例如消除日间不良功能习惯及保持咀嚼肌张力。

美国生物反馈认证协会(BCIA)是一个组织,要求从业者满足特定的生物反馈教育和培训要求,并通过书面考试。他们的网站(http://www.bcia.org)允许个人通过提供邮政编码搜索选定范围内的认证从业人员。除了颞下颌紊乱病,生物反馈还用于其他许多疾病,因此通过这个来源心理医生可能也会给出改变具体行为习惯的建议。

许多口腔医生曾和心理医生一起研究过牙齿焦虑和针头恐惧症等问题,因此口腔医生可以打电话给与他们一起工作过的心理医生,询问社区中是否有专门治疗颞下颌紊乱病的专家。把患者介绍给心理医生,就像把心理医生的名字给患者一样简单,同时要记得让患者进行预约。患者会在初次就诊时告诉心理医生自己存在的问题,心理医生对患者进行评估后给口腔医生打电话以讨论存在的问题和治疗方法。

口腔医生可能更喜欢在他们的处方笺或办公文具上写一张便条或摘要,而我会将患者的联系方式和我的想法传真给心理医生,就像附录 K 所提供的例子。

一些医疗机构或第三方支付人可能要求口腔医生写咨询意见,有些要求患者使用内部或签约的心理医生,有些则要求咨询人员审查并通过他们所选的医生。患者在进行转诊之前可能需要与第三方支付人就转诊程序和共同支付款进行沟通。

认知行为干预是大多数医疗保险政策的一个好处。由于医疗保险的复杂性,或口腔医生对该地区的心理医生不了解,因此口腔医生可以在处方笺上写一份病情摘要,并要求患者看到他的初级保健提供者进行转诊。

纠正日间习惯

大多数具有显著夜间不良功能习惯的颞下颌紊乱病患者报告其症状在醒来后更差,而大多数日间不良功能习惯(包括咀嚼肌过度紧张)的颞下颌紊乱病患者报告其症状在日间晚些时候或者晚上更糟。从理论上讲,有明显日间疼痛的患者可以意识到他们的不良功能习惯和(或)肌肉紧张,破除这些习惯可以大大减少或消除日间的疼痛症状(见图1-5)。

◉ 即刻会诊

> **了解日常症状的原因**
>
> 大多数具有显著夜间不良功能习惯的颞下颌紊乱病患者报告其症状在醒来后更差,而大多数日间不良功能习惯的颞下颌紊乱病患者报告其症状在日间晚些时候或者晚上更糟。

这些日间功能异常或肌肉紧张习惯往往是潜意识的,患者可能完全意识不到。当患者坐在牙科椅上时,他们常常会无意识地交叉着脚踝,把这些与他们的口腔习惯联系起来是非常有帮助的。我们可以这样向患者解释,如果交叉脚踝会使他们的膝盖疼痛加重,他们就需要改变这种无意识的踝关节交叉习惯,而当他们的疼痛在下颌时,就需要识别并破除他们的口腔习惯。

"初诊患者问卷调查表"第 26 题("你的牙齿每天触碰的时间占全部时间的百分比")会使医生了解到患者对可能的紧咬活动的认识。很多颞下颌紊乱病患者在忙碌、精神集中、烦躁、开车或使用电脑时会将牙齿轻轻触碰,并在不知不觉中紧咬在一起。疼痛日记通常帮助患者将与不良功能习惯或肌肉紧张相关的活动联系起来。

减少这些习惯通常需要使患者在活动中

意识到他们的口腔习惯和咀嚼肌紧张,这些活动与他们颞下颌紊乱病症状的加重或全天发作最为相关。他们试图通过反复提醒自己在这段时间保持咀嚼肌放松来破除这种习惯,如果他们成功了,日间的颞下颌关节紊乱病症状就会相应减少,这会激励患者继续努力,以破除他们的日间习惯。

如果患者表现出足够的积极性,并且具有最小的日间症状和(或)最小的社会心理因素,建议患者将破除日间不良功能习惯作为自我管理疗法的一部分,详见第 14 章中的"纠正日间习惯"。

在一项研究中,颞下颌紊乱病患者通过避免牙齿接触保持咀嚼肌放松。患者被随机分为两组,其中一组每两小时检查他们的牙齿位置和咀嚼肌紧张程度,另外一组每天戴用 20 小时的习惯逆转稳定咬合垫。4 周时,两组受试者颞下颌紊乱病疼痛症状均显著下降(见图 14-7)。

因此,咬合矫治器也可以暂时用来提醒患者观察和破除他们的日间习惯(具体建议见第 12 章中的"矫治器维护、佩戴和调整")。

▼ 专业提示

> **纠正日间习惯**
>
> 如果患者表现出足够的积极性,并且具有最小的日间症状和(或)最小的社会心理因素,建议患者将破除日间不良功能习惯作为自我管理疗法的一部分。

多年来,心理医生已经运用习惯逆转疗法有效治疗了神经重复运动习惯,如咬唇、咬颊、咬舌、咬指甲及牙齿紧咬。心理医生通常要求患者从外部提示开始识别并破除这些习惯,外部提示可能是放在汽车里程表上的一张黄色便条纸,这样每次患者看到里程表时,都会提醒他停止不良习惯并放松咀嚼肌。

治疗还包括教会患者放松的感觉,以及如何放松他们的咀嚼肌。通过训练,患者能够学会快速排除这些肌肉中的紧张状态。

由于患者可以通过放松肌肉来减轻疼痛,心理医生经常指导患者使用内部提示。颞下颌紊乱病患者常用的内部提示是不断地感觉咀嚼肌的紧张程度,当咀嚼肌紧张时会立即提示患者。这个时候,患者通常会意识到如果紧张进一步加剧,就会发展成疼痛。随着时间的推移,这对他们来说成了一种无意识的习惯,因此他们可以整天保持无痛的状态。

第 14 章"纠正日间习惯"中提供了更多外部和内部提示的例子。

放松疗法

渐进式肌肉放松、想象、催眠、瑜伽、祈祷和冥想似乎提供了相似的生理放松反应,这种反应可以对抗过度觉醒状态,这种状态可能是由于过度刺激他们的战斗机制而引起的。心理医生通常将放松和习惯逆转疗法联合使用。

▼ 专业提示

> **减少过度觉醒状态**
>
> 放松可以对抗过度觉醒状态,这种状态可能是由于过度刺激他们的战斗机制而引起的。

放松已经被证明可以减轻颞下颌紊乱病症状。在对颞下颌紊乱病患者的一项调查中,放松是一种自我管理疗法,为解除患者颞下颌紊乱病疼痛症状提供了最大的帮助。另外一项在颞下颌紊乱病患者中进行的调查报道 61% 的患者发现放松对他们的颞下颌紊乱病有益(见图Ⅳ-1)。患者通常会发现放松不仅可以暂时缓解疼痛,还能帮助他们意识到紧张和放松状态下咀嚼肌的不同感觉,并能够在发现肌肉紧张的时候迅速地放松这些肌肉。

不幸的是,医生不能简单地交给患者一个放松的音频资料,期望他们能够聆听并从中得到益处。当颞下颌紊乱病患者拿到这样一个资料时,很少有人愿意去听它并坚持这样的治疗,因此,使用这种策略仅能观察到最小的疗效(图16-4)。大多数的颞下颌紊乱病患者似乎需要一名经过培训的放松教练来激励他们训练并帮助他们解决可能遇到的问题,同时监督他们的进展。

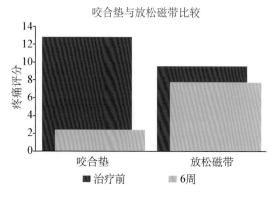

咬合垫与放松磁带比较

图16-4 仅向颞下颌紊乱病患者提供放松磁带其症状只能得到最小的改善

有时患者更愿意自己做这种治疗,他们可以选择使用从书店购买的放松磁带或光盘,静静地听着舒缓的音乐,洗个放松的热水澡,或者静静地坐着,慢慢地深呼吸等。一些患者可能更喜欢在做这些的时候使用加热垫,应该鼓励他们使用能给他们带来最大限度放松和享受的治疗形式,过程越愉快长期遵守的可能性就越大。

每一种方法都可以帮助患者获得生理上的放松反应,并教会他们放松肌肉的感觉,希望患者在选择的时候能够发展重新建立这种放松状态的能力。下一步就是为他们找出咀嚼肌紧张或不良功能习惯的时间,让他们有意识地停止这些习惯并诱导他们进入放松状态。患者在一天内都处在这种放松状态,可能对治疗颞下颌紊乱病的日间症状最有

帮助。

有些患者难以放松咀嚼肌,因此通常使用生物反馈来帮助患者完成这一工作。生物反馈将在稍后讨论,通常被称为生物反馈辅助放松。

此外有研究表明,如果那些经常有夜间副功能运动的人在睡觉前进行了放松活动,他们的夜间副功能运动就会减少。

催眠疗法

催眠疗法自20世纪80年代中期以来就被用于疼痛管理,它可以帮助患者达到深层次的放松状态。一些患者和(或)心理医生可能更喜欢用催眠疗法来治疗颞下颌紊乱病,它对颞下颌紊乱病症状的缓解有好处(图16-5)。

催眠疗法一般持续20~60分钟,在整个治疗过程中患者都能控制自己的想法,只要他们愿意就能从放松的状态中走出来。向患者解释这一点通常可以减少他们对不良反应的恐惧。

在催眠疗法中,颞下颌紊乱病患者通常通过催眠暗示来释放所有身体和心理上的压力和焦虑。一般会给患者一盒磁带或光盘,然后让他们在家里反复倾听,练习达到这种放松的状态,以应付任何残余的或未来的压力或焦虑。

催眠疗法与放松疗法的效果类似,旨在改善日间症状。当患者的咀嚼肌紧张或有不良功能习惯时他们必须学会识别,并有意识地停止这些习惯,达到放松的状态。通常,在睡觉前听磁带能让患者更平静地入睡,以减少夜间的不良功能习惯。

生物反馈辅助放松疗法

生物反馈是在20世纪60年代发展起来的,它为患者提供了观察某些生理变化的方法(例如,肌肉活动、血压、皮肤温度)。颞下颌紊乱病患者常规使用肌肉活动反馈(肌电图

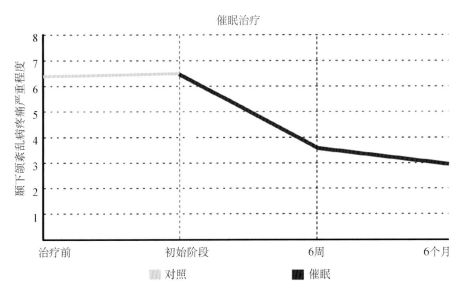

图 16-5　催眠治疗对颞下颌紊乱病的治疗效果

描记法），以指导他们如何降低咀嚼肌肌电活动，放松肌肉。

患者通常在进行各项放松治疗的时候在计算机显示器上观察肌肉的肌电活动，当观察到肌肉的肌电活动时，患者就能够更好地掌握如何放松咀嚼肌。有了如何放松咀嚼肌的知识，患者就可以继续监视和保持这种放松状态，这可以用来控制日间的肌肉活动和与之相关的疼痛。

一项研究比较了颞下颌紊乱病患者单纯使用生物反馈疗法和放松疗法后的疗效，结果发现生物反馈组平均疼痛减轻率为 35%，放松组为 56%。这说明当两者联合使用的时候，放松疗法实际上发挥了更大的作用。研究表明，生物反馈辅助放松疗法与咬合垫治疗有相似的疗效，生物反馈辅助放松疗法可

⊙ 即刻会诊

了解生物反馈辅助放松疗法的疗效

研究表明放松实际上在生物反馈辅助放松疗法中发挥着更大的作用。

以使颞下颌紊乱病症状得到长期的缓解（图 16-1 和图 16-2）。

一般来说，具有显著日间不良功能习惯的颞下颌关节紊乱病患者主诉日间或晚间症状，而具有显著夜间不良功能习惯的患者在首次醒来时就会出现症状。研究表明，生物反馈辅助放松疗法对于具有日间不良功能习惯的患者更有效，而晚上佩戴咬合垫对夜间不良功能习惯的患者更有效。对于接受生物反馈治疗的患者来说，学会把从治疗师办公室学到的技术转移到日常生活中是很重要的。偶尔会发现，一些生物反馈治疗师不能帮助患者将这种轻松的状态融入到患者紧

▼ 专业提示

生物反馈辅助放松疗法与咬合垫治疗的比较

研究表明，生物反馈辅助放松疗法对于具有日间不良功能习惯的患者更有效，而晚上佩戴咬合垫对夜间不良功能习惯的患者更有效。

张、忙碌的一天中,因此这些患者往往只能从治疗中获得最小的益处。

在我工作的一家机构中,有明显日间症状的患者常规采用习惯逆转和放松疗法。与之相关的患者除了咀嚼肌外,还可以放松整个身体,他们发现生物反馈常常有助于减少日间症状。

一般来说,有日间肌肉紧张和不良功能习惯的患者可以通过破除这些习惯、采用生物反馈辅助放松和(或)日间临时戴用咬合垫来显著改善颞下颌紊乱病症状。

压力管理

压力管理是一种认知方法,用来处理患者所遇到的压力、刺激或挫折。一些研究表明,一般的颞下颌紊乱病患者不能像没有颞下颌紊乱病的患者一样应对压力。在这些情况下,颞下颌紊乱病患者往往会收紧咀嚼肌,而压力管理则会教给他们应对的技巧,以帮助他们更好地管理这些情况和他们的想法。

⊗ 要点

> 在遇到的压力、刺激或挫折时,颞下颌紊乱病患者往往会收紧咀嚼肌,而压力管理则会教给他们应对的技巧,以帮助他们更好地管理这些情况和他们的想法。

紧张和情绪状态与颞下颌紊乱病患者的疼痛程度高度相关。从临床上来看,颞下颌紊乱病通常与小的压力有关,而颞下颌紊乱病患者通常会低估压力的作用。很多人说他们的生活没有压力,但承认他们的下颌、颈部和(或)肩膀经常保持紧张状态,并且在相当长的时间内感到沮丧或生气(见附录 B"初诊患者问卷调查表"第 26 题)。当患者忙碌、沮丧或烦躁时,颞下颌紊乱病症状往往会加重,有时他们需要通过每天的痛苦/忙碌日记才能看到这些关联。

据观察,颞下颌紊乱病患者通常更倾向于使用"忙碌""沮丧""烦躁""肌肉紧张"等术语,而不是"压力"这个词。他们需要学会释放咀嚼肌的紧张感,学习应对技巧,以减少感到忙碌、沮丧或恼怒的时间。在这个讨论中,患者通常愿意与一些人一起学习放松和(或)压力管理的方法。

▼ 专业提示

> **避免"压力"这个词**
>
> 据观察,颞下颌紊乱病患者倾向于否认他们有压力,但承认自己忙碌、沮丧、烦躁和肌肉紧张。因此,我避免使用"压力"这个词,而是使用"忙碌""沮丧""烦躁""肌肉紧张"等术语。

颞下颌紊乱病患者经常接受压力管理与生物反馈辅助放松相结合的治疗方法,随着时间的推移这种组合会显著降低颞下颌紊乱病的症状。

第 17 章

药物治疗

常见问题回答

问：地西泮会不会减少颞下颌紊乱（TMD）患者的肌肉疼痛和焦虑？

答：我最常开地西泮的时候是当患者出现了 TMD 急性症状，或者 TMD 症状突然发作时，咀嚼肌的疼痛是患者疼痛的主要来源。这些急性疼痛最常见是与压力相关，地西泮可以帮助缓解临时的肌肉疼痛，并且可以帮助患者缓解对于压力状态和情绪影响的感知。在临床上，地西泮似乎对于这种状况有很好的短期治疗效果。

问：如果我们给 TMD 患者开三环类抗抑郁药（TCAs），医生会不会被指控滥用精神类药物？

答：不会，在低剂量时，TCAs 可以用来治疗 TMD，他不会产生抗抑郁效果、精神愉悦和心情的改善，并且具有较低的可能性会产生药物滥用。

问：葡萄糖胺对缓解 TMJ 的骨关节炎有益吗？

答：是的，一项对 TMJ 骨关节炎患者的研究表明葡萄糖胺可以使患者出现明显的症状改善。

临床经验和对照研究显示药物治疗可以缓解患者疼痛，有时可以加速愈合。临床医生倾向于给 TMD 患者开他们喜欢的药物，尽管 TMD 的情况各异，没有一种药物被证明可以适用于不同的情况。身体其他部位肌肉骨骼紊乱的许多药理学原则可以被用于 TMD 的药物治疗，因为药物治疗会像影响其他肌肉骨骼系统一样影响咀嚼系统的肌肉骨骼。慢性 TMD 往往与身体其他部分的重复性运动紊乱相类似。

❌ 要点

> 临床医生倾向于给 TMD 患者开他们喜欢的药物，尽管 TMD 的情况各异，没有一种药物被证明可以适用于不同的情况。

有慢性 TMD 症状的患者通常需要改变他们持续的因素来达到症状的长期控制。临床上观察到，有些慢性症状的患者宁可继续使用最初开的能够有效缓解他们症状的药物，也不愿意改变其长期的一些习惯和致病因素。

长期和频繁地服用止痛药物被证明与很多医学紊乱的增加有相关性。因此，应当避

◉ 即刻会诊

理解患者的治疗需求

临床上观察到，有些慢性症状的患者宁可继续使用最初开的能够有效缓解他们症状的药物，也不愿意改变其长期的一些习惯和致病因素。

使用药物治疗

如果可能的话，慢性 TMD 的症状最好是通过非药物治疗的方法进行控制，例如自我控制治疗、使用咬合装置治疗或习惯中断干预。

免给慢性 TMD 症状的患者开肌肉松弛药，除非他们有症状急性加重。寻求药物治疗的慢性症状的患者通常需要长期的药物治疗，也就是说在所需要基础之上非类固醇类药物 TCAs 和（或）局部治疗。如果可能的话，慢性 TMD 的症状最好是通过非药物治疗的方法进行控制，使用咬合装置治疗和进行认知行为的干预。

TMD 的药物治疗，最常见的是使用非处方类止痛药（NSAIDs），抗炎类药物，肌松药，低剂量的 TCAs，局部治疗和营养支持治疗。"TMD 的自我管理疗法"手册（附录 D）给愿意尝试的患者推荐了非处方类药物。临床医生必需权衡治疗潜在的收益和副作用风险，以及控制患者服用这些药物的能力。

有研究报道，抗抑郁药 5-羟色胺再吸收阻滞药（SSRI）和 5-羟色胺-去甲肾上腺素再吸收阻滞药合并其他许多药物治疗方法可能对 TMD 症状缓解有作用。我们所知道的这些药物治疗容易产生副作用的知识还不足以建议患者的内科医生去更换药物。因此如果相信一个药物对患者 TMD 症状的缓解有作用的话，可以和患者讨论这种可能性。这种治疗就可以被认为是一种促进因子，患者可以使用本书内推荐的治疗方案。

精神科或内科医生对精神紊乱的患者进行心理互动治疗可以作为全面心理健康治疗的组成部分。

镇痛药的应用

水杨酸盐、对乙酰氨基酚、布洛芬、甲氧萘丙酸盐、酮洛芬和辣椒素，在美国是非处方药。常规使用的镇痛药，水杨酸盐或对乙酰氨基酚，可以导致肾衰风险增高 2.5 倍。有一项研究发现，在美国多达 86% 的急性肝功衰竭是因为超剂量对乙酰氨基酚导致的。

用于 TMD 的 NSAIDs 是常用的镇痛药，也用于缓解身体其他部位的疼痛。大部分由 TMJ 关节痛导致 TMD 疼痛的患者可

能会通过服用 NSAIDs 获得显著的缓解。NSAID 与对乙酰氨基酚相结合可以更好地缓解疼痛并减少药物使用剂量，减少潜在的副作用。局部使用 NSAID 会有更少的副作用（参见本章的"局部药物"）。

辣椒素（辣椒素乳膏）是另一种可以推荐给 TMD 患者的镇痛药，而且主要用于局部使用（参见本章的"局部药物"）。

抗炎药的应用

TMD 治疗时使用抗炎类药物主要是为了减轻 TMJ 的炎症。因为药物减轻了 TMJ 炎症相关的疼痛，相应地减轻了相关疼痛和功能障碍。临床医生应当记得慢性 TMJ 炎症或者关节痛通常继发于过度的不良副功能运动所导致的 TMJ 过度负荷。因此在临床上常常可以观察到抗炎治疗在患者服用药物期间，可以减少关节痛和相关症状。但是如果有慢性症状的患者不能够适当减少他们的副功能习惯，TMJ 关节痛和相关的症状在治疗停止之后又会恢复。

◉ 即刻会诊

> **观察抗炎药物的效果**
>
> 临床上常常可以观察到抗炎治疗在患者服用药物期间，可以减少关节痛和相关症状。但是如果有慢性症状的患者不能够适当减少他们的副功能习惯、TMJ 关节痛和相关的症状在治疗停止之后又会复发。

抗炎类药物治疗通常对急性 TMJ 关节痛的患者有效，这些急性关节痛是由于不伴有张口受限的关节盘移位，或者继发于急性创伤造成的。不伴有张口受限的关节盘移位患者很典型地会发现抗炎类药物可以缓解疼痛相关的炎症，使他们能够拉伸盘后组织，使他们的关节盘更加向前运动。随着关

节盘向前,患者可以重新获得张口度,因此可以减少关节盘的干扰,炎症就越不容易复发。

对于轻度和中度的 TMJ 关节痛相关疼痛,我推荐患者服用抗炎类药物,甲氧萘丙酸或甲氧萘丙酸盐。对于更加严重的疼痛(6～10 级或以上)通常给予短程口服皮质类固醇和一种 NSAID。这部分内容会在后续部分进一步讨论。

营养补充类氨基葡萄糖对于 TMJ 关节痛有效,并且副作用最小。推荐患者长期使用抗炎类药物,营养补充类药物和局部的 NSAID,或者在需要的基础上口服 NSAID 也是一种可行的治疗方案(参见本章"营养制剂的应用")。

非甾体抗炎药(口服类)

由于有报道罗非考昔与心血管疾病相关,关于 COX$_2$ 选择性抑制药和非选择性 NSAIDs(传统的)的安全性讨论非常激烈,因此导致了一些 COX$_2$ 抑制在市场上消失。建议使用对乙酰氨基酚以缓解肌肉疼痛,并且对长期服用 NSAIDs 进行更好的监控。

▼ **专业提示**

> **观察布洛芬和甲氧萘丙酸盐的区别**
>
> 临床上,我观察到以肌肉痛为主的患者,使用布洛芬的效果更好。而那些来源于 TMJ 关节痛的患者使用甲氧萘丙酸或甲氧萘丙酸盐更有效。

胃肠症状(上腹痛、腹胀、恶心和烧心)是患者停止服用非选择类 NSAIDs 治疗的最常见原因。如果患者在使用非选择类 NSAIDs 药物同时服用质子泵抑制药(奥美拉唑缓释剂)可以减少由 NSAIDs 导致的上胃肠道症状。非选择性 NSAIDs 与更严重的胃肠道问题相关。NSAIDs 的使用者与非使用者发生不可逆胃肠道问题的风险增加了

3 倍。

◉ **即刻会诊**

> **NSAIDs 导致的胃肠道症状**
>
> 如果患者在使用非选择类 NSAIDs 药物同时服用质子泵抑制药(奥美拉唑缓释剂)可以减少由 NSAIDs 导致的上胃肠道症状。

甲氧萘丙酸盐和布洛芬似乎对于心血管疾病的风险是最安全的药物,布洛芬对于胃肠道的风险是最安全的。NSAIDs 通常能够缓解轻度到重度 TMJ 关节痛和(或)肌肉痛。没有哪一个 NSAID 被发现有优于其他药物的止痛效果。而且患者个体的反应也是有高度差异性的。因此,如果患者使用一种 NSAID 不能获得满意的效果,不意味着其他种类的 NSAID 也效果不佳。

典型的 NSAIDs 的剂量是布洛芬,800mg,每日 3 次或 4 次;萘普生 500mg,每日 2 次;萘普生钠(萘普生)550mg,每日 2 次。一片 550mg 的萘普生纳相当于一片 500mg 的萘普生片。主要是由于保险内处方药效果不佳,一些患者更愿意服用三种非处方非甾体抗炎药,包括布洛芬 IB(200mg 布洛芬)、萘普生钠 Aleve(220mg 萘普生钠)和 Orudis KT(12.5mg 酮洛芬),或者它们的仿制药。我可能会要求患者增加非处方药的剂量和(或)与对乙酰氨基酚混合使用。

在临床上,我认为主要由肌肉疼痛引起的 TMD 患者对布洛芬更有效,而主要由颞下颌关节痛引起的 TMD 患者对萘普生或萘普生钠更有效。如果使用 NSAIDs 治疗急性颞下颌关节痛,我一般会开萘普生,500mg,每日 2 次,持续 2 周。临床观察到,如果患者连续使用该剂量超过 2 周,萘普生似乎会失去效力。因此,我通常会让患者服用 500mg 的萘普生,每日 2 次,连续服用 2 周,如果他

们想继续服用的话,只在必要时服用(一周不超过几次)。

由于长期使用非甾体抗炎药的潜在副作用,患者一般不会长期使用非甾体抗炎药,除非在需要的情况下使用。此外,临床上观察到,大多数 TMD 患者不能获得充分的症状缓解,值得持续服用非甾体抗炎药。如果患者需要长期服用非甾体抗炎药,则确定首选的非甾体抗炎药和剂量,并将患者转介给全科医生进行长期监测和管理。

◉ 即刻会诊

> **长期使用 NSAIDs**
>
> 因为长期使用 NSAIDs 的潜在副作用,病人除非必需,否则通常不能长期使用 NSAIDs。

COX_2 抑制药的疗效与非选择性 NSAIDs 相当,即使是低剂量和短期使用 COX_2 抑制药也会增加心肌梗死和心律失常的风险。记住,这些药物是昂贵的,而 NSAIDs 通常不能给 TMD 患者带来很大的缓解。

NSAIDs 主要是摄入的,这部分涉及这些剂型。如果患者因摄入 NSAIDs 而有心脏、肾脏或胃肠道风险,医生可能会推荐局部服用 NSAIDs。它们具有相当的功效,但其他影响的风险较低;请参阅本章的局部用药。

甾体抗炎药

皮质类固醇是一种有效的抗炎药物,可以用于治疗中等到严重的炎症疼痛(10 个中的 6 个或更多)。由于长期使用可能产生的副作用,TMD 患者通常会选择短期疗程,然后服用 NSAIDs。提供 6 天减量皮质类固醇一种权宜方法,开 DexPak 6-Day TaperPak,即 1.5mg 地塞米松片×21 片,包装方便,使用说明容易操作。

如果口服皮质类固醇是首选治疗,我一般会开 DexPak 6-Day TaperPak 和 2 周或更长时间的萘普生。患者通常被要求在 DexPak 使用的第四天开始使用萘普生;当糖皮质激素剂量高时,这减少了在一开始出现胃肠道不良症状的可能性,并延长了抗炎反应。处方如下:DexPak 6-Day TaperPak,一包,按包装上的说明服用;萘普生,500mg,每日 2 次,从 DexPak 使用的第四天开始服用。

▼ 专业提示

> **口服皮质类固醇**
>
> 如果首选治疗方法是口服皮质类固醇,我通常会给患者开 6 天的 Dexpak TaperPak 和两周或两周以上的萘普生,病人在服用 Dexpak 的第四天时开始服用萘普生。

糖皮质激素通常通过口服的方式,但局部治疗比如超声药物透入疗法、离子导入方法、颞下颌关节或其他感染源处注射法也适用于颞下颌关节综合征患者。颞下颌关节激素注射有利于减少颞下颌关节痛,但长期注射可导致髁突变性,因此,它们通常限于 1 年期内注射两次。

外科医生通常在关节穿刺术和关节镜手术结束时使用皮质类固醇,以获得术后有效的抗炎反应。

肌松药的应用

肌肉松弛药可以减少骨骼肌的张力,通常用于急性肌肉活动的颞下颌关节病患者。大多数肌松药主要是作用于中枢神经的药物,其作用机制尚不清楚。口服剂量远远低于局部诱导肌肉松弛所需的水平,导致一些研究者相信观察到的肌肉松弛主要是通过在中枢神经系统通路中降低患者的兴奋过度而完成的。还有些更常见的中枢神经性肌肉松弛药包括地西泮(安定)、环苯扎林(胺苯环庚烯)、卡立普多（SOMA）、美索巴莫和氯唑沙宗。

偶尔，我会暂时性减少病人的夜间肌肉活动，一般可以通过中枢神经作用的肌肉松弛药来实现。例如，间歇性锁结减少的关节盘移位患者，在初期检查中发现在患者过去的1个月里经常因为大张口导致关节盘锁结从睡梦中醒来，每次持续大约半个小时，这几天情况有加重。令人担心的是，在提供稳定装置之前，这种关节紊乱情况可能恶化，并且颞下颌关节锁结在第二天早上可能无法缓解。因此，患者要在睡前服用中枢神经性肌松药（例如，5mg 地西泮或 5mg 环苯扎林，1～2 片 H.S.）以减少夜间肌肉的活动，从而降低疾病恶化的可能性。某项研究表明这种疗法同样适用于佩戴稳定装置的患者。

▼ 专业提示

> **减少肌肉夜间活动**
>
> 偶尔，我会暂时性减少病人的夜间肌肉活动，一般可以通过中枢神经作用的肌肉松弛药来实现。

我会考虑给患者开中枢性肌肉松弛药以减少夜间肌肉的活动另一种情况是，如果患者初诊检查时主诉他是由于明显疼痛醒来，在使用稳定装置之前先减轻一下疼痛症状。中枢神经作用的肌肉松弛药在就寝前服用，可以暂时减少病人的夜间肌肉活动，从而减少早晨的疼痛。这可以减少来自于肌肉或颞下颌关节的疼痛。如果疼痛主要是由于颞下颌关节疼痛，服用萘普生或萘普生钠也可以提供不错的缓解疼痛的效果。

我经常给 TMD 患者开的主要的中枢神经性肌肉松弛药种类和剂量为：地西泮（Valium），就寝时 2～10mg（低剂量可能在早晨和下午服用），环苯扎林（胺苯环庚烯），就寝时 5～10mg（5mg 可能在早晨和下午服用）。两种都是镇静药，最好在睡前服用。

地西泮经研究表明治疗肌肉疼痛是有效的。当患者出现急性 TMD 症状或出现慢性 TMD 症状时，焦虑是加重 TMD 症状的其中一个因素。在这些情况下我一般喜欢开地西泮，因为①它具有抗焦虑作用；②非常便宜；③患者通常会了解地西泮，知道它是不可长期服用。因此，我没有病人想要长期服用。而当我的病人服用类似的肌肉松弛药时就希望依靠药物来控制他们的 TMD 症状，而不是去改变 TMD 的致病因素。

▼ 即刻会诊

> **处方肌肉松弛药**
>
> 当患者出现急性 TMD 症状或出现慢性 TMD 症状时，焦虑是加重症状的其中一个因素。在这些情况下我一般喜欢开地西泮，因为①它具有抗焦虑作用；②非常便宜；③患者通常会了解地西泮，知道它是不可长期服用。

患者通常服用剂量为 5mg 片剂的地西泮，要求在睡前服用 1～2 片。有时患者想在白天服用肌肉松弛药。我建议患者在早上和下午的时候服用 5mg 地西泮片剂的 1/4～1/2。如果医生愿意可以开 2mg 片剂地西泮的处方。开这种处方时，我会添加"如果不引起睡意"，并与病人讨论，如果它引起嗜睡，也不应当造成危险时才可以尝试这种方式进行药物治疗。据观察，当医生花时间和患者讨论这些问题时，他们通常是能够自我承担起责任的。

如果患者没有明显的焦虑症状，环苯扎林（胺苯环庚烯）是我常开的一种肌松药，患者一般处方为 5mg 环苯扎林片，并要求在睡前服用 1～2 片。如果患者想在白天服用，我建议在早上和下午服用 5mg 环苯扎林,我会在处方中写上"如果不引起嗜睡",并与病人讨论,如果它引起嗜睡,也不应当造成危险时才可以尝试这种方式进行药物治疗。

我很少有病人服用超过 3 周的中枢神经作用的肌肉松弛药。有些病人有急性颞下颌关节疼痛和肌肉疼痛的综合征,对于他们,非甾体抗炎药和扑热息痛可以一起使用。

巴氯芬(lioresal)是一种在脊髓水平上起作用的外周作用肌肉松弛药。由于咀嚼肌主要由第Ⅴ对神经支配(后腹肌由第Ⅶ对脑神经支配),所以我的大多数 TMD 患者都认为巴氯芬对其咀嚼症状无益,但通常发现它对他们的颈部疼痛缓解很有效果。偶尔,一片 10mg 巴氯芬,必要时每 3 小时服用 1 次,用于缓解颈部疼痛,由于它不是作用于中枢神经,它通常不会引起镇静作用。病人的颈部症状最好是通过非药物治疗来治疗的,也就是说,通过改善他们的体位和学习颈部的锻炼(通常由理疗师来指导)。有时候,在患者接受理疗师的预约之前,根据残留症状的需要开处方药巴氯芬。

Botox(A 型肉毒杆菌毒素或肉毒杆菌毒素 A)是另一种药物,注射到肌肉里以减少肌肉活动和疼痛。在第 15 章"扳机点注射"中讨论了这种药物。

三环类抗抑郁药

三环类抗抑郁药(TCAs)最初被用于治疗抑郁症,但是在过去的 50 年中已经被用来治疗慢性肌肉骨骼疾病和神经性疼痛,使用剂量远远低于治疗抑郁症的剂量。在这些低剂量下,它们不会引起欣快或情绪升高,并且较少可能滥用。

据报道,TCAs 可以降低 TMD 疼痛,减少咀嚼肌的夜间肌电活动(EMG),并可以让 TMD 患者的咀嚼肌得到松弛。TMD 患者反应的个体差异性很强,有一些患者服用TCAs 不会有效果。图 17-1 提供了一项研

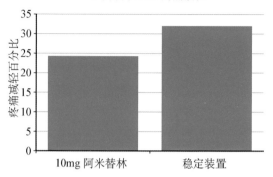

图 17-1　夜间口服 10mg 阿米替林,与除了吃饭和刷牙之外全天佩戴稳定装置进行比较所显示的 TMD 疼痛症状减轻

究的结果,其中将 10mg 阿米替林与稳定装置进行比较。

与其他患者相比,颈部疼痛的 TMD 患者往往不会从保守的 TMD 治疗中获得太多的改善。如果病人的颈部疼痛无法通过理疗师得到足够的改善,那么下一步通常会采用 TCA 来升级治疗。如果 TCA 不能提供足够的改善,我通常会加入其他有助于缓解颈痛的疗法巴氯芬和局部 NSAID。

睡眠障碍是 TMD 患者的一个常见问题,常使 TMD 症状加重,睡眠紊乱的 TMD 患者与其他 TMD 患者相比,保守 TMD 治疗获得的改善没有那么明显。多数 TCAs 有镇静的副作用,如果 TCA 选择正确和剂量合适,除了提供传统的 TCA 益处之外,还可以改善患者的深度恢复性睡眠质量。

◉ 即刻会诊

处方 TCAs

镇静是大多数 TCA 的副作用,如果 TCA 选择正确和剂量合适,除了提供传统的 TCA 益处之外,还可以改善患者的深度恢复性睡眠质量。

阿米替林（elavil）、去甲替林（pamelor）和地昔帕明（norpramin）是治疗中经常使用的 TCAs，用于镇静治疗，从这些不同的患者中得到的平均治疗效果各不相同。临床上，根据患者的睡眠障碍程度来决定患者在睡眠时或醒着时是否需要用药。患者必须在处方限定范围内定量使用药物，以达到最理想的效果。

阿米替林具有相当大的镇静作用，临床上观察到，阿米替林对于具有明显睡眠问题和由于疼痛而醒来的患者最为有效。我通常使用 10mg 片剂，推荐剂量为 10～50mg 睡前 1～6 小时服用。刚开始服用时，要求患者在睡前 3～4 小时服用 10mg，缓慢增加剂量，调整最适合患者的睡前服用药物的时间，并将药物的益处和副作用平衡在处方的限制范围内。

去甲替林没有太多镇静作用，临床上观察到，去甲替林对于没有睡眠障碍症状或症状很轻的患者最为有效。我开了 10mg 片剂，推荐患者在睡前 0～3 小时服用剂量为 10～50mg。要求患者在睡前 1 小时服用 10mg，缓慢增加剂量，调整睡前服用药物的时间，这样是最适合患者。并将药物的益处和副作用平衡在处方的限制范围内。

地昔帕明本质上基本没有镇静作用，我用它来缓解患者的日间痛。我开具 25mg 片剂并且推荐患者在上午和下午根据需要服用 25mg 剂量的地昔帕明。有些患者向我报告在就寝时间服用会导致难以入眠。

有时候，我会给患者开处方阿米替林或去甲替林嘱患者在睡前服用，在早上或下午的时候联合使用脱甲丙咪嗪。服用 TCAs 通常在 3 天内会出现有益效果。在刚开始 TCA 治疗时，强烈建议与患者复诊观察药物的副作用。这些药物与许多副作用相关（大多数用药手册中列出），副作用可能对患者产生较重的影响。

我为颞下颌紊乱、颈部疼痛和头痛的患者开 TCAs，研究药物对这些疾病的有效性。我通常不开出这类处方药，直到我发现非药物干预措施没有提供令人满意的缓解效果。

⊙ 即刻会诊

> **为何开 TCAs**
> 我为颞下颌紊乱、颈部疼痛和头痛的患者开 TCAs，研究支持其对这些疾病的有效性。

三环类抗抑郁药可长期使用，不会产生药物依赖性并且长期使用很少会引起器官毒性。如果患者需要长期使用 TCA，则需要确定 TCA 的优选剂量范围，并将患者转交给医师进行长期监测和管理。

⊙ 即刻会诊

> **三环类抗抑郁药的长期使用**
> 三环类抗抑郁药可长期使用，不会产生药物依赖性并且长期使用很少会引起器官毒性。如果患者需要长期使用 TCA，则需要确定 TCA 的优选剂量范围，并将患者转交给医师进行长期监测和管理。

与 TCA 比较，SSRI 抗抑郁药对治疗慢性疼痛并不有效。SSRIs 是治疗抑郁症的非常好的药物，副作用相对较小，并且具有增加功能活性的潜力。

局部药物

有许多局部药物有益于咀嚼和子宫颈疼痛，其中一些药物在过去十年中已经进入市场。这些药物能够提供较高的局部浓度，长期使用的同时将产生极小的系统影响并且将意外风险降到最低。因此，对于长期使用局部用药的患者感到舒适。

与服用的药物一样，局部用药一般只会使咀嚼区域的症状暂时减轻，病人需要注意不要将药物带进眼睛里。

外用非处方药

抗刺激的面霜（例如，冰热）一般含有薄荷醇，其具有镇痛和抗刺激功效，缓解肌肉酸痛和关节疼痛，给患者提供了一种舒缓的感觉。

水杨酸盐（例如，水杨酸三乙醇胺乳膏剂乳膏）是一些局部镇痛药物的活性成分。大多数文献研究了水杨酸三乙醇胺，它是水杨酸三乙醇胺乳膏剂霜的有效成分。据推测，其有益效果是作为反兴奋药，使感染神经元脱敏，并干扰炎症过程。水杨酸三环素被吸收至 3～4mm 的深度，并且在使用它的受试者的血清中不能检测到。水杨酸三乙醇胺乳膏剂霜没有气味，并被列入"TMD 的自我管理疗法"（附录 D），作为颞下颌紊乱病患者使用的理想非处方药之一。

在骨关节炎手指疼痛患者的随机临床试验中，水杨酸三乙醇胺乳膏比安慰剂能更有效地减缓疼痛。

在另一项随机临床试验中，原发性颞下颌紊乱患者或咀嚼肌疼痛患者在疼痛区域上应用了一种三乙醇胺水杨酸乳膏，每天两次。受试者报告说，这种乳膏能显著减少他们的颞下颌关节和肌肉疼痛，但对咀嚼肌更有效。一旦治疗停止，他们的疼痛就会慢慢恢复。

▼ **专业提示**

推荐使用三乙醇胺水杨酸乳膏

许多颞下颌紊乱患者发现水杨酸三乙醇胺乳膏剂效果不错；它能够暂时减轻颞下颌紊乱症状，不失为一种既廉价又方便的药物。

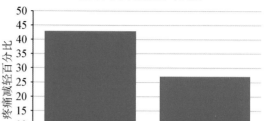

图 17-2　在使用一次水杨酸三乙醇胺（三乙醇胺水杨酸乳膏）或安慰剂后，患有骨关节炎手指疼痛的受试者疼痛减轻的百分比

在一项关于局部用药的综述中发现水杨酸盐配方是有益的（但益处不是非常大），但外用的 NSAIDs 是更有益的（在"外用处方药"部分讨论）。我的患者表达了类似的观察结果，并且外用 NSAID 的药效似乎是泰洛宁水杨酸霜的两倍。与水杨酸三乙醇胺霜剂一样有益。

辣椒素（例如 Zostrix）是局部镇痛霜，其作用机制尚不清楚。主张用于关节炎和其他部位的神经性疼痛，我的一些颞下颌紊乱患者认为它对颞下颌关节和（或）脊柱有益。在骨关节炎膝关节疼痛患者的随机临床试验中，研究者发现 0.025％浓度的辣椒碱乳膏比安慰剂有更好的止痛效果（图 17-3）。

在膝关节骨关节炎的疼痛患者中，每天服用 0.025％的辣椒素或安慰剂 4 周之后疼痛减少百分比。

在一项临床试验中，每天使用 4 次 0.075％浓度的次辣椒素，3 天后受试者在感知疼痛的能力上有了显著的下降，同时保持了正常的触觉。一旦治疗停止，感知疼痛的能力就会慢慢恢复。这项研究表明，辣椒素可以显著减轻病人的疼痛而不影响他们正常的触觉，这是我临床观察的结果。

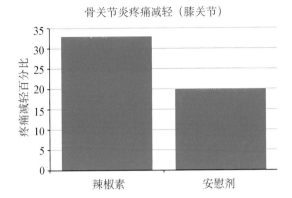

图 17-3　在膝关节骨关节炎的疼痛患者中，每天服用 0.025％的辣椒素或安慰剂 4 周之后疼痛减少百分比

辣椒素有多种功效，一天要涂 3～4 次。我建议患者购买非处方药 0.1％浓度的辣椒素，并根据他们所使用的乳膏量来调节剂量。大多数非处方的高效能（通常简称为 HP）配方是 0.1％辣椒素。

辣椒素是辣椒中的热物质，所以应该提醒病人，或者在涂抹完药膏后要清洗双手，否则揉眼睛时眼睛里会有烧灼感。我的一些病人发现在涂完乳膏后洗手并不能完全清除药膏，所以他们在使用辣椒素的时候更喜欢用塑料指套包在手指上。

您可以考虑给那些接受过多次颞下颌关节手术的患者推荐辣椒素，但是传统的 TMD 治疗中辣椒素并不能获得满意的疼痛缓解。辣椒素常见的一个副作用是皮肤上的一种温暖的感觉。我建议患者不要与加热垫或任何其他外用药物一起使用辣椒素。

8％的辣椒素（Qutenza）在美国是处方药；它已经得到食品和药物管理局（FDA）的批准，用于治疗带状疱疹后神经痛。

▼ 专业提示

推荐辣椒素

　　我建议患者购买 0.1％辣椒素非处方药，并根据他们所使用的乳膏量来调节剂量。大多数柜台销售的乳膏有效成分（通常在包装上缩写为 HP）配方是 0.1％辣椒素。

顺势疗法制剂（例如 traumeel）是可行的，并且许多被称为局部镇痛药和（或）抗炎制剂。traumeel 是这些顺势疗法制剂中更常见的一种，其临床上受到许多临床试验的支持。

在腱损伤导致疼痛和运动受限（跟腱炎）的患者中的一项临床试验中，损伤受试者应用 4 周 traumeel 或局部 NSAID（1％双氯芬酸凝胶），在 traumeel 组中受试者疼痛减轻比 NSAID 高一点（图 17-4）。营养补品商店和网站（例如，http://www.amazon.com）都可以购买到 traumeel。

在使用 traumeel 或局部 NSAID（1％双氯芬酸凝胶）长达 4 周后，肌腱损伤导致疼痛和运动受限（腱病）的疼痛减轻。

便携式热包装（例如热保护）不是局部药

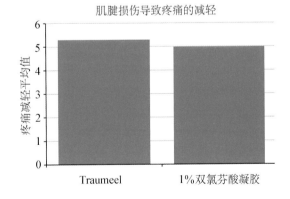

图 17-4　在使用 traumeel 或局部 NSAID（1％双氯芬酸凝胶）长达 4 周后，肌腱损伤导致疼痛和运动受限（腱病）的疼痛减轻

物,但我想提醒读者,这些也都是柜台可售产品,已经被证明可以显著减少肌肉骨骼疼痛,其效果通常持续数天。它们是当治疗颈部肌肉骨骼疼痛时可能需要的非药物辅助剂,一些专门设计用于颈部使用。

外用处方药

局部非甾体类抗炎药(例如,伏因仑凝胶、pennsaid、电极贴片)已经在欧盟市场上销售了 10 多年,自 2007 年以来在美国市场上销售。目前,伏特加凝胶,pennsaid 和祛痘片是美国市场上唯一的局部 NSAID。在美国以外,有一些非处方的局部 NSAID 可用。研究表明,局部双氯芬酸、布洛芬、酮洛芬和吡罗昔康都具有相似的功效和局部皮肤反应,这些反应通常是无效的和短暂的,与安慰剂没有差异。

一年内在英国因口服非甾体抗炎药物而直接引起的胃肠道出血而入院有 18 000 人,但局部非甾体抗炎药很少引起胃或其他不良系统反应。事实上,研究报告称,伏特力凝胶(局部非甾体抗炎药)的平均血浆浓度约为口服配方药浓度的 6%。

局部非甾体抗炎药与口服非甾体抗炎药相比是昂贵的,但考虑到口服非甾体抗炎药不良反应的后果,局部非甾体抗炎药可能更有效。考虑到这一点,国家健康和临床卓越研究所(NICE)最近建议在使用口服非甾体抗炎药之前,在治疗骨关节炎的指导方针中考虑局部应用非甾体抗炎药。

扶他林(双氯芬酸钠凝胶 1%);是第一个在美国市场上销售的非甾体抗炎药。它已被证明对于肌肉和关节都是有益的,并且持续使用(一天 4 次)比偶尔使用的效果要好。在来自骨关节炎的膝关节疼痛患者的随机临床试验中,受试者应用 1% 双氯芬酸凝胶或载体(不含药物的凝胶),每天 4 次,持续 12 周。双氯芬酸凝胶组的效果要优于对照组。

Voltaren 凝胶作为 100g 凝胶管出售。指示患者定量 1~2g 凝胶(用药物给药剂量

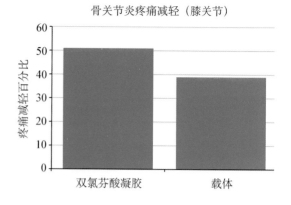

图 17-5　应用 1% 双氯芬酸凝胶或载体每天 4 次,持续 12 周后,骨关节炎膝关节疼痛患者疼痛减轻百分比

卡测定),并根据需要每天 4 次将合适剂量的凝胶应用于疼痛区域。患者在使用后至少 1 小时内不应清洗该区域。

扶他林乳胶体(1.16% 双氯芬酸二乙胺凝胶)在加拿大和世界上许多国家都有销售。它含有与扶他林凝胶一样的活性成分以及几乎相等的浓度,但有不同的盐与之结合。猜测是与扶他林凝胶有类似功效,可以在网站上(例如,http://www.amazon.com)上购买,价格明显低于扶他林凝胶。其应用剂量和频率与扶他林凝胶相似。

双氯芬酸(1.5% 双氯芬酸钠在 45% 二甲亚砜溶液)是一种液体,配制药水,可以迅速被皮肤吸收,一天使用 4 次。在颞下颌关节功能障碍患者的随机临床试验中,受试者每天 4 次使用 10 滴 PENSED 在其颞下颌关节区域上,或每天两次摄入 50mg 双氯芬酸,共 14 天。两组间差异均无显著性(图 17-6)。我个人认为,受试者的疼痛一定是相对较低的,因为我没有观察到通过口服非甾体抗炎药的颞下颌紊乱患者获得到这种程度的疼痛缓解。

双氯芬酸贴片(flector 贴片,1.3% 双氯芬酸 epolamine 贴片)是在美国市场销售排名第三的局部 NSAID。粘贴补丁尺寸为 10cm×14cm,每 12 小时更换一次。一个包

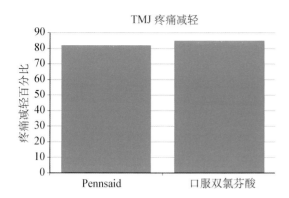

TMJ 疼痛减轻

图 17-6 每天 4 次使用 10 滴 PENSED 在其颞下颌关节区域上,或每天 2 次摄入 50mg 双氯芬酸,共 14 天进行对比,TMJ 疼痛症状减轻的比例

装盒内提供 30 片粘接补丁,患者通常需要一整盒,药效类似于其他局部非甾体抗炎药,它已被证明比安慰剂更好,并且有些学者推测在皮肤上连续使用双氯芬酸,其镇痛作用可能比一天 4 次使用外用非甾体的抗炎药更好。一位同事使用 flector 补丁治疗颞下颌关节痛,他叮嘱患者用剪刀把补丁修剪成 1 英寸×1 英寸大小的小补丁,在粘接之前揭掉表面覆盖膜,当患者们上床睡觉时,就将其贴在小补丁贴在颞下颌关节上。

每天 4 次使用 10 滴双氯芬酸钠液涂抹在颞下颌关节区域上,或每天 2 次口服 50mg 双氯芬酸,持续 14 天后颞下颌功能障碍患者的疼痛减轻百分比。

我在治疗颞下颌关节紊乱患者的临床经验发现在应用外用非甾体类抗炎药时,患者更偏向于使用扶他林凝胶。研究比较了扶他林乳胶剂和双氯芬酸,发现患者首选双氯芬酸。我相信颞下颌关节紊乱的患者的偏好差异是由于这些患者需要将药物直接应用到皮肤表面,他们很难控制双氯芬酸药水的量。另外,双氯芬酸吸收很快,如果病人需要用衣服覆盖表面就更好了。我还没有给颞下颌紊乱患者开过 flector patch,因为它贴在患者

面部影响美观,所以大多数患者只愿意在晚上使用 flector patch。

颞下颌关节紊乱患者似乎发现局部非甾体抗炎药对肌肉疼痛有益,但它似乎并没有像我预期的那样为颞下颌关节疼痛提供强大的抗炎作用。一位作者推测其原因可能是大多数非甾体类抗炎药的研究是在疼痛的手指和膝盖上进行的,这些手指和膝盖可以从各个方向吸收药物,而颞下颌关节只能从外侧表面吸收药物。

因此,外用非甾体抗炎药似乎针对肌肉疼痛比颞下颌关节疼痛更为有效。

▼ 专业提示

扶他林凝胶处方

你可能会考虑给患有颞下颌关节疼痛的病人开扶他林凝胶,特别是如果他们有胃肠道症状的病史,或者是高龄病人。

▼ 专业提示

扶他林凝胶处方示例

处方:扶他林乳胶剂,100g(或 200g)凝胶,适用 1g(或 2g)涂抹在疼痛的区域,必要时每日 4 次使用。

5%利多卡因透皮贴剂

(利多卡因贴片)已被证明针对肌肉和关节炎的疼痛有缓解作用。利多卡因贴片并没有被用于 TMD 疼痛的评估,但我听说同事们讲述它对于多发性颞下颌关节手术的患者和不能从传统的 TMD 治疗中获得满意疗效的患者是有益的。

一盒利多卡因贴片内含有 30 片,患者一般需要处方量是整整一盒,每一片的尺寸是10cm×14cm。患者可以用剪刀将之剪裁为合适大小的尺寸,在粘到患处之前揭掉覆膜。一个贴片可以在 24 小时内使用 12 小时(12

小时贴上，12 小时摘掉）。利多卡因的全身吸收很少，但局部皮肤刺激会发生。

▼ 专业提示

> **利多卡因贴片处方**
>
> 您可能需要考虑给已经进行多次 TMJ 手术，无法从传统的 TMD 治疗中获得令人满意缓解的患者使用利多卡因透皮贴片。

营养制剂的应用

在我的治疗颞下颌关节紊乱的实践中，越来越多的颞下颌关节紊乱患者强烈抵制或拒绝服用药物，但非常乐意服用营养补品。一些营养补充剂与非甾体抗炎药一样有效，同时引起最小的系统性影响，长期使用的不良事件发生风险较小，且成本低于药物治疗。

葡萄糖胺是在美国销售的最受欢迎的膳食补充剂之一，被认为是安全的，只有极少的不良事件报道，并已被证明对颞下颌关节痛是有益的。

葡萄糖胺被广泛接受治疗骨关节炎，而葡萄糖胺盐酸盐和葡萄糖胺硫酸盐被证明同样有效。

不幸的是，葡萄糖胺在治疗 TMJ 的关节炎和治疗其他骨关节炎的疗效证据是高度不一致的。

最好的研究是一项随机临床试验，表明氨基葡萄糖是在有症状的 TMJ 骨关节炎患者中有益于颞下颌关节骨性关节炎的，每天 3 次服用 500mg 葡萄糖胺的患者比每天服用 400mg 布洛芬的患者有更大的改善。71% 受试者在功能上颞下颌关节疼痛至少降低了 20%。

软骨素通常与葡萄糖胺结合，同样被认为是安全的，只有轻微的不良反应报道。单独服用和与葡萄糖胺联合使用治疗骨关节炎

的证据也不一致。

对葡萄糖胺和软骨素的适当剂量从未进行过评估，但研究通常使用 500mg 葡萄糖胺每日 3 次和（或）400mg 软骨素每日 3 次。如果病人对这些补充剂感兴趣，一般推荐使用这些剂量。

葡萄糖胺比软骨素便宜，可以提供足够的益处。因此，患者往往被要求开始治疗时单独使用氨基葡萄糖，如果它不能提供足够的疗效，然后加入软骨素。这些补充剂的症状缓解通常比非甾体抗炎药慢，建议患者使用 30 天，以决定是否有效。

这些补充剂不能立即缓解骨关节炎疼痛，一旦停药，疼痛就不会立即恢复。一些研究者对这种症状改善表示是由于关节内的身体变化（例如，关节内软骨增厚）引起的。

s-腺苷甲硫氨酸（SAMe）也可能有益于颞下颌关节骨关节炎的症状。有一致的证据表明，SAMe 可以缓解其他关节的骨关节炎症状，具有与 NSAID 相似的功效。临床试验比较了 1200mg/d 的 SAMe 与布洛芬、萘普生、塞来昔布、吡罗昔康和吲哚美辛，结果表明 SAMe 同样有效。

如果 TMD 患者想尝试 SAMe，建议每天 3 次 400mg；类似于葡糖胺和软骨素，SAMe 可能需要几周的时间，骨关节炎症状明显改善。SAMe 似乎是安全的，并且相比 NSAIDs 的副作用较少。SAMe 比葡萄糖胺和软骨素贵得多，很可能是我的许多患者不想使用它的原因。SAMe 也发现比葡萄糖胺和软骨素会引起更多的胃不适。

已经证明镁对于紧张和偏头痛是有缓解的，临床表现为轻度肌肉松弛，有利于缓解肌肉疼痛。如果 TMD 患者想要尝试镁，建议每天服用 250mg 与钙一起使用；一些品牌将两者合并成一片。

维生素 B_2（核黄素）和 CoQ10（辅酶 Q10）增强了受损线粒体的功能，已被证明对偏头痛有好处，临床上似乎对肌肉疼痛缓解

有好处。如果 TMD 患者想尝试维生素 B$_2$ 或 CoQ10，建议患者首先尝试维生素 B$_2$（因为它的成本更低），每天服用 100mg。CoQ10 的推荐剂量是每天 3 次，每次 100mg。

　　调查估计，8% 的 TMD 患者使用非处方药营养剂应对颞下颌紊乱的疼痛，而接受治疗的患者中，近 70% 的处方患者不会与其医生讨论非处方营养剂的用途。有些具有潜在功能中草药，患者可以对症使用，这些中草药的一些药效与 TMD 处方药物的生物力学的药效相同。因此，建议医生在开处方前咨询中草药补充剂。

第 18 章

其他口腔治疗

常见问题回答

问：在哪种情况下，你推荐牙医通过调𬌗来治疗颞下颌紊乱（TMD）？

答：在第一次就诊的时候，我唯一推荐牙医进行调𬌗的情况是患者 TMD 症状的发展是由于和牙列中的其他牙齿不协调导致的，或者 TMD 症状是由于咬合干扰造成的可逆性牙髓疼痛导致的。

问：为什么很多牙医认为正畸治疗是合理的 TMD 治疗方法？

答：在正畸治疗期间，患者似乎很少出现 TMD 的表征，正在进行正畸治疗的牙齿对于叩诊和对颌牙的接触非常敏感，因此患者可能会暂时性地减少副功能习惯，这可能使一些临床医生和患者产生幻觉，认为正畸对于 TMD 的治疗可以产生显著的长期效果。

当一个人紧咬牙或磨牙时，咬合越和谐，咬合稳定性越大，咀嚼系统稳定性越佳。事实上，没有天生的"理想𬌗"，改善个体的咬合稳定性应当能够降低紧咬牙或磨牙时对咀嚼系统稳定性的负面影响。𬌗装置可以改善患者咬合稳定性，据推测这是𬌗装置可以减少 TMD 症状其中的一个机制。

❿ 要点

> 事实上，没有天生的"理想𬌗"，改善个体的咬合稳定性应当能够降低紧咬牙或磨牙时对咀嚼系统稳定性的负面影响。

TMD 患者的翼外肌和（或）颞下颌关节（TMJ）关节痛常常有增加的趋势，使得难以得到下颌骨正中关系位和（或）获得可重复的闭口位。一些 TMD 患者有翼外肌痉挛，这导致髁突固定在部分移位的位置，因此这些患者有暂时性咬合形变。一些 TMD 患者一开始就将其下颌骨从肌肉和（或）TMJ 病变的这种异常位置固定下来，以至于甚至不能闭合或达到最大限度的牙尖交错位。

由于诸如此类原因，大多数医生建议 TMD 患者一开始不用不可逆的调𬌗治疗。我建议在初诊时就调整患者的咬合主要有以下两种情形：

①患者的 TMD 症状是由于与已建立的咬合不协调的修复体导致的；②患者的 TMD 症状由咬合干扰导致的可逆性牙髓炎引起的（如第 3 章中"牙齿引起的 TMD 疼痛"所讨论的）。在这些情况下，调𬌗比传统的 TMD 治疗则更为方便有利。这些典型情况下就能解决 TMD 症状，但必须牢记这一点：TMD 症状可能与修复治疗后其他原因有关（见第 8 章"口腔治疗所致的 TMD"）。

由于几乎没有人有理想𬌗，医生几乎可以为每个人都能找到改善咬合稳定的方法。医生考虑这样减少 TMD 症状的治疗之前，必须比较该治疗的潜在益处和付出，例如价格、时间和不良后遗症之间的关系。

当 TMD 不是患者的主诉时，改善患者的牙齿咬合需要患者的同意。例如，牙齿不足以适当地咀嚼食物，不利的咬合力导致牙齿移位松动，牙齿或修复体折断，牙齿敏感和对支撑组织的损害。已有许多不同的牙科治疗,旨在减少 TMD 症状,但总体而言,大多数研究和系统评价发现证据不足以证实这些治疗对于 TMD 症状改善的有效性。

TMD 与咬合的关系很容易引起争议,但医生必须认识到大多数具有持续性慢性症状的 TMD 患者:①应给予在夜间佩戴的提供理想咬合的咬合装置;②指导患者白天不要使他们的牙齿上下接触,除了瞬间吞咽和偶尔在吃饭时碰撞。通过使用这种方法,患者的牙齿几乎不会触及。如果牙齿很少接触,咬合对于任何残留的 TMD 症状都不是重要的原因,那么任何咬合疗法对 TMD 症状将起作用最少,甚至没有作用。

间歇性疼痛患者的治疗方法通常需解决与疼痛有关的因素;也就是说,给睡眠时疼痛醒来的患者夜间佩戴咬合稳定装置,对于白天疼痛的患者告诉他们白天不要上下牙齿接触。因此,任何咬合疗法对于任何残留的 TMD 症状的影响也将最小。

对于打破白天不良咬合习惯有困难,从而不能令人满意地缓解白天 TMD 疼痛的患者,我通常要求他们在不良习惯加重或升级行为疗法时佩戴稳定装置,而不是提供咬合疗法。我发现这种是更经济的治疗方法,可能通过缓解肌肉过度紧张的情况,从而对健康更加有益。

一些 TMD 患者的牙齿已经是平衡𬌗,或已接受过一次或多次全口重建,但仍有明显的 TMD 症状。我治疗过许多尽管已经进行过多次全口咬合平衡仍然有 TMD 的患者,还有一个患者由于全口重建提供了理想𬌗反而发展成 TMD 症状。这位患者接受了全口𬌗重建而发展成 TMD,他以前不能咬合达到最大限度的牙尖交错,但现在可以,于是他很享受不断咬紧他的牙齿。

相反,一些患者尽管咬合很差(咬合稳定性差)但没有 TMD 症状。咬合疗法往往是昂贵的,只是试图解决 TMD 多因素问题的一个方面。本书提供的 TMD 疗法相对较便宜(在价格、时间、不良后遗症等方面),并且将比咬合疗法提供更大的症状改善。

◉ 要点

> 咬合疗法往往是昂贵的,只是试图解决 TMD 多因素问题的一个方面。

◉ 即刻会诊

采用多学科治疗方法
　　本书提供的 TMD 疗法相对花费较少(在价格、时间、不良后遗症等方面),并且将比咬合疗法提供更大的症状改善。

患者的长期咬合状态通常不是他的 TMD 症状中的重要因素,一项 20 年的纵向前瞻性研究和系统的文献综述支持了这种概念。据推测,个体在潜意识中学习他们的牙齿如何在各种下颌位置下咬合,进而形成正常的状态的记忆。新的修复体就位后如果与已建立的咬合不协调,某一些患者不能适应新的修复体,于是发展为 TMD 症状。

这就是为什么将患者原有的长期习惯性咬合调整为理想𬌗不是一项经济的 TMD 治疗方案的原因。因此,制作和佩戴与患者咬合相一致的新修复体在修复治疗中才是至关重要的。

◉ 要点

> 将患者原有的长期习惯性咬合调整为理想𬌗不是一项经济的 TMD 治疗方案。制作和佩戴与患者咬合相一致的新修复体在修复治疗中才是至关重要的。

目前发现许多牙医治疗 TMD 时偏向于选择他们平时能够提供的手段,例如,咬合平衡、修复、正畸或正颌治疗。这些治疗主要试图增加咬合稳定性,只能改进导致 TMD 多方面原因的其中某一方面。牙医必须始终牢记，对于 TMD 患者的治疗，有许多其他的专业人士能够提供其他方面的帮助。

如果医生观察到正畸、正颌手术、修复治疗或其他牙科治疗会改善患者的咬合稳定性，则必须将手术的益处与其付出的代价进行比较，例如在价格、时间和不良后遗症方面。当与成本进行比较时，如果仅仅为了减少 TMD 症状，咬合疗法很少值得一试。决定是否进行该治疗应基于 TMD 症状改善外的其他预期收益，比如能够改善美学或咀嚼效率。

在将来，我认为更好的指导原则将发展为咬合疗法与 TMD 治疗的整合。已有临床病例发现，例如，几个患者的 TMD 症状仅通过第三磨牙拔除就可解决。在我看来，第三磨牙成为不和谐的咬合因素会降低咬合稳定性，如果患者容易发展为 TMD 症状，可能导致患者出现 TMD 症状，这可能是通过拔除这些牙齿即可消除症状的原因。据推测，第三磨牙牙面重度磨损或其他第三磨牙咬合不协调可能是第三磨牙拔除的适应证，显著有利于改善 TMD 症状。还观察到许多 TMD 病例中，拔除其第三颗牙齿并没有改善

TMD 症状。咬合疗法与 TMD 疗法联合应用仍需要进一步的研究。

◉ 即刻会诊

> **将咬合治疗与传统的 TMD 治疗相结合**
>
> 　在将来，我相信关于将咬合治疗与传统的 TMD 治疗相结合，我们将会有更好的指导方案。

咬合平衡

多年来推荐使用咬合平衡来治疗 TMD，近期一篇研究推荐咬合调整作为 TMD 咬合平衡的治疗方法通常会增加咬合稳定性，从而增加咀嚼系统的效率，进而增加咀嚼系统耐受口腔副功能所产生力量过大的宽容度。

一些医师仅通过调整最明显的干扰来提供部分咬合平衡。这种治疗结果有不可预测，可能会导致一些 TMD 患者的症状恶化（图 18-1）。例如，患者可能在第二磨牙有明显的平衡拾干扰，而患者已经在潜意识中已发展成避免接触的咬合记忆。

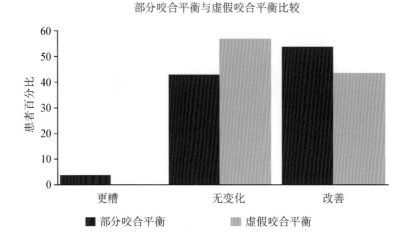

图 18-1　部分咬合平衡调整后与虚假咬合平衡相比，仅仅有轻微的症状改善，而且对有些个体来说，可能会导致症状加重

当明显的第二磨牙的平衡𬌗干扰去除时,第一磨牙平衡𬌗出现干扰接触。一旦调整了第二磨牙平衡𬌗干扰,患者可能开始出现新的磨牙干扰,于是 TMD 症状恶化。如果进行部分平衡,我会警告患者尽量避免故意使用新的可能被注意到的咬合接触。

当评估 TMD 症状变化时,完整的全口咬合平衡比用于改善 TMD 症状的部分𬌗平衡更可预测,这是一些关于 TMD 症状变化评估的研究中很典型的结论。这些研究中的一些患者经历了症状的恶化,而且治疗后热

敏感是常见的。

人们可以直观地理解,咬合装置通常可以提供比全口平衡更理想的咬合,因为丙烯酸可以添加到夹板某些位置以提供更理想的咬合;例如,在上颌前牙后面添加丙烯酸,可能立即使后牙脱离接触。在一项比较研究中,医师对受试者牙列进行平衡𬌗治疗,平均为每次就诊 1 小时,共 4 次的咬合平衡。另一组受试者接受咬合装置治疗,与家庭锻炼相结合,TMD 症状明显改善,结果有统计学意义(图 18-2)。

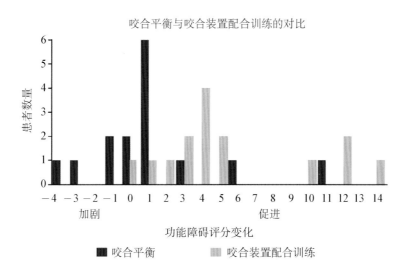

图 18-2 对 TMD 症状的缓解来说,咬合装置治疗配合家庭训练,比 4 小时的咬合平衡更有益处

现有文献已经形成了对于 TMD 患者长期症状的三个方面的咬合平衡的共识:

1. 不应将咬合平衡作为 TMD 患者的初始治疗方法,除非在特定情况下,例如当症状是由于不和谐的修复体而引起的。由于外侧翼状肌肉紧张,和(或)TMJ 关节痛,可能难以将 TMD 患者下颌骨置于正中关系和(或)获得可重复的闭合位。如果牙列在不正确的位置进行咬合平衡,可能会发生灾难性的后果。在我开始 TMD 研究之前,我所学习的是将调𬌗作为治疗 TMD 的主要方法。一些患者变得非常钻牛角尖,不断尝试找出

剩下轻微的差异,如果调𬌗不完美,那么几乎很难满足他们的要求。

2. 不应进行咬合平衡以治疗或预防 TMD 体征或症状。

3. 文献对咬合平衡(或任何其他咬合疗法)对于 TMD 患者长期症状的改善不是必要的这一观念已形成了共识,详见第 19 章中"患者的长期管理"。

如果进行全口平衡治疗,就必须小心细致,并且有可能加重 TMD 症状。咬合平衡(调𬌗)是非常耗时的,操作困难,并且需要很高的精准度。

⊙ **即刻会诊**

> 如果进行全口平衡治疗,就必须非常小心细致,并且有可能加重 TMD 症状。

正畸-正颌联合治疗

已有许多临床试验研究了正畸治疗与 TMD 之间的关系。这些纵向研究的结果不一,正畸治疗的效果从统计学显著改善,到有改善的趋势,到 TMD 症状无明显改善。TMD 症状的改善可能是由于咬合稳定性的增加,但正畸也有可能降低个体的咬合稳定性,从而使患者倾向于增加 TMD 的体征或症状。没有证据表明任何特定类型的正畸手术或治疗方法(不论是否拔牙)与 TMD 发病的风险增加有关。

在积极的正畸阶段,即使出现新的咬合干扰,患者亦倾向于具有较少的 TMD 体征和症状。一个理论基础是,正畸移动中的牙齿对碰撞和对颌牙齿接触非常敏感,使患者暂时减弱副功能活动。这可能使一些医生和患者形成了正畸矫正治疗对 TMD 临床有益的错觉。一项美国牙科协会(ADA)调查发现,7% 的全科牙医师和 26% 的专科牙医师(其中 47% 是正畸医师)使用固定矫治器治疗 TMD 症状。

一旦患者进入保持阶段,牙齿对这些接触就不再敏感,副功能活动于是重新回来,接着 TMD 症状和体征就更普遍了。这就导致 TMD 症状的出现或加重,这样一些患者就认为是正畸治疗引起了 TMD。这些患者处于二三十岁时 TMD 发生的频率和严重性增加,而这一时期正好也是患者接受正畸治疗的高发时期,这些因素混杂起来。一般来说,即使正畸医生没有达到特定的理想咬合,正畸治疗也不会增加或削弱患者罹患 TMD 的概率。

⊗ **要点**

> 一般来说,即使正畸医生没有达到特定的理想咬合,正畸治疗也不会增加或削弱患者罹患 TMD 的概率。

根据症状的严重程度,正畸治疗可能需要因治疗 TMD 而减缓或暂时停止。这些 TMD 治疗可能涉及 TMD 自我管理治疗(即附录 D),药物治疗,辅助治疗和(或)殆装置治疗。如果用殆装置进行治疗是必需的,一些正畸医生可能希望继续移动牙齿,并且使用部分覆盖咬合装置。这种装置内部有弹簧,或水门汀(例如玻璃离子)粘接到单个牙齿上,以充当迷你殆装置。

正畸医生应该如此警告准备做正畸治疗的患者 TMD 症状有可能出现或恶化,并对此做好准备。由于正畸治疗期间有可能会出现 TMD 体征和症状,在正畸治疗前必须进行 TMD 筛查检查。

即使在正畸治疗期间 TMD 症状趋于减弱,我仍建议延迟以下患者的正畸治疗,直到症状充分减轻。

1. 如果该 TMD 患者使用殆装置,并且不能离开它,那么建议在开始正畸治疗之前,通过辅助性 TMD 治疗进一步减轻其 TMD 症状。

2. 疼痛明显的 TMD 患者希望尽早用传统的 TMD 治疗来充分减轻其症状。

3. 患有可复性关节盘移位的患者关节锁结的频率大于每周一次的,正畸治疗可能会使他们的 TMD 症状恶化,使其关节锁结从间歇性进展到持续性。持续性关节锁结将比间歇形式更加难以治疗。这些患者应接受传统的 TMD 治疗,以充分缓解症状。由于这些患者的 TMD 症状使其中断正畸治疗的可能性非常大,所以建议在开始正畸治疗之前先进行 TMD 治疗。一项对照研究发现，在正畸治疗之前消除的 TMD 症状在随后的正畸治疗期间也不会复发。

骨性畸形可以考虑正畸治疗联合正颌手术治疗。术后 TMD 体征和症状的改变以及术后髁突吸收每个人情况相差很大，一般来讲，正颌手术通常对 TMD 症状有小的改善或改善的趋势。双侧矢状劈开截骨术的患者术后髁突吸收发生率约为 6%，通常这些症状变化在术后 6 个月至 2 年之后才会变得明显。

这样看来，一些患者接受正颌手术的理由似乎就有问题。在一项研究中发现，有 28% 的患者获得下颌骨截骨前移以减少其 TMD 症状，18% 的患者准备接受正颌手术来预防 TMD 问题。

文献建议，如果旨在减少 TMD 症状的话，手术治疗骨骼不对称和发育畸形不是适应证，并且应该在仔细评估和管理致病因素之后进行。然而，在那些希望改善美学、功能和（或）咬合稳定性的严重骨性错𬌗畸形的 TMD 患者中，通常可以选择手术治疗。

正畸和正颌治疗通常改善咬合稳定性，从而减少咬合或咀嚼对咀嚼系统的负面影响，比如紧咬牙或夜磨牙。这些手术费用高昂且耗时，而且研究表明大多数患者没有获得显著的 TMD 临床症状改善。本书推荐的疗法对于治疗 TMD 症状更经济。

修复治疗

通过缺失牙的修复，修复治疗也可以促进咬合的稳定性，通过牙体形态的恢复可以使原本不接触的牙尖与对颌牙形成接触，还可以使微量的牙列不齐形成更加理想的咬合关系。通过修复治疗促进咬合稳定性花费很高且费时，而且可能需要定期地更换修复体。

如果患者的主要主诉是 TMD 症状，那么本书所讲述的治疗方法相对在以下方面成本较小，包括价格、时间、不良反应、后遗症

等。而且这些方法能够比修复治疗产生更好的症状缓解。当比较获益和花费时，如果仅仅是为了缓解 TMD 症状，那么修复治疗是不值当的。而且，有夜间副功能习惯的患者常常需要在修复重建后在夜间佩戴稳定装置。

◉ 即刻会诊

> **通过修复治疗减少 TMD 症状**
> 当比较获益和花费时，如果仅仅是为了缓解 TMD 症状，那么修复治疗是不值当的。

如果临床医生认真考虑采用修复治疗，其决策应当是基于非 TMD 受益的预期，比如恢复咀嚼功能和改善美观。我曾经有一位佩戴总义齿的 TMD 患者，上颌牙列上被安放了聚丙烯酸树脂类的稳定装置，她一天 24 小时佩戴，甚至吃饭时也佩戴，TMD 症状缓解了 50%。我不建议天然牙列患者这么长时间地佩戴咬合装置，或者带着它吃饭。她强烈地认为她的问题是由义齿造成的，而且没有听从我的建议，制作了一副新的义齿。大家可以预见到，患者并没有获得任何额外的 TMD 症状的缓解。

修复治疗可能增进或者加重咀嚼系统的稳定性，可能引起或者促进 TMD 症状的产生。我接受过正在进行固定修复治疗的或者曾经固定修复治疗的转诊的患者，他们的 TMD 症状来源于治疗相关的牙齿疼痛，还接诊过因长时间的牙科治疗导致的肌肉疼痛和关节痛的患者。

TMD 是一种常见的紊乱，所以有些寻求修复治疗的患者会有 TMD 症状。对于这类患者，医生要谨慎处理，因为他们往往有翼外肌敏感增加和（或）关节疼痛，这使得将下颌定位于正中关节位和（或）获得可重复的闭口位变得困难。

由于修复过程中持续的张口,此类患者中的某些人会发生翼外肌紧张和(或)TMJ关节痛,以至于他们无法闭口至最大尖牙交错位来进行新的修复体的咬合调整。对于这些患者建议在修复之前有效地减少 TMD 的症状,事先进行药物治疗或者在修复过程中提供笑气吸入。一些特殊的建议见表 8-3 "防止牙科治疗中 TMD 问题的恶化"。

对于有 TMD 症状并需要广泛修复治疗的患者,或者需要在不同于最大尖牙交错位的位置进行修复的患者,我们应当首先稳定 TMD。修复治疗前 TMD 症状控制得越好,最终的咬合恢复结果越好。如果患者有明显的夜间副功能活动,表 3-3 为需要多个修复体治疗的 TMD 患者提供了稳定性装置的选择。

如果患者 TMD 症状很显著并且设计了全面的修复治疗,医生应当在开始修复治疗之前让患者有 6 个月的稳定期。对于一些特殊患者,可能需要医生做出临床判断和一定的妥协。

▼ 专业提示

> **在全面的修复治疗之前稳定 TMD**
>
> 对于有 TMD 症状并需要广泛修复治疗的患者,或者需要在不同于最大尖牙交错位的位置进行修复的患者,医生应当首先稳定 TMD。

考虑到费用、时间、后续不良反应等,有一些相对经济和快速的 TMD 治疗方法,修复重建的方法不应当被作为 TMD 的治疗方法,而且也不能够防止复发。患有 TMD 的患者需要全面的修复治疗,需要在开始治疗前使紊乱症状得到控制并保持稳定。

TMJ 手术和植体

TMJ 手术方法适用于治疗各种各样的病理状态,在 TMD 患者中,其目的是减少症状和副功能,并不是使 TMJ 盘-突关节关系变得正常。关节盘移位只是促使 TMD 发生的一个很小的因素,这种观点有很多 MRI 研究的支持,这些研究认为关节盘位置和 TMJ 症状之间没有相关关系。有大量的普通人群有关节盘的移位但是却没有 TMD 症状。而且,通过外科手段将关节盘移动到正常位置,在大多数病例又会再次移位。

当采取保守的 TMD 治疗时,如本书所述,TMD 患者需要进行 TMJ 手术治疗的情况相对较少。一项追踪了来自不同医生的 2000 名 TMD 患者的研究发现仅有 2.5% 的患者进行了 TMJ 手术治疗(其中 1.4% 关节穿刺,1.0% 关节镜,0.1% 开放性关节手术)。近些年的研究证明,关节穿刺对于大多数倾向于外科治疗的患者有效,目前可能是 TMJ 最常见的外科干预手段。

YMD 转诊患者是有特定诊断但尚未接受足够有效的保守治疗的患者,他们寻求传统保守治疗外的更快速的症状改善。接受 TMJ 手术治疗的患者相对于保守治疗来说有相当的性别倾向性,外科治疗男性:女性为 1:10,非外科治疗男性:女性为 1:2。

TMJ 外科治疗的成功与否似乎与外科医生的经验和病例选择有关。最容易获得 TMJ 手术成功的患者似乎是有局部性疼痛的患者,而不是更广泛性疼痛的患者。当你询问这些患者疼痛部位时,他们可以用示指直接指向 TMJ。而且,有副功能习惯的患者与没有副功能习惯的患者来说,治疗结果相对较差。

TMJ 手术对于所有有适应证的患者并不一定都有效,没有科学证据表明有何种方案可以用于确定哪些 TMD 患者应当进行手术治疗。作为转诊的指导方案,以下的一些总结是来自于文献和我的临床经验。

排除有明显原因的 TMD 症状患者外(比如感染、骨折或者肿瘤生长),医生需要外

科转诊的 TMD 患者主要为以下三类：TMJ
骨关节炎、张口受限不减轻的关节盘移位、
TMJ 关节强直。

✖ 要点

> 排除有明显原因的 TMD 症状患者
> 外（如感染、骨折或者肿瘤生长），医生需
> 要外科转诊的 TMD 患者主要为以下三
> 类：TMJ 骨关节炎、张口受限不减轻的关
> 节盘移位、TMJ 关节强直。

TMJ 关节痛在 TMD 患者中很常见，通
常是继发于 TMJ 过度副功能活动带来的过
度负荷。并且通常是采用保守治疗方法解
决，侵入性的治疗常常能够快速缓解 TMJ 关
节痛和其相关症状。经过培训的医生可能会
发现 TMJ 进行皮质类固醇或者透明质酸盐
注射能够足以有效地缓解症状，或者可能希
望冲出（关节穿刺）或者外科去除炎性和疼痛
介质。当这些介质被外科手段去除后，皮质
类固醇或者透明质酸盐通常会在步骤结束后
定植以获得它们潜在的抗炎作用。

根据患者的病史、体征、症状、影像学结
果，以及医生的临床检查、受过的培训和经
验，治疗方法的选择可能是不同的。如果去
除炎症和疼痛介质被认为有必要，关节穿刺
和冲洗可能是最常见的治疗选择。如果考虑
TMJ 的外科方案，关节镜或者开放性关节手
术可能可以推荐，这些外科治疗选择后面会
予以解释。

由于关节痛通常是继发于 TMJ 过度副
功能活动带来的过度负荷，这些多度的活动
需要得到足够的控制，否则，关节痛很可能在
侵入性治疗后复发。因此，在进行 TMJ 关
节痛外科转诊之前，应当完成足够的被认为有
效的保守治疗。

在以下情况下可以考虑转诊患者，其
TMD 症状主要是由于 TMJ 关节痛引起的。

①促进因素已经尽可能地得到了控制；②保
守治疗不足以缓解疼痛；③来自于 TMJ 的疼
痛非常严重，需要侵入性治疗。一定牢记如
果持续的促进因素没有得到足够的控制，关
节痛可能会在外科治疗后再次复发。

TMJ 关节盘移位而张口受限不减轻通
常可以进行保守治疗（见第 10 章），患者保守
治疗如果无法改善症状、进展缓慢失去信心
或者期待通过关节穿刺冲洗、关节镜获得快
速的改善时，可以考虑侵入性治疗。麻药、类
固醇和（或）透明质酸盐（尚未获得 FDA 的
通过可用于 TMJ）的 TMJ 注射也可以推荐，
并且也是治疗这种紊乱的合理的一些考虑
办法。

研究表明保守治疗，TMJ 注射，关节穿
刺冲洗和关节镜外科手术对于这种紊乱可以
达到类似程度的改善。将疼痛和炎性介质冲
出 TMJ 似乎可以消除由这些炎性介质导致
的疼痛，在快速拉伸盘后组织和（或）附着的
运动中稳定下颌骨，从而使患者重获正常的
张口度，如果持续的促进因素（如口腔副功能
习惯等）在术前不能够得到足够的控制，引起
TMJ 关节痛的炎症和疼痛介质术后可能回
复，促进因素就需要重新进行评估来解决新
的症状。

在以下情况下可以考虑转诊患者，其
TMD 症状主要是由于 TMJ 关节痛引起的，
①促进因素已经尽可能得到了控制；②保守
治疗不足以缓解疼痛；③来自于 TMJ 的疼痛
非常严重，需要侵入性治疗。一定牢记如果
持续的促进因素没有得到足够的控制，关节
痛可能会在外科治疗后再次复发。

我最常转诊给外科医生的患者是那些保
守治疗得不到明显改善的紊乱患者，需牢记，
如果持续性的促进因素得不到控制，TMJ 关
节痛会在外科手术后复发。

TMJ 关节强直可能是由于 TMJ 内部的
纤维性或者骨性结合，导致髁突运动的限制，
通常与疼痛没有关系。最常见于儿童时期的

外伤,可以是单侧或者双侧。强直的 TMJ 在最大运动时的数字化运动记录可以显示髁突没有或者非常有限的移动。由于关节强直造成的患者张口受限无法通过保守的 TMD 治疗得到改善。

纤维性关节强直的治疗依赖于功能障碍和不适的程度,如果患者有足够的功能和最少的不适,不适合进行任何治疗。如果患者希望盘-突联合体得到松解,就需要进行 TMJ 外科手术,如内镜或者开放性手术。

骨性关节强直非常罕见,治疗包括开放性关节手术来分解或者重塑骨性结构,或者进行人工关节置换。TMJ 关节强直患者的转诊要考虑功能障碍和不适的程度到了患者希望寻求外科干预的阶段。

关节穿刺冲洗,关节镜和开放性关节手术是用于治疗 TMD 的传统方法,但是也可以考虑改良的关节切除和关节置换。

关节穿刺和冲洗通常是在外科医生诊室进行,采用局麻和有意识的静脉内镇静。它采用两个端口对 TMJ 进行持续的生理盐水冲洗。在操作中,①通常要控制下颌使生理盐水能够进入 TMJ 的后部;②水流需要进行阶段性的阻断,使盐水能够膨胀关节囊,拉伸黏附;③张大下颌牵拉黏附部位来保证患者能够获得足够范围的术后运动,而没有机械性的限制。类固醇常常在手术结束时被放置在关节间隙,并嘱咐患者随后几天维持软食避免咀嚼。

治疗疼痛性张口受限患者的成功率在88%左右,这种手术没有报道明显的并发症,患者在术后一天有 TMJ 暂时的肿胀和疼痛,和轻微的后牙开𬌗。

关节镜通常是在全身麻醉下手术室进行的,使用双通管对 TMJ 进行持续的盐水冲洗,内镜从一个端口进行摄像投影到电视显示器上。通过另一个端口,其他外科医生用激光去除粘连,甚至可以重新定位关节盘,但是大多数外科医生只是通过扫动关节镜或者

冲洗套管破坏或者牵拉粘连部位。在术中,下颌需要同样的被定位操控来保证患者获得术后最大限度的运动,没有机械性的限制。患者术后几天需要嘱咐进食非咀嚼性软食,可给予止痛药控制疼痛,并且即刻开始拉伸训练。

在处理疼痛性张口受限的患者时,该方法有多个研究报道了 85%～90% 的成功率。并发症比使用关节穿刺冲洗更常见,据报道在 2%～10% 之间,通常是可逆的,患者在术后有 TMJ 暂时的肿胀和疼痛,以及轻微的后牙开𬌗。

开放性关节手术通常是在手术室中全身麻醉下进行,并且需要 1～2 天的术后住院观察。这种手术和过去相比已经较少开展了。与关节镜相比,开放性手术外科医生可以有更好的视野和手术入路,通常在治疗骨性关节强直,去除之前植入的异体关节盘,肿瘤切除等时是必要的。

如果健康的关节盘引起了明显的机械力学干扰,关节盘应当通过开放性手术进行再定位,患者需要保持 6 周摄入非咀嚼性软食。如果病变的或者变形关节盘引起了明显的力学感染,关节盘的病变部分或者变形的部分要被去除,患者需要保持 6 个月摄入非咀嚼性软食。

术后患者往往会经历耳前区肿胀,后牙区开𬌗和张口受限,通常 2 周后缓解。最常见的并发症是面部神经损伤,通常 3 个月后缓解。后续再进行开放性关节手术的成功率较低,而且经历了 2 次外科手术后,成功率接近于零。

改良髁突切除术通常是在全身麻醉下于手术室进行,可能需要在医院里留观一晚。外科医生对下颌升支进行矢状劈开,将牙弓钢丝固定在一起,使髁突获得一个在 TMJ 内不受负载的位置。这种手术的成功率与其他 TMJ 手术类似。最主要的并发症是髁突的过度凹陷,结果导致错𬌗。

这种手术给患者带来的好处主要是减少了对 TMJ 的负载。类似的对于 TMJ 的负载减轻也可以通过一个稳定性的装置实现,是利用中性髁姿势位进行调整实现的。在第 12 章中"颌位与咬合记录"有描述。

同时,减小对 TMJ 的负载也可以通过让患者学会白天如何保持咀嚼肌的放松来实现。

关节置换可以是部分置换比如髁突,或者全部 TMJ 的置换。外科医生可以用来自于患者自身的组织置换关节的一部分,比如用肋骨代替髁突,或者用可获得的各种同种异体替代体。

在美国,有两种可以使用的同种异体全关节置换材料。一个是个性化制作的关节替代体(TMJ 概念性患者个性化颞下颌关节重建系统),这需要对患者进行 CT 扫描,并通过快速成型技术制作患者的头颅的树脂模型。外科医生在模型上完成设计好的手术,替代假体是根据模型制作的,然后模型和替代假体被送至外科医生处等待核准。这种个性化的植入体通常需要 1～3 个月来制作。另外一种关节替代体(Biomet 微固定 TMJ 置换系统)是一种预成的修复体,它有不同的形状和尺寸,两种关节替代体都将可以获得很好的外科治疗效果。

经历多次 TMJ 手术的慢性 TMD 患者一般疼痛可减轻 50%,全关节置换手术可获得 10～15mm 的开口度的增加。这些手术比前面讨论的手术有更高的并发症风险(比如 18%～30% 的患者术后会发生面神经问题),和有经验的外科医生合作也是不能够被低估的重要因素。

如果你的牙科患者有过 TMJ 关节置换手术,而且不了解患者关节置换的类型和处理,那么就建议你转诊患者至该领域有更多经验的专家或者与其合作。对于同种异体全关节置换的患者接受侵入性的牙科治疗时,关于抗生素预防性用药没有指导性的方案,但是还是建议让患者采取预防性措施。

由特氟龙-聚四氟乙烯和硅橡胶组成的同种异体关节盘植入物是 20 世纪 70 年代和 80 年代作为关节盘的人工假体使用的,他们在过去曾有过断裂、刺激异物反应并导致髁突和关节窝渐进性退变的历史。对于这些植入物和全关节假体曾有人推荐特殊的方案。如果医生对关节盘植入物类型或者处理不确定的话,建议医生将患者转诊至该领域有更多经验的专家或者与其合作。

外科术后的锻炼也是手术成功的一个重要的组成部分,如果患者随访过程中能够有理疗师的介入,那么在手术前,比较合适的是将患者也转诊至理疗师。这样患者就可以了解术后的锻炼,很可能就可以开始锻炼,并且可以安排术后的预约计划。在 TMJ 术后接受了理疗的患者会获得更好的效果。术后立即使用稳定性装置是有争议的。

第 19 章

整合多学科治疗

常见问题回答

问:为什么医生治疗 TMD 强调减少患者副功能运动习惯,而医生在治疗膝关节或髋关节疼痛时却不强调这一点?

答:减少关节负重对减轻关节疼痛是非常有益的,例如 TMJ、膝关节和髋关节。对于膝关节和髋关节疼痛,减重是提倡的,可降低关节疼痛负重和疼痛。对于 TMD 疼痛,减少副功能运动习惯可降低关节负重到以前的状态,而通过减重是无法将膝关节及髋关节负重降低到这个程度。减少副功能运动习惯也可以降低肌肉疼痛。我们的文章证明这是对肌肉和关节非常有益的 TMD 治疗。

许多学科的医生发现,为 TMD 患者提供他们学科的治疗可改善其症状。修复、正畸和口腔外科医师(提供正颌手术)可以通过其治疗改善病人的咬合稳定性。心理医生和精神病学家可通过治疗病人的压力、焦虑、抑郁等症状改善 TMD 病人症状。另外,理疗师、按摩师和脊椎指压治疗可通过治疗颈痛改善 TMD 病人的症状。

来自许多学科的医生可以通过他们的治疗来治疗 TMD 疾病。口腔外科医生可以消除 TMJ 的炎症以及疼痛介质。心理医师可以教导患者消除白天的副功能运动习惯并使咀嚼肌处于放松状态。理疗师、内科医生和按摩治疗师可以像治疗身体其他部位的肌肉以及关节一样治疗咀嚼肌以及 TMJ。针灸师可以平衡针灸经络治疗 TMD 症状。牙科医生可以通过咬合矫治器和处方药治疗 TMD。

与来自于多种学科的医师合作或者采用多学科治疗方法可减轻病人的 TMD 症状。故治疗计划应确认为病人提供何种学科治疗可以为病人提供最大的收益,例如时间、金钱和并发症。不同病人情况不同,确认好病人的促发因素(在初次评估中确定)可获得最佳的个人疗程。

✪ 要点

> 与来自于多种学科的医师合作或者采用多学科治疗方法可减轻病人的 TMD 症状。故治疗计划应确认为病人提供何种学科治疗可以为病人提供最大的收益,例如时间、金钱和并发症。

摘要和临床意义

以下治疗总结是基于文献以及我的临床总结。

自我管理

这种疗法可以帮助 $60\% \sim 90\%$ 的 TMD 患者,易于患者实施,这种治疗是第一个给 TMD 患者的治疗方案。患者应在初次评估期间被告知阅读"TMD 的自我管理疗法"(附录 D)。与病人一起浏览讲义,强调了其重要性并回答了他们的任何问题。

此外,一些持续的影响因素也应该被确认。例如,过量的咖啡因摄入和胃部睡眠。

一个训练有素的工作人员可以有效地和病人审查这些说明。

▼ 专业提示

观察典型的颈部症状

有颈部症状的 TMD 患者并不能像其他患者一样从保守 TMD 治疗中获得很大的改善。因此,减少具有颈部症状 TMD 患者的颈部症状可获得有效的缓解。

按摩和扳机点按压

这些都是有效的技术,可暂时增加肌肉血管舒张以及激活失活的痛点,从而减少肌肉疼痛以及相关症状。两个调查发现肌肉按摩是最有效替代疗法之一,是"TMD 的自我管理疗法"(附录 D)的第一项建议。这些疗法可以应用于咀嚼肌以及颈部区域。一些 TMD 患者更倾向于按摩治疗,但是花费较高。痛点的治疗也应该被强调并再度被激活。

翼外肌拉伸训练

翼外肌可以通过拉伸(如图 14-5 描述)减轻内部的疼痛以及紧张。医师首先可让病人做拉伸训练并确认其效果,如果效果较好可教导病人练习这种拉伸训练。患者被要求每天做 6 组拉伸,每组拉伸进行 6 次,每次大约 30 秒。在做拉伸训练之前热敷此部位效果更好。

闭合肌拉伸训练

闭合肌拉伸训练的目的是减少咬肌、颞肌和翼内肌的疼痛,增加活动范围。在拉伸训练之前热敷区域可获得最大的效果。这个训练较为简单且省时。有明显的翼外肌疼痛或者关节区疼痛的患者可做此训练可加重症状,因此不建议做此训练。

在初次评估时要求 TMD 患者阅读"闭合肌拉伸训练"(附录 F)。和他们一起阅读并回答病人的问题。一个被培训的工作人员可以有效地帮助病人查阅讲义。

下颌后退训练

附录 G 的"姿势改善训练"可使以肌肉疼痛为主的 TMD 和颈部症状分别减少 42% 和 38%。一般来说,有颈部症状的 TMD 患者通过保守治疗的效果没有其他 TMD 患者明显。因此,改善颈部症状有利于有此症状的 TMD 患者的改善。机动性较好的病人可通过姿势练习获得较好的效果。此外,研究发现头部前倾的 TMD 患者可通过此练习获得较好的效果。

咬合矫治器

咬合矫治器对咀嚼肌疼痛、颞下颌关节疼痛、下颌运动异常和颞下颌关节半脱位、脱位有效。夜间佩戴咬合矫治器可使患者付出较小的努力就获得白天症状的缓解。虽然目前有不同类型的咬合矫治器,但目前没有哪种类型全覆盖咬合矫治器表现出具有明显优于其他类型的效果。决定是否提供上颌或下颌咬合矫治器的因素见表 12-1。

◉ 即刻会诊

夜间佩戴咬合矫治器可使患者付出较小的努力就获得白天症状的缓解。

如果咬合矫治器没有提供有效的 TMD 症状改善,一项研究显示在较硬咬合矫治器(图 12-63)的对侧提供相对较软的咬合矫治器可明显减轻 TMD 症状。63% 的患者认为 TMD 症状改善良好,12% 患者认为具有部分改善。

理疗

物理治疗对伴有咀嚼肌或伴有颈部疼痛有益。一项调查显示,60% TMD 患者发现物理治疗对 TMD 有效(图Ⅳ-1)。对于伴有颈部疼痛的 TMD 患者更愿意在初次评估时转去进行物理治疗。

对于难治的 TMD 治疗患者,我偏向让他们去做物理治疗来改变咀嚼结构。做物理治疗的 TMD 患者的特征见表 15-1。

医生偏向于 TMD 患者做物理治疗包含伸展运动、物理治疗方式、姿势以及姿势生态力学训练、改变及纠正睡眠姿势、横膈膜呼吸、治疗相关颈部疼痛等。两例物理治疗见附录 J。

瑜伽

瑜伽被证实对肌肉紊乱以及导致 TMD 的社会心理学症状有显著效果。一项调查发现 63% 患者认为瑜伽对 TMD 有效(图 IV-1)。

如果伴有压力、焦虑、颈部疼痛或其他肌肉骨骼紊乱的 TMD 患者考虑做瑜伽,我建议病人仔细考虑。瑜伽是一种花费较高的方法治疗颈痛、头痛和 TMD 症状。

扳机点注射

扳机点注射可用于持续的痛点,可立即减轻扳机点的疼痛及其相关症状。只有在传统的保守治疗、运动和其他物理治疗方法不能提供持久的效果后,才建议采用扳机点注射。

最近,肉毒素注射已经被用于减轻 TMD 症状以及功能异常习惯,但是这种注射较为昂贵,仅持续 3 个月(与治疗面部皱纹的时间相似),并具有一定风险。因此,本书所讨论的传统治疗方法对于长期控制 TMD 症状是更为划算的。

针灸

据报道,针灸在缓解 TMD 症状方面与咬合矫治器具有一致的效果,但不易保持长时间的效果。一项研究显示,不能被咬合矫治器改善 TMD 症状的患者通常也不能被针灸治疗改善。针灸治疗通常需要 6～8 周的周期性随访治疗去维持其疗效。

根据研究及临床经验,针灸治疗只能暂时性缓解疼痛。我不推荐 TMD 采用针灸治疗,因为我更愿意选用其他保守治疗而不是长期的持续针灸治疗。

▼ 专业提示

> 我不推荐 TMD 采用针灸治疗,因为我更愿意选用其他保守治疗而不是长期的持续针灸治疗。

推拿

推拿对于治疗颈部疼痛以及颈源性疼痛具有一定益处。保守治疗对于颈部疼痛的 TMD 治疗反应不佳。推拿治疗是可以治疗颈部疼痛的许多方法之一。得到 2～3 次的推拿治疗的病人发现这是一个有效的治疗方法。然而,如果患者在接受 2～3 次的推拿治疗后仍不能得到充分的缓解或持续的改善,我建议采用传统的干预措施,而不是进一步的推拿治疗。

一些推拿治疗可以直接治疗咀嚼系统。这些治疗随治疗师不同而异,但据推测,传统的 TMD 治疗可能更为有效。我最近不推荐病人去找推拿师治疗,但是推拿治疗是治疗颈痛的合理的替代疗法。

磁疗

一些研究显示,磁治疗对持续的颈部疼痛、其他肌肉或类似关节炎疼痛有效,而另一些研究发现磁治疗效果与对照组一致。越来越多的工厂生产磁性的项链、手镯、腰带、鞋垫、背带和床垫等。临床观察,一些病人发现磁治疗对 TMD 症状有好处,而另一些病人没有发现效果,还有一小部分病人发现磁治疗的冷刺激会加重他们的疼痛。对于难治性颈痛或 TMD 患者尝试磁治疗是一种较为合理的选择。美学上的考虑限制了磁治疗在咀嚼区域的应用,尤其在夜间和晚上。

去除白天功能异常、肌肉紧张或疲劳的习惯

去除异常习惯是治疗白天 TMD 症状的有效方法,但是在病人早晨醒来时无效。医

生可能会将无法去除这些习惯的病人转到心理医生进行治疗。心理医生通常会通过放松法和压力管理法通过内部和外部去除异常的习惯，如果不能充分解决白天的疼痛，可以通过生物反馈放松法来进一步治疗。

⊗ 要点

> 去除异常习惯是治疗白天 TMD 症状的有效方法，但是在病人早晨醒来时无效。

放松疗法

放松疗法是减少 TMD 症状较好的方法。一项调查显示 61％的患者发现放松疗法对 TMD 治疗有效（图Ⅳ-1）。一般来说，病人发现放松疗法不仅暂时性降低了 TMD 疼痛，还帮助他们意识到肌肉的紧张和放松的感觉，而且具有了快速放松紧张的肌肉的能力。

临床观察发现，很少有 TMD 患者仅仅通过音频教程就有动力并坚持练习治疗。大多数患者似乎需要一个训练有素的放松教练来指导他们练习，并且帮助他们解决可能遇到的问题。

想通过自己练习放松疗法的病人可以从书店或互联网购买音频教程，静静地听舒缓的音乐、洗一个温暖的淋浴或泡澡放松、安静地坐着并进行缓慢的深呼吸等。一些患者倾向于在电热垫上进行治疗。应该鼓励他们最大限度地获得放松疗法以及享受。这种体验越愉快，长期坚持的可能性越大。

一旦患者意识到如何放松肌肉并发展出重建这种状态的能力，他们必须识别出肌肉紧张并功能异常的习惯，停止这些习惯并进入放松状态。

这些可以使病人在白天获得长期的症状缓解。如果在夜间睡前使用这种疗法，可得到更安稳的睡眠并减少夜间功能紊乱的习惯。

催眠疗法

催眠疗法可以协助病人获得深层次的放松并减少 TMD 症状。通过放松疗法，可以控制他们的想法并可以随时控制离开这种状态。因此病人不用担心不道德的想法会被移植到他们的头脑中。患者一般被给予一段催眠过程的录音，使他能够获得一个放松的状态或者处理现有的或未来的压力和焦虑。

这提供了一个类似于放松疗法的治疗改善日间的症状。病人必须要学习识别他们咀嚼肌紧张或者出现功能异常的状态，有意识地停止这些习惯并且带入放松的状态。临睡前听录音可以使病人睡得更为安稳并减少夜间的副功能运动。

生物反馈辅助放松

生物反馈辅助放松是一种有效的治疗白天 TMD 症状的疗法，但是在醒来的时候效果较差。这是一个耗时的疗法，病人需在日常生活中努力实践它。放松疗法似乎是这种联合疗法中最有效的组成部分。戒掉旧的习惯并进行放松是 TMD 患者需要做的。病人进行这种治疗后还发现在白天有这种症状可以放松除了咀嚼肌外的整个身体，可以反馈尤其有效的结果。

压力管理

压力管理教你如何应对生活中的压力，这些压力通常会加剧患者的副功能习惯和肌肉紧张。一项研究发现，压力管理结合生物反馈、放松和咬合矫治器治疗可以提高 TMD 患者的改善率，并减少单一使用咬合矫治器治疗后可能出现的复发率（图 16-2）。这种治疗很费时，而且患者对咨询的依从性往往不如咬合矫治器。因此，被推荐接受这种治疗的患者应该对此方法感兴趣，并态度积极。

药物管理

通常可以减轻 TMD 疼痛，有时还能加快恢复速度。我一般不给慢性 TMD 症状的患者开肌肉松弛药,除非他们的症状急性恶化。如果有慢性症状的病人想要处方,一般开处可以长期使用的药物,即按需要开处非甾体抗炎药、三环类抗抑郁药和(或)局部用药物。具有慢性 TMD 症状的患者,通常需要改变其长期存在的因素,以获得对其症状的长期控制。如果可能的话,最好是通过非药物治疗来控制患者的慢性 TMD 症状,例如自我管理治疗、咬合矫治器治疗和认知行为干预。

▼ 专业提示

> **控制慢性 TMD 症状**
>
> 最好是通过非药物治疗来控制患者的慢性 TMD 症状,例如自我管理治疗、咬合矫治器治疗和认知行为干预。

最常见的药物管理包括非处方药(包括非甾体抗炎药):抗炎药、肌肉松弛药、小剂量三环类抗抑郁药、局部用药物和营养补充剂。"TMD 的自我管理疗法"(附录 D)建议那些想尝试非处方药的患者服用非处方药。从业者必须权衡药物的潜在益处及其副作用风险,以及他们在管理服用药物的病人方面的能力。

咬合治疗

通常改善咬合稳定性,从而减少紧咬或夜磨牙对咀嚼系统的负面影响。咬合治疗只是众多 TMD 治疗的一个方面。这本书中提供的 TMD 疗法中有相对便宜的(包括价格、时间、不良后遗症等),并且可以取得比咬合治疗更佳的症状改善。牙医必须谨记,有很多牙医专业以外的医生,可以协同帮助 TMD 病人。

大多数 TMD 患者过多描述翼外肌和(或)TMJ 关节疼痛,增加了使下颌骨位于正中关系和(或)获得可重复的闭口位置。如果直接先给予咬合治疗而不先解决相关问题,

可能引起灾难性的结果。因此,大多数医师建议咬合治疗不能作为 TMD 患者的最初治疗。

有持续慢性症状的 TMD 患者,①将被给予夜间佩戴的稳定器,为患者提供一个"理想的"咬合关系;②教他们在白天不要使牙齿接触,除非偶尔的吞咽动作和吃饭。这两种治疗方法,使牙齿几乎不接触。如果牙齿很少接触,咬合就不是 TMD 症状的一个重要因素,就可以推测咬合治疗没有作用。

间歇性疼痛的患者通常会对因治疗。如痛醒的患者被给予夜间佩戴的稳定矫治器,而白天疼痛的患者则被告知不要接触牙齿。因此,类似地推测,任何咬合治疗对残留的 TMD 症状影响很小。

与一些从业者所提倡的相反,我们认为不需要咬合疗法来维持 TMD 患者的长期症状改善。长期管理将在本章后面的一节中讨论。

只有两种情况下,我建议初诊病人调整咬合。①病人的 TMD 症状源于咬合不协调的修复体;②病人的 TMD 症状是由于𬌗干扰而引起的可逆性牙痛(如第 3 章中的"牙齿引起的 TMD 疼痛"中所讨论的)。这些情况下,咬合调整较传统的 TMD 疗法更便宜和方便。这通常可解决 TMD 症状,但必须记住,TMD 症状可能因修复后其他原因而发展(见第 8 章"口腔治疗所致 TMD")。

TMJ 手术

这是为治疗多种病理情况而提出的。对于 TMD 患者,此目的是减少其症状和功能障碍,而不是使颞下颌关节盘-髁突关系"正常"。使用本书所述的保守的 TMD 治疗,需要 TMJ 手术的情况相对较少。一项研究追踪 2000 名 TMD 患者发现,只有 2.5% 的患者接受了 TMJ 手术(1.4% 的关节穿刺术,1.0% 的关节镜检查,0.1% 的开放关节 TMJ 手术)。

TMJ 手术要比保守的 TMD 治疗昂贵

得多。根据保险记录,TMJ 手术的平均费用(不包括住院费用)是非手术 TMD 治疗费用的 2～3 倍。若不是明显的原因(例如感染、骨折或肿瘤生长),主要有三种 TMD 紊乱可能会被转诊到外科医生那里:TMJ 关节痛、不可复性关节盘移位伴开口受限和 TMJ 强直。这些疾病的转诊建议在第 18 章的"TMJ 手术和植体"中进行了讨论。

对于已经接受 TMJ 植入物或修复术的患者,建议使用特别的方案。如果医生不确定患者的植入物类型或管理,建议医生将患者转诊到在该领域有更多专业知识的人协同治疗。

保守治疗的整合

多学科治疗方法通常比单一的 TMD 疗法更有效。最初,最常见的转诊至理疗师来治疗颈部和至心理医生来早期的帮助病人改掉白天的习惯、放松和生物反馈等。

▼ **专业提示**

> **转诊患者进行辅助治疗**
> 最常见的转诊情况是去理疗师处治疗颈部和去心理医生处早期帮助病人改掉白天的习惯、放松和生物反馈等。

我并不是说每个 TMD 患者都需要一个多学科的治疗方法,因为这本书中关于这一概念的资料太多了。医生常发现,轻度到中度局限性症状或特定症状特征(例如,主要发生在醒来时出现的症状),TMD 自我管理疗法和夜间佩戴的咬合器就能很好解决。这些 TMD 治疗方法传统上是由牙科医生提供的,通常不能为白天症状更明显或需要其他治疗的患者提供满意的症状改善。这本书的目的之一是帮助读者了解广泛的可供选择的 TMD 疗法,如何做出最好的选择,这将有助于大多数患者。

在最初的病人评估中,医生通常会发现非 TMD 紊乱(如颈部疼痛、窦性疼痛、广泛疼痛、风湿病、睡眠不良或抑郁症)可能会对患者的 TMD 产生负面影响,从而降低患者获得满意的症状改善的可能性,但这也是患者长期存在的致病因素清单的一部分。患者应被告知这些因素可能对其 TMD 症状产生的影响,并询问他们是否愿意转诊。

我可能将病人转诊到内科医生那里治疗肩部和(或)背部疼痛[牙医可以直接进行头部和(或)颈部疼痛的物理治疗];风湿科医生治疗无法解释的全身肌肉和(或)关节疼痛;神经科医生治疗偏头痛;耳鼻喉科医生治疗耳部和(或)鼻窦疼痛,以及心理学家和(或)精神病学家治疗抑郁症或其他心理疾病(在讨论不同的治疗方法后,根据病人的喜好而定)。医生不应拒绝提供其他专业知识。

副功能活动和肌肉紧张的习惯可能是大多数 TMD 患者最重要的因素,可以发生在白天和(或)晚上。研究表明,白天和夜间的副功能活动在性质和起源上是不同的。

◉ **即刻会诊**

> **了解最重要的影响因素**
> 副功能活动和肌肉紧张的习惯可能是大多数 TMD 患者最重要的因素。

白天的副功能活动习惯可能包括但不仅限于牙关紧闭或磨牙,咬颊或咬舌或咀嚼,咬指甲或角质层,不正常的下颌姿势习惯,以及很多与职业有关的习惯。此外,白天使下颌或颈部肌肉紧张或保持紧张的习惯可能会导致 TMD 症状。与日间习惯相关的 TMD 症状与情绪和心理压力的增加密切相关。

相反,夜间副功能习惯通常仅限于紧咬牙或磨牙。据报道,这些都与情绪压力和睡眠模式密切相关。

患者每天的 TMD 症状类型可帮助确定

主要是白天还是夜间。夜间习惯使患者夜间醒来,而日间习惯的患者具有白天的症状。

患者的习惯主要为白天或夜间,其治疗方法的疗效也将不同。研究表明,放松和生物反馈对于具有白天习惯的患者来说更有效,而夜间佩戴稳定器对于有夜间习惯的患者更有效。

在临床上,大多数患者都可以自己学会改变白天副功能和肌肉紧张习惯。有些人需要心理学家利用内外界线索,并学习如何放松肌肉紧张(或释放肌肉张力)(见第16章中的"纠正日间习惯")。患者不能控制夜间副功能活动,所以他们需要在夜间佩戴咬合装置以帮助改善TMD症状。

直觉上看,某些疗法对有特定日常症状模式的患者更有好处。例如,打破俯卧睡觉习惯可能对那些醒来时有TMD症状的患者更有好处,而不是对一个无症状醒来的病人。

根据这些临床发现和经验性观察,在向病人提供TMD自我管理指导和拉伸练习之后,对醒着时有TMD症状的患者,我主要考虑以下治疗方法(表19-1):要求病人改善睡姿(例如,要求病人停止俯卧睡觉);为患者提供一个夜间佩戴稳定矫治器;开药降低夜间肌电活动(例如阿米替林、去甲替林或地西泮);提供一个软的设备来对抗硬设备或中间设备(参见图12-63和图12-64);要求病人在睡觉前进行放松治疗(这可能需要心理学家帮助患者学会放松)。

表 19-1　醒来伴有 TMD 症状患者的主要治疗(建议按此顺序提供)

1. 要求患者改进睡姿(如不俯卧睡觉);
2. 提供夜间佩戴的稳定器;
3. 开处减少夜间 EMG 活动的药物[阿米替林 10mg,1~5 片,睡前 1~6 小时;去甲替丁茶碱 10mg,1~5 片,睡前 0~3 小时;环苯他林(Flemil)5mg,1~2 片 H. S.]
4. 制作一个软设备来对抗患者的硬或中间设备(见图 12-63 和图 12-64)。
5. 要求患者在进入睡眠之前执行放松会话,这可能需要转诊到心理学家来训练患者如何执行该治疗。

注意:清醒的头痛也可能是由于沉重的打鼾或睡眠呼吸暂停导致支离破碎的睡眠和(或)睡眠期间氧气水平下降。一些治疗效果通常会延续到一天中的其他时段,因此白天轻微疼痛的患者可能会发现这些疗法为他们提供了令人满意的改善

请记住,头痛可能来自于严重的打呼或睡眠呼吸暂停,导致睡眠碎片和(或)睡眠期间氧气水平降低。睡眠呼吸暂停患者通常会在夜间大声打鼾,偶尔醒来喘气,白天昏昏欲睡,并且白天很容易入睡。如果你怀疑其中任何一个可能导致了病人的症状,请让病人与他的相关医生讨论这个问题,并要求进行睡眠研究。

1. 在向病人提供 TMD 自我管理指导和拉伸练习之后,我主要考虑对白天症状的患者进行以下治疗(表 19-2):要求患者打破白天的功能异常和肌肉紧张的习惯(这可能需要转诊心理医生来帮助病人),要求病人继续每天保持咀嚼肌肉放松能力(这可能需要转诊给心理学家来教病人放松这些肌肉);向心理学家咨询,了解生活刺激和挫折的压力管理和应对技巧,为患者提供一种白天使用的稳定矫治器(作为白天习惯的临时提醒,使咀嚼肌一整天保持放松,并提高患者咬合时的咬合稳定性);开处不引起嗜睡的三环类抗抑郁药(去甲丙米嗪)。

表 19-2 白天 TMD 症状患者的主要治疗方法

- 要求患者打破白天的功能异常和肌肉紧张的习惯,这可能需要转介心理医生来帮助病人。
- 要求病人每天保持咀嚼肌放松,这可能需要心理医生来训练病人。心理学家可能会升级治疗,并使用生物反馈来帮助病人了解如何放松咀嚼肌。
- 向心理医生咨询,学习压力管理和应对生活中的烦躁和挫折的技巧。
- 为患者提供一种白天使用的稳定器(作为白天习惯的临时提醒,使咀嚼肌一整天保持放松,并提高患者咬合时的咬合稳定性)。
- 开处不引起嗜睡的三环类抗抑郁药(例如,地普拉明 25mg,早晨 1 片,下午 1 片)

注意:一些治疗效果通常会延续到一天的另一部分时间,所以那些白天轻微疼痛醒着的患者可能会发现这些疗法能为他们提供满意的改善

临床上,一些残余的治疗效果似乎会延续到一天的其他时间,因此只有轻度日间疼痛的患者可能会发现夜间使用咬合矫治器具有令人满意的效果。改善疼痛。推测 $85\%\sim95\%$ 的患者在他们的生活中具有副功能习惯,所以降低夜间共济失调系统的恶化可能会使患者能更好地耐受日间副功能习惯的加重。

对两类病人似乎都有好处的疗法包括药物(表 19-3)(例如,局部或口服 NSAIDs、肌肉松弛药和三环类抗抑郁药);在家中或物理治疗师进行理疗(例如,热敷、冰敷、超声和离子电渗疗法);颌锻炼(例如,附录 F"闭合肌拉伸训练",或由物理治疗师提供的疗法);头部和颈部姿势改善练习(例如,附录 G"姿势改善训练",或由物理治疗师提供的疗法);由理疗师提供的缓解颈部疼痛的颈椎疗法。

表 19-3 治疗有益于在唤醒时和白天发生的 TMD 症状

- 处方药物(如局部或口服 NSAID 肌肉松弛药、三环类抗抑郁药)。
- 要求患者在家或者经理疗师进行理疗(如热敷、冰敷、超声、离子电渗疗法)。
- 要求患者进行颌锻炼(例如,附录 F"闭合肌拉伸训练"或理疗师提供的锻炼)。
- 要求患者进行头部和颈部姿势改善练习(例如,附录 G"姿势改善训练",或理疗师提供的锻炼)。
- 物理治疗师为颈椎病患者缓解颈部疼痛。

有些患者有两类(有清醒和日间)症状,但它们通常具有更主要的可识别的类别。为此,考虑所有上述治疗类别,同时考虑到更主要的类别。

建议治疗方案根据症状严重程度、预期依从性、辅助人员的能力(物理治疗师、心理学家等),它们对患者生活方式的影响(对于症状和治疗)和花费(价格、时间、不良后遗症等)进行调整。一些 TMD 治疗没有在这里讨论,因为我不经常使用它们。对于他们对日常症状模式的影响,我还没有形成一个很好的临床发现,也没有研究发现它们对哪种症状模式更有效。

此外,考虑非 TMD 紊乱可能会对患者的 TMD 症状产生不利影响,例如颈部疼痛、广泛疼痛、风湿性疾病、窦性疼痛、睡眠不良和抑郁症。对这些非 TMD 疾病没有充分的改善会降低获得满意 TMD 的患者的概率。症状改善。我建议告知 TMD 患者这些可能对其 TMD 症状及其治疗结果有影响。询问这些患者非 TMD 紊乱患者是否需要转诊治疗。

建议首先使用微创手术,如果这能充分解决疼痛,就不需要其他治疗。只要有益,患者最好夜间佩戴稳定矫治器(见本章后面的"患者的长期管理")。

初步治疗无效的 TMD

尽管文献报道过各种形式的成功的保守护理,但有些 TMD 患者并没有得到改善。原因各不相同:疼痛的主要病因可能是一种类似 TMD 的不明病因(如急性牙痛引起的疼痛);相关的致病因素可能没有得到充分的解决,甚至没有得到足够的认识;而那些更重的 TMD 疼痛、非适应性的应对技巧、更多的社会心理倾向、焦虑、抑郁、广泛的疼痛投诉、颈部疼痛和非特异性症状的患者往往没有得到改善。

◉ 即刻会诊

> **治疗失败**
>
> 因为疼痛的主要病因是一种类似 TMD 的不明疾病(如急性牙痛所致的疼痛),患者的 TMD 症状可能不会得到改善,相关的致病因素没有得到充分的解决,甚至没有得到足够的认识,或者患者的特点是 TMD 治疗效果不好的患者:即他们有更大的 TMD 疼痛、非适应性的应对技巧、更多的社会心理倾向、焦虑、抑郁、广泛的疼痛投诉、颈部疼痛和非特异性症状。

目前还没有科学确定的治疗方案来治疗那些 TMD 症状对最初治疗无效的患者。如果患者有颞下颌关节盘移位而没有缩小和有限的开放,建议医生遵循第 10 章提供的指导,而不是随后的建议。如病人使用建议的治疗方法,而症状未得到满意的改善,建议按下列次序列出:

1. 评估病人对所提供的治疗的依从性,如 TMD 自我管理疗法(例如伸展运动);当病人紧张、紧张或疼痛时放松;或类似情况下的生物反馈策略。患者可能缺少治疗的重要方面,可能需要更好地理解或动机来执行这些程序。重要的是记录病人的指导,并定期询问他们。这加强了指导的重要性,增加了病人执行指示的可能性。

2. 重新评估非 TMD 的病人。患者的主诉可能是由于非 TMD 的情况[如急性牙痛和(或)易被忽略的非 TMD 原因,如颈部疼痛、纤维肌痛]。如果全景摄片以前也没有拍过,建议在这个时候拍一张。建议对非 TMD 原因进行适当的评估。

3. 检查患者的长期因素清单,并确保这些因素已被尽可能地解决。有些病人可能会拒绝转诊,或因某些因素[如纤维肌痛或创伤后应激障碍(PTSD)]而可得不到充分的治疗。以前拒绝转诊的病人此时可能会改变主意。

4. 考虑患者是否因其心理因素影响。此时,医生应该意识到这点,并可能听到一些暗示心理社会压力的评论;例如,"我讨厌我的工作"或"我讨厌我的老板。"

一次,在从传统的保守治疗中,有可能 10 名双侧下颌、耳前和关节疼痛的患者中,有 6 名患者没有得到改善。在她的再评价中,她被质疑了许多可能的影响因素,包括抑郁症。她承认她总是抑郁,而在她最初的患者问卷上检查过"从来没有",因为她曾被一位心理学家治疗过,但没有效果,她害怕如果写上"总是"就会再去看心理医生。她开始尝试抗抑郁药物。精神病医生给她抗抑郁药之后,她的 TMD 疼痛从 10 分下降至 2 到 3 分。如果你的病人似乎有一个重要的心理因素,请转介他进行心理评估。

5. 询问病人是否尝试了三环类抗抑郁药。如果没有,建议医生查询各种三环类抗抑郁药(第 17 章中的"三环类抗抑郁药"),以确定哪一种可能是最合适的,并询问患者是否有兴趣尝试这种疗法。

6. 如果病人没有对咀嚼结构进行物理治疗,我建议医生将病人转诊。物理治疗师会评估病人的其他因素(如病人工作处的颈部疼痛或身体力学),并实施局部治疗。一些物理治疗师也可以在他们的领域教他们认为有益的疗法,例如膈肌呼吸或姿势练习。

7. 如果患者仍未获得满意的 TMD 改善,并佩戴了稳定装置,此时考虑将矫治器改为前位定位。病人是否符合该矫治器的标准(第13章"前置定位矫治器")?如果病人不这样做,则推测这种器械不能很好地帮助病人。

8. 如果患者的口腔副功能习惯和其他因素已通过保守治疗被控制,且患者 TMJ 疼痛为中重度,此时可考虑对病人进行手术评估。

患者的长期管理

通过保守的 TMD 治疗,试图令人满意地减少病人的症状,使他们只需在晚上戴上咬合矫治器。我计划让大多数的病人晚上戴上矫治器很多年。

在病人获得并能保持令人满意的症状改善后,我希望他们定期检查是否还需要治疗。患者自然会忘记定期进行某些治疗,从而发现每种疗法都有很大的益处。

一旦他们确定哪些治疗不再需要,就可以停止,观察是否可以保持他们的症状改善。

随着症状改善,大多数患者会自己决定:①恢复正常的咖啡因摄入量;②减少或停止热疗、下巴和姿势锻炼以及放松训练;③偶尔忘记戴咬合矫治器或服用药物,并无意中测试是否需要继续。

即使患者增加或减少了他们所接受的一些治疗,他们也希望能够继续①保持他们学到的新的舌和下巴的姿势;②内在的保持肌肉放松;③使用他们学到的白天和睡眠姿势;④减少他们白天的口腔副功能习惯;⑤使用所学的应对技巧。

TMD 往往是一种周期性紊乱,通常与患者生活中的情况有关。如果 TMD 症状再次出现,患者可以实施他们已停止的治疗。

◉ 即刻会诊

> **治疗症状复发**
> 如果 TMD 症状再次出现,患者可以实施他们已停止的治疗。

由于患者可能定期出现一定程度的 TMD 症状加重,因此建议他们即使发现不需要了,也要在夜间继续佩戴咬合矫治器。因为,如果他们停止,它们的牙齿可能移位,矫治器可能就不合适了。同时,还需建议患者定期复诊,确保矫治器合适。如果病人发现他们不需要矫治器并且需要更换,这可能是停止其使用的适当时间。

▼ 专业提示

> **长期佩戴咬合矫治器**
> 由于患者可能定期具有一定程度的 TMD 症状加重,因此建议他们即使发现不需要了,也要在夜间继续佩戴咬合矫治器。

大多数 TMD 患者的年龄在 20 – 40 岁之间。当患者的年龄超过这个范围,他们的 TMD 有自我修复的倾向。因此,随着时间的推移,大多数患者将能够停止他们的 TMD 治疗。相反,从未出现 TMD 症状的老年人偶尔会寻求治疗 TMD。通常情况下,我发现他们的主要原因是作为一个照顾者或恐惧与健康问题有关。

第五部分

经典病例

常见问题回答

问：正常张口和自由运动的最小测量值是多少？

答：正常张口至少要有 40mm，正常的自由运动至少要有 7/7/6mm。

问：稳定型矫治器能阻止患者夜磨牙吗？

答：不能，有夜磨牙习惯的患者即使戴了稳定型矫治器通常也会继续磨牙。

以下 20 个病例是由于有 TMD 症状而转诊给我的患者，除了 1 例患者在没有口腔病理的情况下出现了牙痛。本节希望能够帮助读者更好地判断哪些患者有 TMD，哪些患者没有 TMD，并让读者更好地了解我如何整合各种 TMD 治疗。

目前为止，大多数患者确定的永久性致病因素（例如，过量的咖啡因摄入，俯卧，颈部疼痛，或睡眠不好）没有相应的报道。本书已经充分讨论了这些因素，不需要在这里赘述。在我对 TMD 的初步评估中，我总是记录患者可疑的持续致病因素，并试图尽可能减少这些因素，以减轻 TMD 的症状。一些可能无法改变的因素[例如，广泛的疼痛和创伤后应激障碍（PTSD）]也很重要，因为有时这些因素通常就是一个患者无法像其他患者一样症状得以改善的原因。

病例附图描述了患者在"初诊患者问卷调查表"（附录 B）中所填写的疼痛部位，其中最重要的部位用黄色星号标出。所提供的下

◉ 即刻会诊

永久性的影响因素

以下病例中，大多数患者确定的永久性致病因素（例如，过量的咖啡因摄入，俯卧，颈部疼痛，或睡眠不好）没有报道。

减少永久性因素

在我对 TMD 的初步评估中，我总是记录患者可疑的持续致病因素，并试图尽可能减少这些因素，以减轻 TMD 的症状。

颌张口活动范围包括前牙的覆盖（正常张口度最小值为 40mm）。为简单起见，自由运动用斜线分隔的三个数字表示。这些数字分别为下颌骨向右侧、左侧和前伸移动的毫米数（7/7/6mm 是正常自由运动的最小值）。

5/10 表示患者的平均疼痛在 0 到 10 分的疼痛等级中为 5 分，其他的疼痛等级也同样表示。为简单起见，只有在患者有颞下颌关节杂音或功能障碍的情况下才报告。医生应该认定患者的主诉是慢性的，而不是由于修复体的位置，除非另有说明。

咀嚼和颈椎结构按第 3 章中"TMD 触诊"中的建议进行触诊。如果肌肉触诊时很软，不会引起引导性疼痛，并且在第 5 章"TMD 诊断分类"中没有其他肌肉诊断可以

更好地描述患者的情况,我建议将肌肉压痛诊断为肌痛。如果肌肉引起牵涉性疼痛,建议将肌肉压痛诊断为肌筋膜疼痛并转诊。

作为一般的药物指南,我建议开具肌肉松弛药来减少肌肉疼痛及减少夜间肌肉活动。我倾向于给患者开的肌肉松弛药会随着患者的焦虑程度和是否为急性情况而变化(这种疾病可能是由于最近患者生活中压力的增加而引起的)。当患者表现出更多的焦虑或为急性疾病时,我倾向于开安定;当患者无明显焦虑或为慢性疾病时,我倾向于开环苯扎林(屈赛林)。

如果患者要求服药,疼痛持续在 3/10 或以下,而且是肌肉或颞下颌关节的疼痛,我倾向于给患者开 800mg 的布洛芬,一日 3 次。如果疼痛在 3/10 到 6-7/10 之间,并且主要来自颞下颌关节,我倾向于使用 500mg 萘普生。如果疼痛是 6 至 7/10 或更大,并且主要来自颞下颌关节,我倾向于使用 DexPak 6-Day TaperPak-萘普生方案,或者我希望患者通过我要求患者进行的练习加重颞下颌关节痛到这个水平。

本指南将根据患者波动的疼痛强度模式、患者的触诊疼痛以及这些所引起的情绪影响而有所不同。

◉ **即刻会诊**

> **转诊诊断肌痛和肌筋膜痛**
>
> 如果肌肉触诊时很软,不会引起引导性疼痛,并且在第 5 章"TMD 诊断分类"中没有其他肌肉诊断可以更好地描述患者的情况,我建议将肌肉压痛诊断为肌痛。如果肌肉引起牵涉性疼痛,建议将肌肉压痛诊断为肌筋膜疼痛并转诊。

病例 1　类似 TMD 症状的牙髓炎

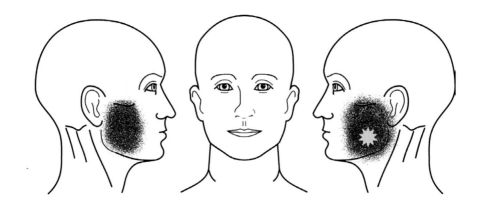

患者自诉她的咀嚼肌区域有连续 2～3/10 的双侧钝痛(左侧重于右侧),每天在她的左咀嚼肌区域有 8/10 的跳痛,持续几分钟到几小时,一天中可多次发生,进食、打哈欠、躺下及喝冰饮料时会诱发疼痛。她的开口度是 36mm,右侧/左侧/前伸移动为 7/7/6。触诊颌面颈部,发现左侧咀嚼肌比右侧咀嚼肌更敏感,双侧咀嚼肌均有触痛。

她的症状有什么异常吗?对于一个 TMD 患者来说这些症状典型吗?这些能激发的症状说明了什么吗?基于她的症状,我想问为什么她躺下时能诱发相应症状,如何合理解释这些症状和 TMD 的关系。疼痛激惹可能是由于患者躺下时压迫了敏感的咀嚼肌,并以一种疼痛的方式放射到颌面部,如此反复。患者可能无法理解为何会诱发疼痛,这可能是由于牙髓内部压力加大,这种压力改变同样存在于许多急性牙髓炎患者在躺下时的情况。

我们经常看到因饮用冰饮料而诱发的 TMD 疼痛,这种疼痛不是牙痛,却是与牙髓病变有关,这种疼痛会放射到颌面部(例如肌肉和 TMJ)(见图 1-1)。通常我会问患者饮用冰饮料时接触哪颗牙会诱发疼痛,患者会告诉我口腔的哪片区域可能会诱发这种疼痛。这个患者告诉我,当冰水接触 36,会诱发她左侧咀嚼肌的疼痛,这通常还会引发跳痛。全景片显示 36 牙有深龋。

⊙ 即刻会诊

观察喝冷饮料加重症状

人们经常注意到,喝冷饮导致的 TMD 疼痛(不是牙痛)与牙髓病变有关,指的是咀嚼结构(如肌肉或颞下颌关节)引起的疼痛。

接着我将确定患者左侧咀嚼肌疼痛是否与牙齿有关,我首先要确定这颗牙齿是否有急性牙髓炎。如果有牙髓炎,我将使用环绕该牙的牙周膜注射来明确牙髓炎是否会导致患者左侧咀嚼肌的疼痛。

使用口镜叩诊患者左侧下颌后牙,患者诉只有 36 牙对叩诊敏感,对于一个 TMD 患者来说,由于严重的功能紊乱会导致多数牙齿对叩诊敏感,这种现象是非常普遍的。如果一个牙齿能引起这种疼痛,那么很明显它将比别的牙齿更敏感。

我们将一个冰水浸湿的棉球放置在 36 牙上大约 5 秒,患者反映这能诱发她的左侧咀嚼肌疼痛,进而引发了跳痛,并持续了 2 分钟。而一个由急性牙髓炎导致该区域疼痛的患者,一般是不会诱发 TMD 样的症状。此外如果由测试产生的持续性痛仅围绕患牙存在,这种情况普遍存在于急性牙髓炎患者中,所以我们就会怀疑是急性牙髓炎。

如果测试表明牙齿有牙髓炎,接着我将采用环绕该牙的牙周膜注射,用以明确牙髓炎是否会导致 TMD 症状。环牙周膜注射 1 分钟后,患者诉她的咀嚼肌疼痛消失了。这个测试的结果是显而易见的,出乎我的意料,牙周膜注射竟然缓解了患者的疼痛。

冷测试和麻醉测试有效地表明牙髓炎是引起左侧咀嚼肌疼痛的主要原因。从放射片和测试结果看,患者很明显有不可逆性牙髓炎。如果结果不明显,接下来我们就将明确牙髓炎是可逆性还是不可逆性。如果牙齿没有龋坏,牙齿结构完整以及没有其他可导致不可逆性牙髓炎的病理性变化,那么我就认为这是一个可逆性牙髓炎。

据我观察,可逆性牙髓炎最通常的病因是患者经常性的殆创伤或磨牙,所以我会采取措施来阻止这种对牙髓的刺激(例如调整牙齿的咬合,去除殆干扰,佩戴稳定性矫治器)。采取了这些措施后,让患者自行判断是否能明显减轻 TMD 症状。

对于这个患者,36 牙的急性牙髓炎是引起左侧咀嚼肌疼痛的主要原因,右侧咀嚼肌疼痛或敏感可能与这无关。我们观察到,虽然麻醉测试后疼痛缓解,但是患者仍有张口受限。当 36 牙麻醉后,患者仍然存在右侧咀嚼肌疼痛敏感以及张口受限,这都表明患者有轻度潜在的 TMD 问题。

由于左侧疼痛与牙髓炎有关,左侧咀嚼肌明显比右侧敏感,所以我对她的临床诊断确定为 36 牙髓炎以及 TMD 的肌痛。如果要进一步了解这种紊乱和诊断技巧,可参阅一些相关的文献。

治疗措施:①转诊该患者去看牙体科,做 36 牙的治疗。②给她阅览"TMD 的自我管理疗法"(附录 D),这是因为她显示有轻微潜在的 TMD 症状。③告诉患者,这些治疗是完全可以解决她的 TMD 症状。但如果没有解决,她需要及时复诊来做进一步检查和治疗。如果完全解决了她的症状,她就不需要复诊了。

我发现通常哪些由急性牙髓炎引起 TMD 症状的患者,会自诉当饮用冷热饮料时会激发 TMD 疼痛。但是这种症状不会发生在患牙使用树脂冠保护的情况下,树脂冠使患牙避免了冷热刺激,所以牙髓就避免了被冷热刺激。

我也发现如果急性牙髓炎发生在后牙,同侧颌面部会有规律性跳痛,而对侧颌面部会有潜在 TMD 症状,且没有跳痛,这正符合该病例的表现。如果急性牙髓炎发生在前牙(13-23 牙),双侧颌面部都会有疼痛,这样的患者通常会诉有双侧跳痛。

另外还有些情况也能显示 TMD 症状是由牙髓炎引起的,如:①躺下或身体前倾时能激发 TMD 疼痛;②TMD 疼痛能使患者从睡眠中惊醒。

病例 2　牙痛:非 TMD 痛

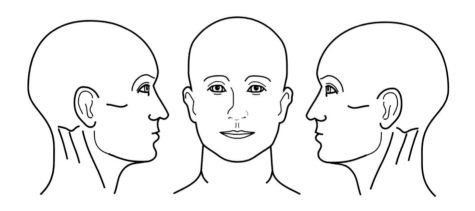

患者自诉她每天醒来后 26 牙有持续的 5/10 的钝痛,后发展成 7/10 的钝痛,每天都有 8/10 的跳痛,持续大约一小时,患者没有 TMD 症状。牙体医师也没有找到任何患牙,他建议她去找耳鼻喉科医师,看是否有鼻窦方面的问题。耳鼻喉科医师给她拍了鼻窦 CT,也没有发现能引起牙痛的鼻窦问题。

牙体医师给她做了 26 牙的根管治疗,以期望能缓解她的疼痛,但是却没有任何效果,牙体医师再次建议她去找颞下颌关节医师诊治。

她的张口度是 42mm,右侧/左侧/前伸移动为 7/7/6,触诊颌面颈部肌群显示肌肉及双侧 TMJ 无特殊敏感。由于没有发现 26 牙及其邻牙、对颌牙、相关鼻窦的病变,故推断疼痛很大可能源于颌面部组织。正如图 3-14 描述,咀嚼肌上部最可能将疼痛放散到颌骨磨牙区。

找出咀嚼肌上部的触痛点,按压最敏感的触痛点到一定程度,几秒钟后 26 牙就开始出现疼痛,这表明肌肉可能潜在地导致了牙齿疼痛。由于已排除了疼痛的牙源性,所以可以判断疼痛是肌筋膜源性的。

用来治疗肌敏感的 TMD 治疗也可以用来治疗肌触痛点及其相关区域,根据患者日常症状的严重程度及可确定的致病因素,未来的病例分析将讨论治疗咀嚼肌疼痛最行之有效的 TMD 疗法。

牙体医师为她做了根管治疗,这样做是为了排除牙髓病是患者疼痛的病因,但是这样的做法是完全没有必要的，这种排除法我们完全可以通过牙周膜注射后疼痛无法缓解来实现。据估计每年多达 680 000 颗做了根管治疗的牙齿，其疼痛的病因却非牙源性。

如果咀嚼肌上部最敏感的触痛点按压后没有引起牙痛，接着我们就要尝试咀嚼肌的其他触痛点，最后尝试引起上颌牙痛可能性最小的颌面部其他组织（图 3-14）。由于这

种揭示疼痛来源的检查如此简单，所以我们建议在判断牙痛原因的早期诊查阶段就该做这样的检查。

如同病例 1，当发生疼痛时，患者普遍认为痛点处是疼痛的来源，而经常忽略了疼痛的真正来源。我想提醒广大读者们，咀嚼肌下部触痛点是能将疼痛放射到颌骨后牙最常见来源（见图 3-14）。

病例 3　慢性鼻窦炎

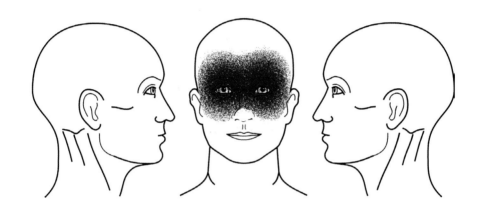

患者自诉每天她在如图中画的区域有 2/10 的钝痛，她的疼痛一天中随时会发生，一般持续 3～10 小时，身体前倾会诱发疼痛。她的张口度是 40mm，右侧/左侧/前伸移动为 7/7/6，触诊颌面颈部，双侧咬肌及翼外肌区域有轻度敏感，但不会激发疼痛。

对于 TMD 患者来说，这些症状典型吗？身体前倾会诱发 TMD 症状，但是这也普遍存在于鼻窦痛患者。因为基于她疼痛的位置，身体前倾会诱发疼痛，以及触压颌面颈部不会激发疼痛等症状，所以把她的疼痛归结为鼻窦引起的诊断是不准确的。我问她是否使用过口腔或鼻腔喷雾收缩剂来缓解疼痛，她说没有用过。

触诊她的上颌窦及额窦区域，她反映会激发疼痛。鼻窦触诊并不能确诊为鼻窦炎，因为一些鼻窦炎患者反映触诊不会激发他们

的疼痛。根据她的症状，我感觉她的疼痛很可能源于鼻窦炎。有时我会给患者使用口腔收缩剂、鼻腔喷雾收缩剂以及抗生素来判断患者的病因［盐酸伪麻黄碱，60mg，1 片，4～6 小时；盐酸羟甲唑啉 0.05％，每日鼻腔喷两次，每次间隔 12 小时；安灭菌（阿莫西林/克拉维酸）500mg，1 片，3 次/日×10 天（所有用药均列于表 1-2）］。因为这些是她仅有的自诉症状，我就建议她去找内科医师，所以就没有给她使用那些药物。

患者的咬肌和翼外肌敏感性可能与她的鼻窦痛无关。我根据最初的检查评估，给患者仅使用了自助式治疗措施，即使这些治疗措施对改善症状没有作用，也不会对患者产生什么副作用，所以我选择假定这些肌肉的敏感性与鼻窦炎无关。因此，我告知她，她同时还有 TMD 肌痛，我将给她一些建议来如

何减轻咬肌及翼外肌的轻度敏感性。

　　对于这个患者的治疗就是我先建议她去找内科医师解决鼻窦方面的问题,再使用"TMD 的自我管理疗法"(附录 D)。我告知

她可以选择一种她喜欢的自助式治疗方法,如果将来肌肉症状明显了,她可以加强使用我们推荐的自助式治疗,并要及时复诊找我们做进一步的评估。

病例 4　来源于颈部的慢性前额痛

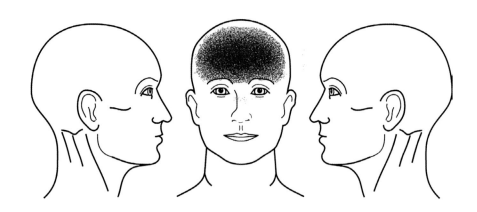

　　患者自诉每天早上醒来时,前额部有 2～3/10 的钝痛,疼痛持续 2～3 小时。每周一次她醒来后会出现 6/10 的跳痛,大约持续 5 小时。患者诉没有鼻窦炎。

　　她的开口度是 42mm,右侧/左侧/前伸的移动为 8/8/7。触诊颌面部无肌敏感,但是我发现颈部肌群比较敏感。按压她枕骨下肌肉最敏感的硬结到一定程度(颈部压痛点),就可激发她的前额痛。她感觉如果持续按压这些压痛点,就可能激发跳痛,这种跳痛就是我们普遍认为的那种压痛点所能激发的更大程度的疼痛。

　　这个患者有 TMD 吗?由于颌面部肌群不敏感,她也没有 TMJ 弹响病史,所以她没有 TMD。她有颈部肌肉敏感,这引起了她的疼痛,所以我们诊断她是肌筋膜痛。

　　由于按压她的颈部压痛点可进一步激发她的前额痛,所以我们认为对这些压痛点的刺激会引起头痛,她的跳痛可能源于对这些压痛点的更大刺激。我们经常能见

到源于颈部的前额痛及眶周痛,很多这样的患者只注意到疼痛的地方(患者的前额痛),而忽略了疼痛产生的源发地(患者的颈部)。

✖ 要点

> 　　如果患者的前额头痛可以通过按住他或她的颈部触发点来重现,人们认为这些触发点的加重是导致头痛的原因之一。

◉ 即刻会诊

> **观察额头和(或)眶周疼痛**
> 　　由颈部引起的额部和(或)眼眶周围疼痛是很常见的。

　　为了减轻患者颈部结构导致的头痛,我们研究了她的日常症状情况。发现夜间她的

颈痛会加重,所以我询问了她的睡眠姿势,发现了一些潜在的疼痛激发方式(例如:间歇式的腹式睡眠),因此我建议她改正这些方式。对于夜间诱发的颈部肌筋膜痛放射疼痛的患者,我们还提供了很多其他的治疗方式:例如做姿势改善训练(附录 G),建议患者找康复治疗师,在睡前或睡眠时使用放松或自我催眠治疗,给患者在睡眠时使用肌肉松弛药或三环类抗抑郁药。

这种慢性前额痛还有其他潜在的病因:跳痛可能是偏头痛、其他不常见的情况或两者的综合。我倾向于早期治疗这种触压颈部触痛点就能诱发或激化的头痛,这种疼痛没

有更严重的紊乱症状,选择直接对头痛来源的非药物治疗。由于病因的多样性和患者自我治疗操作技能的不确定性,对颈部的治疗及放射痛治疗的效果也各不相同。使用这种治疗方法,我发现通常可以取得积极的治疗效果,但是如果疗效不好或患者希望一开始就使用药物治疗,我也会将治疗升级到使用药物治疗。有时我也需要神经内科医师的帮助来使用药物治疗患者,我推荐给患者的治疗方式意在纠正她的睡眠姿势,所以我需要康复医师的帮助。我告知患者如果这种治疗疗效不佳,她需要及时和我们联系或直接复诊。

病例 5　继发于夜间副功能的肌痛

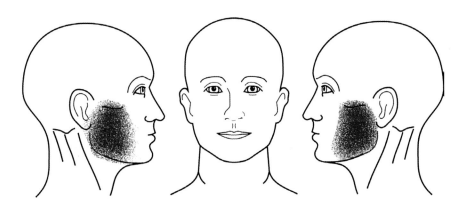

一个 20 岁的患者自诉每天早上醒来都有双侧咬肌 4/10 钝痛,持续 2~3 小时,进食会激发疼痛。他的张口度是 42mm,右侧/左侧/前伸移动为 8/8/7。触诊两侧颌面颈部,两侧咀嚼肌敏感性基本一致,触诊咬肌能激发疼痛。

由于触诊咀嚼肌能产生症状,并且没有其他 TMD 肌肉症状,所以他的自诉被诊断为肌痛。患者的日常症状情况表明夜磨牙习惯是其主要病因,由于这个健康的年轻人没有其他长期的致病因素,所以我给他采用"TMD 的自我管理疗法"(附录 D)以及夜间

佩戴上颌稳定型殆垫。

这个患者的治疗采用闭合肌拉伸训练(讲义附录 F)也许有用,但是我认为他不需要这个练习,因此我在他最初的治疗中没有进行这项练习。如果最初的治疗没有取得满意的效果,我首先考虑增加这个治疗方法。

一些医生会在患者佩戴稳定殆垫前就使用一些药物治疗,如果在患者睡前给他使用 800mg 布洛芬,那么在患者醒来时疼痛就会小很多。这么做是有道理的,但是我倾向于对症状较轻的患者不要用药物治疗,这些患者即使不用药物治疗疼痛一样能得到缓解。我这么

做是因为：①我喜欢让患者使用自助疗法，而不要依赖药物治疗止痛。②患者的疼痛已经持续一段时间了，当他接受𬌗垫治疗一二周后，患者会欣慰地发现疼痛得到缓解。③我发现很多症状较重的患者不喜欢服用药物，也不愿遵医嘱服用药物。④自助式治疗的讲义中论述过使用非处方药，我告诉患者也可选择药物治疗。如果一个重症患者一开始就要求使用止痛药，那么给他开处方也是合理的，我就会给他开 800mg 的布洛芬。

病例 6　无症状牙齿磨耗

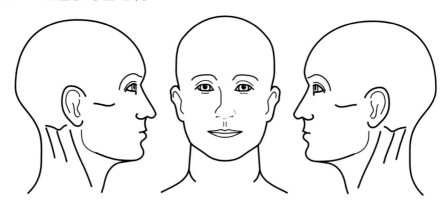

患者没有疼痛，自诉他的牙齿重度磨耗，（图 V-1）。他想阻止牙齿进一步磨耗，他的张口度 55mm，右侧/左侧/前移动为 9/9/7，触诊颌面部无肌敏感，这个患者有 TMD 吗？由于他的颌面颈部无肌敏感，没有 TMJ 弹响，所以他没有 TMD。

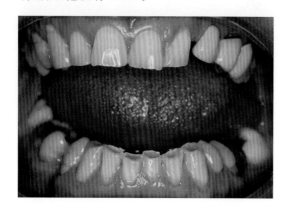

图 V-1　患者抱怨牙列磨损

给这个患者确定的诊断是牙齿磨耗，这种牙齿磨耗可能是由于日夜间或仅夜间的磨牙习惯，患者放入口中的某些食物或物体能增加这种磨耗。患者没有意识到任何粗糙的物质都能导致这种磨耗，给这个患者的治疗就是：①明确患者是否存在日间及夜间的磨牙习惯。②提醒患者时刻关注磨牙习惯，并克服磨牙习惯。③给患者夜间佩戴稳定型𬌗垫，夜磨牙患者即使佩戴了稳定型𬌗垫，通常还是会进行磨牙，稳定型𬌗垫将保护患者牙齿避免过度磨耗，塑料𬌗垫即使被咬穿，也仅仅是较软的塑料被磨耗，而不是磨耗了牙齿，塑料𬌗垫对颌的自然牙亦如此，磨耗的仅是塑料𬌗垫，而不是自然牙。

◉ 即刻会诊

> **如果病人在晚上磨耗𬌗垫，他们还会继续佩戴吗？**
>
> 　　塑料𬌗垫比他们的牙齿更柔软，所以塑料𬌗垫会磨损而牙齿不会磨耗。

如果夜磨牙患者的塑料𬌗垫磨耗得很快,我将定期修补塑料𬌗垫的𬌗面,或者我给他的下颌制作一个软𬌗垫,这个下颌的软𬌗垫与对颌的上颌𬌗垫相对应,见图12-63。同时佩戴上下𬌗垫就可避免牙尖咬入,磨耗对颌𬌗垫了。

▼ 专业提示

> 如果夜磨牙患者的𬌗垫磨耗得很快该怎么办?
>
> 　1. 可以根据需要定期用丙烯酸重衬𬌗垫咬合面。
>
> 　2. 可以制作一个下颌软𬌗垫,然后通过调整它以对抗上颌𬌗垫。当同时佩戴上下𬌗垫时,下颌牙尖不直接接触上颌𬌗垫产生磨耗(图12-63)。

病例 7　继发于日间副功能的肌痛

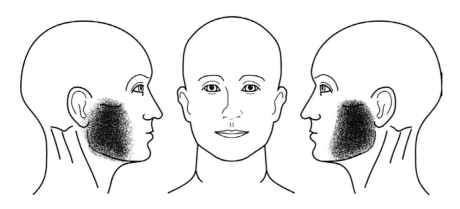

患者诉每天早晨醒来时无疼痛,但是过段时间会出现双侧咀嚼肌 5/10 钝痛,这种疼痛会持续到晚上,进食等功能性运动会加重疼痛,他每天多次服用扑热息痛来控制疼痛,他没有服用消炎药,因为这些药物会引起他胃部不适。

他的开口度 38mm,右侧/左侧/前伸移动为 7/7/6。颌面颈部触诊发现双侧咀嚼肌敏感,双侧敏感度一致,触诊咀嚼肌会激发疼痛。

该患者的诊断是肌痛,患者的症状表明,夜磨牙习惯对他的影响很小,而白天的一些习惯(包括肌收缩习惯)是引起他疼痛的主要原因,基于患者提供的有限信息(假如没有其他长期致病因素),我告诉患者他的病因是日间磨牙习惯、肌紧张、心理压力等。

作为最低限度的治疗,我一开始会建议这些患者做"TMD 的自我管理疗法"(附录D)。以及"闭合肌拉伸训练"(附录 F)。并观察日间症状是否能得到满意的缓解。

我给患者使用了扶他林,在疼痛区域涂抹 1~2g,4 次/日,患者的血浆测试结果显示外用消炎药血液浓度仅有 6%,而口服消炎药血中浓度会很高,外用消炎药一般不会引起胃部不适,而且能很好地缓解症状。

如果最初治疗后患者日间症状没能得到很好的缓解或者患者一开始就希望采用其他治疗方式,那么我们还有很多治疗方法可以选择:例如临时使用日间𬌗垫,不良习惯纠正治疗(见第 16 章中"纠正日间习惯"),放松疗法或理疗。如果患者愿意,他可以采纳这些治疗方法,并自主决定如何加强这种治疗,通常我会推荐患者去看心理医生,他会给患者使用不良习惯纠正疗法和放松疗法,如果这些疗法还是不能很好地缓解患者的症状,那么心理医生会按照最恰当的治疗方向升级治疗方式,如生物反馈疗法和认知疗法。

病例 8　翼内肌痉挛

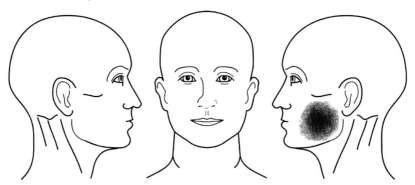

患者自诉两周前,她接受了三次左下牙颌注射,36 进行了修复治疗,第二天他就出现了张口受限,1 周后复诊,诉左侧翼内肌区域有 1/10 的钝痛,大张口时左侧翼内肌区域有 5～6/10 的跳痛,他之前的牙医检查发现他的开口度只有 17mm,翼内肌有触压痛,前牙医对其使用了 TMD 自我管理指导和 400mg 布洛芬每 6～8 小时口服用以止痛。一周后复诊,患者诉布洛芬止痛效果不佳,不确定热疗是否有效。当他无意间超出张口度时,左侧翼内肌区域有持续 2/10 钝痛,瞬时的 8/10 跳痛,一天大约发生 10 次。

他的开口度 17mm,右侧/左侧/前伸移动为 5/5/5。触诊颌面颈部,左侧翼内肌肌张力明显,并有触痛,患者无组织肿胀,淋巴节肿大,或发热现象,也不觉得咽喉或呼吸道有闭塞感。

该患者的诊断是翼内肌痉挛,我指导患者做翼内肌治疗(见图 8-1)一天至少做 10次,每侧伸展前先做 10 分钟热疗。由于服用布洛芬疗效不佳,我给患者使用了地西泮 5mg,肌痛时服用 1～2 片。

按照临床经验,肌痉挛约 2 周后可以缓解,如果没有缓解,治疗升级,我会推荐患者去找理疗师,如果患者左下颌区域还需要做别的牙科治疗,我会建议牙医至少在患者症状缓解后两周,方可进行左下颌注射治疗。

病例 9　促发因素:紧张、抑郁及睡眠差

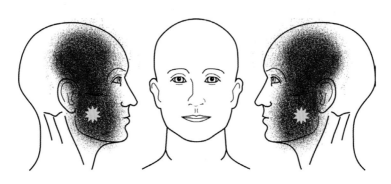

患者自诉他双侧耳前和咀嚼肌有持续的 6/10 的钝痛，每天早晨他有 4/10 的一过性头痛，当他清醒时，疼痛会加重，下午和晚上都会出现，下颌运动时（如进食），疼痛会加重，患者同时诉每天他都会一直觉得很紧张，有半天时间会情绪低落，因为失眠，每天只能睡 4～6 小时，患者还有持续的 6/10 的颈痛，他的开口度 34mm，右侧/左侧/前伸移动为 6/6/5。触诊颌面颈部，肌肉普通敏感，TMJ 无敏感，多肌肉接触点有触压痛，触压颈部肌群也能激发颌面部疼痛。

他的 TMD 诊断是肌痛，他的症状表明日间和夜间的生活习惯导致他的疼痛，其中夜间生活习性是主要病因，其余可以确定的病因是紧张，情绪低落和失眠。

首先，我们向患者解释这些因素是如何导致了他的疼痛，接着我们告诉他心理医生能帮他消除紧张和情绪低落，此外还能纠正他的生活习性和如何放松自己（心理医生还能给他其他一些必需的治疗），我和患者讨论可能会让他找精神科医生，治疗他的情绪低落和失眠，也会和他讨论让他去找理疗师治疗颈肌筋膜痛，这些讨论能让患者意识到这些治疗对缓解他的疼痛的重要性，能让患者觉得他的付出（金钱、时间）都很值得，让患者充分理解这些治疗，并自主地做出正确的决定。某些患者最初会抵制这些建议，但最后都会完全接受我的建议。

首先，我给这些症状的患者提供以下治疗：①"TMD 的自我管理疗法"（附录 D）；②"闭合肌拉伸训练"（附录 F）；③稳定型𬌗垫；④患者自主决定接受哪些治疗，我制作了一种较为美观的𬌗垫，要求患者暂时 24 小时佩戴，除了吃饭时，我们也考虑给患者使用阿米替林来缓解患者早上的疼痛和治疗失眠。

病例 10　促发因素：纤维肌痛

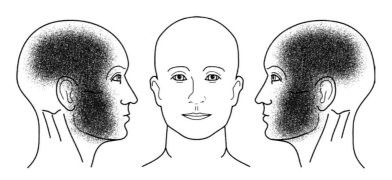

患者自诉他的耳前、咬肌、太阳穴肌肉持续性 8/10 钝痛，清醒时疼痛会加重，晚上疼痛会再现，下颌功能活动时疼痛也会加重，患者诉他全身有广泛的持续性 6/10 的肌紧张，睡眠时焦躁不安，当他醒来时，他会有广泛的肌痛，感觉像刚做了 1000 个仰卧起坐，他的开口度 45mm，右侧/左侧/前伸移动为 8/8/7。触诊颌面颈部有广泛的肌紧张，但 TMJ 无敏感，多处肌肉有触压痛。

很显然，他患有功能紊乱症，这导致他全身广泛性持续 6/10 肌紧张，由于他的颌面部症状比广泛性全身疼痛重，所以很显然是局部因素导致了他的颌面部症状更严重。由于触压颌面肌肉能激发疼痛，以及没有其他 TMD 肌肉方面诊断能更好地描述他的症状，他的 TMD 诊断为肌痛，他的全身症状源于纤维肌痛。

◉ 即刻会诊

确定局部因素是否导致症状

如果颌面部疼痛症状比全身广泛性疼痛更严重，则局部因素可能加重颌面部疼痛症状。

患者的颌面部症状表明，夜间和日间的生活习性最可能导致了他的疼痛，首先我们告诉患者有研究表明：有全身广泛性疼痛的患者，其TMD症状治疗效果不如其他TMD患者。

❌ 要点

告知有广泛性疼痛的患者，据研究表明，TMD广泛性疼痛的患者一般不能获得像大多数TMD患者那样的改善程度。

我向患者解释这些致病因素是如何导致了他的颌面部疼痛，对于他的颌面部TMD症状的治疗，我预期最好的结果也只能缓解到6/10。身体其他部位的疼痛缓解亦是这样，我推荐患者去看内科医师，来治疗他的广泛性疼痛和睡眠质量差。首先，我给患者的治疗是①"TMD的自我管理疗法"（附录D）；②"闭合肌拉伸训练"（附录F）；③稳定型𬌗垫；④推荐患者去看内科医师，来治疗全身广泛性疼痛（可能是纤维肌痛），以及睡眠质量差，如果这些治疗没能很好地改善患者的日间症状，那么我会考虑推荐他去看心理医生，来学习如何纠正他的生活习性和放松疗法。

病例 11 无疼痛的关节盘前移位及治疗时机

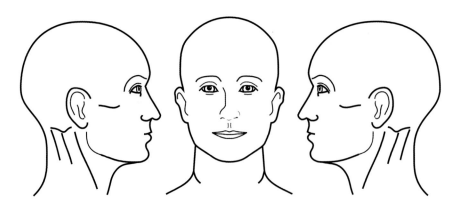

患者自诉去年开始，张闭口时右侧TMJ有响声（见"颞下颌关节盘-髁突复合体紊乱病"附录C），他注意到当他咬硬物或者紧张时弹响声会更明显，他的张口度是50mm，右侧/左侧/前伸移为8/8/7。颌面颈部触诊无肌敏感。

我给患者下的诊断为右侧TMJ关节盘可复性移位，这样的患者需要治疗吗？无疼痛的可复性盘前移位不需要治疗。我向患者讲解了"颞下颌关节盘-髁突复合体紊乱病"（附录C），让他明白弹响产生的原因。我告诉患者，正如身体其他部位关节的弹响声一样，除非引起了不适，否则TMJ弹响无需治疗。如果后期患者有了不适感，那么治疗也仅仅是对症治疗,而无需治疗弹响。我告诉患者,如果他的病情发展到有不适症状的时候,必须及时复诊。

⊗ 要点

> 无痛的可复性关节盘移位不需要治疗。

如果患者的TMJ产生了很大的弹响,这时需要治疗吗? 有时弹响声会大到传遍一整个房间,使患者、配偶及其朋友都觉得很窘迫,以至于患者渴望治疗减小这种弹响。TMJ保守治疗在减小TMJ弹响上效果欠佳,这在治疗前必须先向患者说明。如果弹响问题很严重,而保守治疗效果又不佳,那么就要借助外科手术治疗了。采用外科手术治疗后的患者,可能术后TMJ仍有某种形式的响声(滴答声、捻发声等)但是最后都有望得到好转。

如果患者的弹响声伴随着间歇性的卡顿(移位的关节盘复位时有间歇性绞锁),这种情况需要治疗吗? 有人认为患者的紊乱症会发展到持续性的绞锁(移位的关节盘无法复位,张口受限),这种情况就很难治疗,这时我通常会选择外科手术治疗,出于这个原因,我建议对于有间歇性卡顿的患者,要求积极治疗,即使大家认为卡顿不是一个很严重的问题。

◉ 即刻会诊

> **间歇性绞索或者卡顿的患者治疗建议**
> 即使对出现间歇性绞索或者卡顿的患者来说并不是一个严重问题,我们建议患者应进行治疗。

病例12 TMJ痛

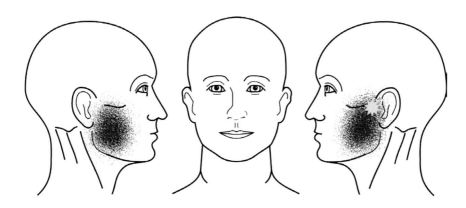

患者自诉他的双侧耳前及咀嚼肌经常有3/10钝痛,醒来后疼痛会加重,进行下颌功能性运动时也会加重,而当他张闭口时左侧TMJ能感觉到弹响,他的张口度是36mm,右侧/左侧/前伸移动为6/6/5,颌面颈部触诊时发现颌面部肌肉及TMJ均敏感(左侧TMJ有触压痛也最敏感),而颈部肌肉触诊时无敏感。

这种问题可以有三个诊断——首要诊断、次要诊断及第三诊断。这是按照患者的病情陈述来排位的。由于患者首诉症状时疼痛,产生疼痛的部位TMJ是患者首诉症状的主要病因,由于TMJ触诊敏感的诊断是TMJ关节痛,所以这就是患者首要的TMD

诊断,肌肉也很敏感(次要),肌肉触诊敏感的诊断就是肌痛(也无法提供别的诊断),所以这就是患者的次要诊断。患者左侧 TMJ 有弹响,这导致患者疼痛的可能性最小,患者自己能感觉到关节弹响的诊断是可复性关节盘移位,因此患者 TMD 的第三诊断就是左侧 TMJ 可复性关节盘移位。

▼ 专业提示

> **记录诊断**
>
> 根据对患者疾病的影响程度,有助于按顺序排出诊断(首要诊断、次要诊断及第三诊断)。

首先我向患者解释了"颞下颌关节盘-髁突复合体紊乱病"(附录 C),使他明白了弹响产生的原因,由于这个健康的年轻人没有其他长期的致病因素,所以采用"TMD 的自我管理疗法"(附录 D)以及夜间佩戴上颌稳定性𬌗垫进行治疗,治疗效果会非常好。采用自助式治疗及夜间佩戴𬌗垫将很好地解决患者的日间症状,如果效果不佳,我将采用第 16 章中的"纠正日间习惯"的疗法来治疗。

患者的颌面部肌群敏感,"闭合肌拉伸训练"(附录 F)是治疗颌面部肌群敏感和疼痛的有效方法。问题是这些拉伸练习可能会刺激 TMJ。由于患者的 TMJ 已经很敏感,我担心这样练习会进一步加重 TMJ 的症状。虽然患者的疼痛程度较轻,他的 TMJ 也可以承受这种拉伸训练,但是由于担心上述症状加重,我没有给患者使用这些拉伸训练。

病例 13　伴有间歇性绞锁的可复性 TMJ 关节盘移位

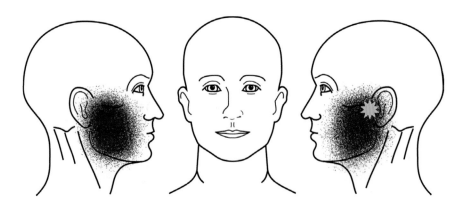

患者主诉她两侧耳前及咀嚼肌 5/10 压痛,晚上疼痛加剧并且伴有功能减退,当她张口时,关节盘阻挡,左边的 TMJ 连续弹响,一周 2～3 次,持续数秒到数分钟。每天当她第一次醒来时,从来不会发生卡顿,她说还伴有 5/10 颈部疼痛。她的张口度是 34mm,右侧/左侧/前伸移动为 6/6/5,左边的关节弹响能被感觉到。触诊她的咀嚼肌及颈部肌群,敏感性增加,触诊左侧关节区时可引起她左侧耳前疼痛。当触诊颈部部分"扳机点"时,也可引起她左侧耳前疼痛。

病人的问题可有三个诊断,因为她最初的主诉是疼痛,引起她关节疼痛的结构改变紧随其后,因此第一诊断为关节痛,肌张力减少可减缓她的疼痛,因此第二个诊断为肌痛,弹响和间歇性的卡顿最终产生,所以她的诊断为伴有间歇性卡顿的可复性 TMJ 关节盘移位。

由于她的间隙性卡顿从未在早晨发生，我认为她白天的咬合和肌肉紧绷的习惯的作用远远强于她夜间的习惯，因为她的症状明显有一个很严重的推迟。

◉ 即刻会诊

> **观察间歇性绞锁或卡顿模式**
>
> 日间间歇性绞锁或卡顿模式表明主要诱发因素出现在白天。

另外一个持续存在的因素是她连续的 5/10 颈部疼痛。从颈部到左侧耳前的触诊提示她颈部的紊乱可引起左侧耳前疼痛，并且疼痛为肌筋膜痛。临床上，当 TMD 患者有颈部疼痛时，他们并没有太注意咀嚼肌，这也许就是为什么伴有颈部疼痛的患者不愿意接受局部的 TMD 治疗的原因。

这个患者的治疗如下：①首先向患者解释了"颞下颌关节盘-髁突复合体紊乱病"（附录 C），使他明白了弹响和间歇性卡顿产生的原因，以及她的咬合习惯和肌张力如何造成她的疾病；②使用"TMD 的自我管理疗法"（附录 D）向她阐述当发生间歇性卡顿时如何不让关节盘绞锁（见表 10-1）；③制作稳定性拾垫，建议 24 小时佩戴；④建议她对颈部进行物理治疗；⑤建议她改掉不良习惯，进行放松治疗（如果不能缓解白天的症状，我们可以逐步加强治理力度）；⑥500mg 萘普生口服，2 次/日。

随访病人，确认患者的疼痛和间歇性卡顿是否缓解，因为两者都消失的患者很有可能发展为永久性卡顿（关节盘不可复性移位，伴有张口受限）。

病例 14 非绞锁性关节盘不可复性移位，伴有张口受限

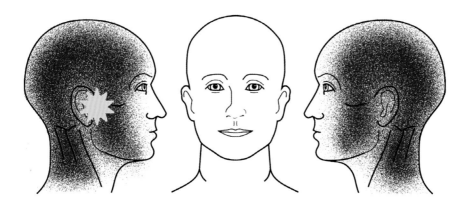

患者说她前几个晚上没有佩戴稳定性矫治器，醒来的时候诉右侧耳前有 4/10 疼痛，一个小时前，她右侧的耳前关节卡住了（关节盘阻碍她不能大张口）并且不能自行解除卡顿。她说她的双侧耳前、太阳穴、肌肉和颈部有 10/10 疼痛，她右侧的 TMJ 在一年前为此做过的手术之后就不再弹响了。

她的张口度为 19mm，右侧/左侧/前伸移动为 5/1/3，触诊患者的咀嚼肌和颈部可引起她的一般性疼痛，右侧 TMJ 剧烈疼痛。触诊加重了她的主诉，其中右侧 TMJ 最为疼痛。触诊她颈部的肌肉则引起她咀嚼肌的疼痛。

那么，这个患者的关节紊乱病的诊断是什么呢？由于颞下颌关节痛是由于伴有张口受限的不可复性盘前移位引起，因此将伴有

张口受限的不可复性盘前移位作为首要诊断，双侧 TMJ 痛作为第二诊断，肌筋膜痛作为她的第三诊断。

是否应该尝试去解除她右侧 TMJ 的卡顿呢？由于刚刚卡顿了 1 小时，我建议这么做。第 10 章具体谈到解除 TMJ 卡顿的方法以及一种即刻的前伸位殆垫的制作。

通过观察她再次获得一个 44mm 的正常的张口度，我们推测她的髁突逐渐吸收（见图 10-2～图 10-4 中描述）。她的下颌骨需要在前伸位中得到稳定，因此髁突必须维持在盘髁位。如果她后移她的下颌骨（比如闭口时达到牙尖交错殆），她的髁突将会脱离她的关节盘，因此 TMJ 会再次卡顿。因此，将她的下颌骨固定在一个合适的位置，一个临时的前伸位装置通过用于制作冠桥印模的树脂制作出来（见图 10-5～图 10-6 中展示）。

患者说她双侧耳前、咀嚼肌、太阳穴、颈部的疼痛由 10/10 降低到 9/10，除了吃饭的

时间，她被要求连续佩戴这种装置 24 小时，包括一些处方药，500mg 萘普生口服，2 次/日，安定 5mg，睡前吃 1～2 片，早晨和下午各吃半片。患者在头 2～4 天晚上佩戴矫治器，之后逐渐习惯全天佩戴稳定型矫治器。

3 天之后，她开始 24 小时佩戴稳定型矫治器，同样的，她逐渐减少佩戴稳定型矫治器的时间，结果她的关节盘绞锁又复发了。

她是我以前的一个患者，并且了解她 TMD 疾病的发病机制，我用过保守的治疗方法，并没有很好地改善，因此建议她关节手术。在 MRI 下面可以看到髁突体部不规整，建议通过手术修整。对于我和外科医生来说，患者似乎有着强烈的社会心理因素诱发她的关节紊乱症状，她对这些治疗并不感兴趣，并且感觉症状未缓解。一旦她的剧烈的症状解决了，她会继续在夜间佩戴矫治器，偶尔白天也会戴。

病例 15 绞锁性关节盘不可复性移位，伴有张口受限

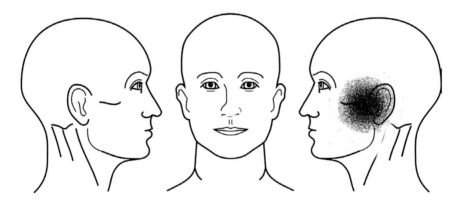

患者诉她左侧 TMJ 卡顿不能大张口。她左侧耳前经常 6/10 疼痛（白天更严重），当她试图张大嘴时左侧耳前疼痛增加为 8/10，如图 10-1 所示。她的张口度为 21mm，右侧/左侧/前伸移动为 2/5/4。触诊咀嚼肌及颈部组织肌张力敏感性局限在左侧 TMJ、咀

嚼肌和颞肌左侧 TMJ 肌张力非常敏感，触诊时即可诱发她的主诉症状，然而她的咀嚼肌和颞肌也有少许疼痛，在确认她张口受限的原因时，她自觉当下颌骨张开超过限度时，会加重卡顿，卡顿来源于她左侧 TMJ。

那么她的诊断是什么呢？由于她的首要

主诉是她不能张大口,左侧 TMJ 关节盘不可复性移位,伴有张口受限是首要诊断。她的第二个主诉是疼痛,左侧 TMJ 痛是她的第二诊断。同时她的咀嚼肌张力紧张,所以第三个诊断为肌筋膜痛。

我们应该尝试解锁她的 TMJ 吗?我们需要更多有关的信息。她说她 5 个月前左侧 TMJ 开始出现间断的卡顿,6 周前加重成连续性卡顿,她也表示不愿意 24 小时持续佩戴前伸位矫治器,由于她的咬合卡顿超过 6 周,因此即使尝试解锁左侧 TMJ 也不会有效果。相关的文献报道,一般首发复位解除卡顿的 TMJ 适用于 1 周内发生的情况,由于她拒绝佩戴前伸位矫治器,即使复位了也会在短时间内重新卡顿,因此,我不打算去解锁她的 TMJ。

由此看来,关节紊乱的患者不一定必须解锁卡顿的关节来增加张口度或者减轻症状。与此同时,患者往往通过口腔活动不断地移动关节盘来加强关节盘后区的张力,从而获得正常的张口度。当关节盘不再阻挡,关节痛也会缓解甚至消失。如果患者不能自行增加关节后区的张力,关节腔的注射、非甾体抗炎药以及透明质酸都是很好的治疗。

❂ 要点

> 已有研究表明,患有绞锁性 TMJ 的患者(不可复性颞下颌关节盘移位伴有张口受限)不需要将其解锁以恢复张口度及减轻其症状。

由于患者没有自行加强她关节盘后区的肌张力,我建议她用力地做,可能会导致她疼痛的增加以及关节液的渗出增多。患者的关节疼痛的时间越长,他们在做关节盘后区锻炼时越能适应,因此我必须努力减少她们在刚开始做锻炼时疼痛的程度,如图 8-1 所示。

我也建议这类患者做一些物理治疗,一般来说,最初的时候,她一周来 2～3 次,在局部理疗后做关节盘后区的锻炼,后面不断地鼓励她,改变白天紧咬牙的习惯,提醒她注意不要增加肌张力。

▼ 专业提示

> **锻炼关节盘后区组织**
>
> 如果患者有明显的 TMJ 炎症(关节痛),我首先使用消炎药尽可能将炎症程度降到最轻,然后指导患者做拉伸锻炼。如图 8-1 所示。

患者自觉在间断的卡顿阶段,她的关节卡顿常常发生得较晚,说明她白天的咬合习惯和肌力紧张是导致她卡顿的最大的原因。她也说耳前的疼痛也发生较晚,表明她白天的习惯比晚上更加加重她的病情。

因为她的治疗建议如下:①首先向患者解释"颞下颌关节盘-髁突复合体紊乱病"(附录 C),使她明白了弹响和间歇性卡顿产生的原因,以及她的咬合习惯和肌张力如何造成她的疾病。②使用"TMD 的自我管理疗法"(附录 D)向她解释病情。③医生给她开了以下药物:地塞米松,6 天 TaperPak,被视为针对该方案;500mg 萘普生,1 片,每日 2 次,从服用地塞米松的第 4 天开始;如果没有引起睡意,5mg 地西泮,1～2 片,睡前服用,早晨和下午 1/2 片。④如图 8-1 加强关节盘后区的锻炼,每天锻炼 6 次,每次持续 30～60 秒,同时要做理疗,每次在锻炼之前照射 10 分钟,锻炼后再照射几分钟。⑤适当做一些物理治疗去调整髁突的位置。⑥接受一些习惯对抗和放松的治疗帮助患者缓解白天肌张力紧张的习惯。

患者的进展是用较短的治疗方法通过调整髁突来扩大张口度,如果不行,就要考虑注射治疗,一旦患者可以正常张口,再进一步相对应地治疗她的关节症状。

病例16 骨炎导致张口受限

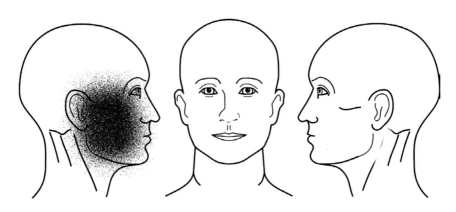

病人自诉她的右边颞下颌关节卡住了，无法完全张开，右上颌第三磨牙5天前被拔掉，牙齿很难拔，外科医生在她下巴上施加了很大力，她也诉拔牙所致疼痛已完全消退，但是有持续不断的6~7分的耳前及面部疼痛。

拔牙部位的根尖放射片的结果显示无明显异常（无断根或牙碎片遗留），她的开口度为25mm，当病人将她们的下颌骨移向右边，左边的髁状突转动，当病人将她们的下颌骨转向左侧，右侧髁状突转动，如果这个病人的右侧颞下颌关节卡住了，下颌向左侧运动时会受到限制，但在对比其他运动时她下颌向左边的运动是不受限的，因此她的左侧颞下颌关节没有出现转动的问题。

她的咀嚼肌和颈部触诊显示压痛主要是她右边咬肌、翼状肌压痛，肌肉触诊加重了疼痛，她右侧颞下颌关节不怎么敏感，在试图去证实她张口受限原因时，她的张口度超出了1.2mm，这导致了相应部位肌肉疼痛加重，这些发现显示了她的紊乱主要是肌肉紊乱（肌炎、痉挛或肌痛），这跟她右侧颞下颌关节无关。

这个病人周五晚上来到我们的急诊室，我被通知前往这个诊室做一个快速的评估并给出建议，因为我的诊断是她的肌肉有问题，我回顾了"颞下颌关节紊乱病的自我管理治疗方法"的相关治疗并将她推荐给口腔科医生，口腔科医生给她开了800mg布洛芬，一次一片，一天4次以及5mg地西泮，睡前1~2片，早晨和中午半片。周一早晨她第一件事是预约来找我看诊，这样我可以进行一个综合的TMD评估，观察她症状的改变并在她的治疗中做出相应的调整，这个病人使口腔医生确信因为疼痛她需要服用对乙酰氨基酚，口腔科医生也给她开了这种药。

在周二早晨，这位病人诉她的疼痛及张口度没有改善，她叙述地西泮缓解了她的症状，但是使用对乙酰氨基酚来缓解她的疼痛让我觉得讲不通。因为如果她的紊乱是由肌肉导致的，一旦肌肉因为地西泮得到放松，那么她的疼痛应该缓解，开口度应该增大。她完成了"初诊患者问卷调查表"。结果显示冷饮加重了她的疼痛，但她不确定冷饮激惹了哪颗牙齿导致疼痛加重，当触诊她的肌肉和颞下颌关节时可发现疼痛没有发生改变，这些触诊没有诱发她的疼痛。我认为她可能是出现症状的相应部位的某颗牙齿有急性牙髓炎，全景片显示她右边的牙没有大面积的修复体或龋洞，我的另一个想法可能是拔牙创相关炎症。因此她的拔牙创被冲洗，正是拔牙部位导致了她的疼痛，我们填塞了拔牙创，她的疼痛在15分钟内消退，第二天早晨她恢复到了正常张口度(46mm)。

偶尔病人无意中像这样引导医生进入了一个错误的思路,为了获得正确的诊断,评估一个病人的表征和症状(包括那些从初诊病人问卷调查获得的)以及主诉是很重要的,当周五我触诊她的肌肉,病人告诉我她的疼痛加重了,但是当我周一询问她是否还像原先那样痛,她说没有。

◉ 即刻会诊

> **察觉不当假设**
>
> 偶尔,患者会无意中引导医生产生错误的思维。

病例17　翼外肌痉挛

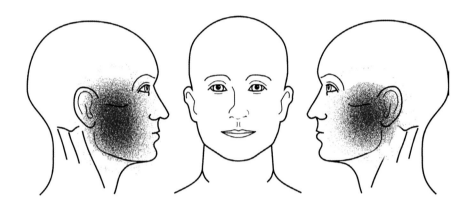

病人自诉她的右后牙不再能牙尖交错咬合,嘴无法张大,双侧耳前区及咬肌区有持续的6分左右的钝痛或压痛(右边比左边严重得多),当试着用她右边后牙去咬东西时疼痛会加重。当她咬东西时会导致右侧耳前区持续的10分尖锐疼痛,张口度25mm,右侧侧方运动8mm,左侧侧方运动4mm,前伸运动6mm。

突然的咬合变化一般显示翼外肌控制髁状突的运动以改变它的位置。正如图9-1所描绘的①最常见于同侧翼外肌痉挛对髁状突转动时进行牵拉;②发炎的关节盘后区组织将髁状突向前推;③和(或)关节盘后区组织炎症导致翼外肌收缩(保护性的肌肉夹板)并将髁状突限制在部分转动以避免刺激发炎的后膜。当她咬到MI时,牙齿压迫髁状突后部,并因为伸展发炎的后膜导致疼痛。

当个人有翼外肌痉挛时(类似于小腿肌肉痉挛),他们就不能伸展肌肉(因为牙齿咬合到MI),他们不能收缩肌肉(对于髁状突转动来说)。无法转动同侧髁状突使它们有一个受限的开口和对侧的运动,就像这个病人有25mm的开口度和8/4/6(右侧,左侧和前伸移动)。临床上,发生这种情况的程度随侧翼外肌的严重程度而有所不同。受限的转动也可以是TMJ关节痛导致。病人被要求躺在牙科椅上,轻轻张开她的下颌骨,慢慢地闭上她的牙齿。据观察,她的左尖牙是最先接触的牙齿,尽管她的牙齿有正常的排列,这进一步表明右髁状突是在部分转动的位置。

她的咀嚼肌和颈部的触诊显示了咀嚼肌的广泛疼痛,最痛的部位在右侧翼状肌部位,其次是双侧咬肌、颞肌前区和左侧翼外肌部位,然后是颞下颌关节。咀嚼肌的触诊再现了她的疼痛。右外侧翼外肌的部位非常疼痛,病人觉得它的触诊加重了她疼痛的最剧烈的部分。

症状和临床检查表明,该疾病是一种右侧翼外肌痉挛。为了证实这一点,并确定发炎的盘后组织是否导致了这种紊乱,我慢慢地拉伸患者翼外肌,如图 9-2 所示。在做这段拉伸时,拉伸到可以耐受的程度,如果没有加重症状,坚持 30 秒,休息 5 秒,重复 5 次。这通常可以减轻他们的疼痛并使他们更好地咬合他们的牙齿,这证实了翼外肌是他们症状的主要原因。如果拉伸引起疼痛,我立即停止,这表明发炎的盘后组织被压缩了并且发炎的组织导致了它们的紊乱。有颞下颌关节疼痛的患者诉他们的疼痛加重和颞下颌关节有关,他们的 TMJ 疼痛需要治疗并在这本书中讨论。如果它引起或导致了突然的咬合变化,我将会给患者开萘普生 500mg,1 片,2 次/日,直到咬合问题解决。

这个病人说伸展时没有疼痛,所以我继续伸展了 30 秒,休息了 5 秒,继续做了六个伸展的动作。然后患者诉右耳前区疼痛减少到 2/10,她可以将她的牙齿完全咬合至 MI,我对她的主要临床诊断是右侧翼外肌痉挛,其次是肌痛,三级诊断是双侧颞下颌关节痛。

翼外肌痉挛是我在看急诊的 TMD 患者中看到的最常见的疾病。病人和他们的牙医经常会抓狂,因为它通常进展迅速,病人不能再把牙齿咬合至 MI 或无法张大。偶尔这种情况发生在牙科治疗后,给牙医造成了相当大的焦虑。

⊙ 即刻会诊

观察翼外肌痉挛

翼外肌痉挛是我在转诊病人中最常见的疾病。病人和他们的牙医会感到烦恼,因为它发病快,病人不能闭口到牙尖交错位或是张大口。

这个病人有以下的治疗方法:①上面的画左侧部分的"颞下颌关节盘-髁突复合体紊乱病"(附录 C)用于解释她的翼外肌痉挛症状的机制。②与她一起回顾了"TMD 的自我管理疗法"(附录 D)。③向她展示了一种伸展翼外肌的练习,如图 9-2 所示,她练习了这个运动,以确保她能正确地练习。她被要求每天做拉伸,一次 6 组,每天 6 次,每次拉伸 30 秒,休息 5 秒。记住"闭合肌拉伸训练"(附录 F)是用于闭合肌肉,并可能加重侧翼状肌痉挛,为放松翼外肌她被给予了安定 5mg,1~2 片,临睡前服用,并被给予 500mg 萘普生,1 片,每日 2 次来缓解颞下颌关节痛并防止伸展练习加重疼痛。

我的那些有翼外肌痉挛的病人中绝大部分人报告这种疗法可以消除或控制他们的症状,达到他们不想升级治疗的程度。如果这些初始疗法不能解决痉挛,或者痉挛继续复发,那么传统的 TMD 疗法(例如:𬌗垫治疗,或识别和改变影响因素)是有益的。

为了更完整地解释翼外肌的诊断、伸展和治疗,请参阅第 9 章"翼外肌痉挛"。由于无法接近 MI 是由于一个暂时的条件,所以在这个短暂的位置上,医生不调整咬合是很重要的。

请记住,其他很少出现的疾病可能会引起类似的症状(而且超出了本书的范围)。我曾经观察到一个人的外耳道感染,同样导致病人无法咬合至牙尖交错位。病人清楚地知道耳朵是疼痛的来源,无法接近 MI;此外,他张口不受限制。如果病人对最初的治疗没有足够的反应或者有其他原因,医生可能希望病人拍一个普通的检查 TMJ 的 X 线片或全景 X 线片。

病例 18 颞下颌关节紊乱病的急性加重

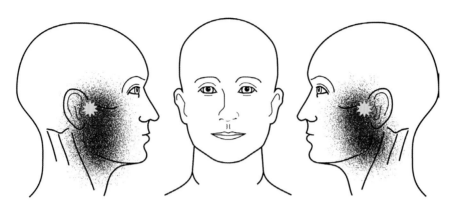

病人的相关情况是,她在城里进行了为期一周的继续教育课程,在过去的 4 天里,她的 TMD 症状严重恶化。她通常的疼痛是每天发生的 5/10 双侧耳前区压痛,并且疼痛加重;她一觉醒来,就再也没有出现过。在过去的 4 天里,她出现持续的 7/10 的双侧耳部和咬肌钝性压痛,没有每日变化以及张大口时短暂的 8/10 双侧耳前区锐痛。

她的运动范围是 30mm 的开口度以及 5/5/4(右侧、左侧和前伸移动)。我可以感觉到她的双侧 TMJ 张口和闭口时发出的弹响。她的咀嚼和颈椎结构的触诊显示了她的咀嚼肌普遍压痛,她的双侧颞下颌关节最痛,而她的后二腹肌是第二痛的。咀嚼肌触诊再现了她的疼痛,而双侧颞下颌关节的触诊最强烈地再现了她的疼痛。

她的 TMD 诊断是什么? 主要诊断为双侧颞下颌关节痛,继发性诊断为肌痛,三级诊断为双侧 TMJ 关节盘可复性前移位。

病人报告说,她已经接受了以下治疗 TMD 症状的方法:①她仅在夜间佩戴在上颌的稳定型𬌗垫。她说这种治疗方法没有用,因为她通常的症状主要是由于白天的习惯造成的,所以我没有期待她从中获得明显的改善。②她在睡前服用了 20mg 阿米替林(一种三环类抗抑郁药),她说这也是没有

用的,因为她通常的症状主要是由于白天的习惯所导致的,所以我也同样没有期待她从中获得明显的改善。③生物反馈(推荐用于日间症状),她认为没有明显疗效。我很惊讶,这并没有给她带来明显的症状改善。在讨论她的治疗时,她说她被治疗师教导在安静的环境中放松,但她没有被教导要将这种能力转移到她的正常环境中去。她被告知,既然她现在可以在办公室放松,她的治疗就完成了。因此,我明白了她没有更好症状反应的原因。在治疗师办公室学习只是治疗的第一步,接下来必须教导病人在一天中不断地保持这种放松状态,特别是在有压力和专注于某事的时候(例如:开车、在电脑上工作)。

她被提供了以下治疗急性加重的治疗方法。①"颞下颌关节盘-髁突复合体紊乱病"(附录 C)用于解释她的 TMJ 弹响的机制,以及她的功能错乱的习惯及肌肉紧张如何导致她 TMJ 的负荷和关节疼痛。②与她一起回顾了"TMD 的自我管理疗法"(附录 D)。她被告知,她的二腹肌(使下巴张开的肌肉)的疼痛表明,她有反复张开嘴的习惯,试图伸展或释放她受限的开口。她被要求观察并停止这种习惯,一旦 TMJ 关节痛减轻,她的正常的张口应该会恢复。③由于她被教导要放

松,她被要求每5分钟试着实施一次这种训练。她试图获得并持续保持她在治疗师办公室所取得的轻松状态。④有人建议她可以临时使用稳定性殆垫,而不是只在夜间使用。戴上颌的殆垫是没有美感的,所以我确信她不会在公共场合戴它,但当她在她的酒店房间里时,她会戴得更频繁。⑤为了缓解她慢性疼痛的急性加重,医生给她开了以下药物:地塞米松,6天,被视为针对该方案;萘普生500mg,1片,2次/日,从服用地塞米松的第4天开始;如果没有引起睡意,安定5mg,1～2片,睡前服用,早晨和下午1/2片。

一旦她回到家里,如果她想要加强治疗,以下选项是可行的:①牙医建议她到心理学家那里为她提供习惯改善的训练,并教她在日常生活中实施放松和生物反馈训练。如果可以,心理学家可能也希望为她提供应对技巧和其他疗法。②医生可能想给她提供一种更美观的殆垫,她每天24小时都要戴,除了吃饭的时候。③如果医生开三环类抗抑郁药时觉得合适,我建议在早上和下午给她开25mg的去甲丙咪嗪,以确定这是否减轻了她的症状,并有最小的副作用。

如果这些额外的措施对她的治疗没有明显的改善,我建议考虑以下的治疗方法:①转诊到物理治疗师,以评估其他的病因(例如:颈部疼痛或身体功能问题)和实施当地的物理治疗(例如:颞下颌关节的电离子透入疗法);②将她的上颌稳定型殆垫更换为再定位殆垫,如果她遇到了这种咬合板的标准(第13章提到"再定位咬合板");或者③推荐手术评估,如果她继续有中度到重度的疼痛主要来自颞下颌关节和通过保守治疗其他致病因素被控制在一定程度上。

病例19 冠修复后多种形式头颈痛

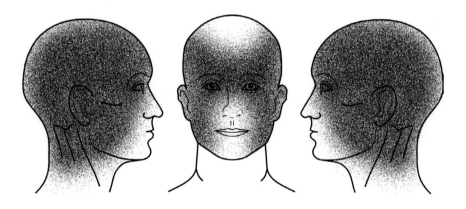

病人诉由于36和37牙(左下颌第一和第二磨牙)牙冠一年前出现阻生,她有多种形式的头部和颈部疼痛,包括:①10/10眼睛疼痛,一周1次,开始是脖子紧张,发展到她右眼的搏动性疼痛,伴有恶心和畏光持续4～5小时;②持续6～7/10双边太阳穴钝压痛,晚上及吃饭的时候更痛;③持续的5/10颈痛;④每周3/10双侧上颌和额窦区域疼痛2～

3次。

她的运动范围为张口度51mm,9/9/7(右侧,左侧,前伸移动)。她的咀嚼和颈部的触诊显示了这些结构的普遍压痛,她的肌肉比她的颞下颌关节更痛。这些触诊并没有重现她的眼睛疼痛,但揭示了颞肌的压痛,重现了她的太阳穴的疼痛,而鼻窦的触痛揭示了她的鼻窦疼痛。

对其咬合的评价显示,她的咬合接触均匀分布在所有的后牙上。她的偏侧运动的标记显示,除了一个非常轻微的中性关系到最大的侧方滑动,以及其他后牙运动更重的标记之外,在36和37牙的牙冠没有任何接触。

你相信36和37牙牙冠的咬合是她症状的原因吗?你相信调整这些牙冠非常轻微的中性关系到最大的侧方滑动能减轻疼痛吗?因为她甚至有更大的后牙间的接触,而其他牙齿上的滑动更重,所以感觉她的咬合在她的TMD疼痛中只起了很小的作用,而在这些牙冠上的滑动的调整不会改变她的症状。

人们认为,她相关疼痛是将疼痛与戴牙冠的位置联系在一起的原因可能是以下两者之间的连续关系:①患者症状很倾向于TMD,和她咀嚼系统不能容忍这些过程所需的正应变,一个正常的病人是可以忍受的。②不倾向于诊断为TMD,她的咀嚼系统受到不必要的过度伸展和(或)延长过程。当时的疼痛是巧合,也有可能是牙科手术可能与她的新工作或她生活中其他的压力源相吻合。

可以理解的是,在进行牙科治疗之前,谨慎地询问TMD症状并进行粗略的TMD评估有必要的。通过检查他们的张口度及检查颞肌、咬肌前部区域的疼痛对所有牙科病人进行粗略的TMD评估。此外,如果要进一步的评估,可以进行触诊。

⊗ 要点

> 在进行牙科治疗之前,谨慎地询问TMD症状,并对病人进行粗略的TMD评估。

这个病人被告知因为她的眼睛疼痛不能再现,我不知道它的病因是什么。它可能是由局部问题造成的,可能是偏头痛,可能是由不同的区域引起的(如脖子),是一个更核心的问题(不太可能),或者是这些原因的组合。她被告知,在她眼睛疼痛之前,脖子后面的紧绷可能是她的眼睛疼痛的迹象。可以表明,颈部肌肉对眼睛疼痛的反应是有相关性的,也可能是对两种疼痛背后的来源的反应。

她被转诊看神经科医生,也可以先去看理疗师对她的颈部治疗有什么反应。因为她有持续的5/10的脖子疼痛,所以她更喜欢先去看理疗师。如果眼睛疼痛改善不能令人满意,然后就先去看神经科医生。

颞肌的触诊重现了她当时的头痛。她被告知这是由于TMD引起的,可以用标准的TMD疗法治疗。她的TMD诊断为肌痛和双侧TMJ关节痛。表1-3提供了治疗慢性头痛患者的建议。

对于这些TMD症状,她被给予了以下治疗:①"TMD的自我管理疗法"(附录D);②"闭合肌拉伸训练"(附录F);③一种更美观的稳定型𬌗垫,她可以每天24小时戴,除了吃饭时;④采取习惯逆转和放松疗法;⑤选择服用800mg布洛芬,1片,3次/日,长期医嘱。患者倾向于收缩咀嚼肌以应对其他疼痛。(例如:颈部或鼻窦疼痛),因此获得这些其他疼痛的缓解也很重要。

这个病人被告知,由于她的上颌和额窦疼痛只有通过对她的鼻窦施加压力才能增加,我相信这种疼痛是由于慢性鼻窦炎引起的。她说她意识到这种疼痛可以通过使用减充血剂来缓解。我们讨论了她的提供这种治疗方法的初诊医生。她想推迟这件事,并让我给她开一个减充血剂以备疼痛时使用,然后我给她开了这种药。

病例 20　将髁状突定位到合适位置的矫治器

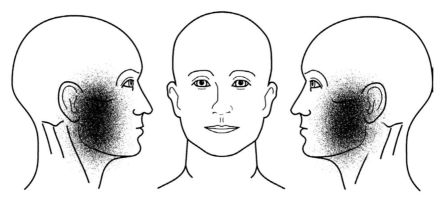

病人诉每天 24 小时都要戴矫治器,即使在吃东西的时候,她也有无法忍受的 TMD 疼痛。她有连续的 3/10 双侧耳前区和咬肌钝压痛,当她取出矫治器并闭合至牙尖交错位时,她的疼痛大大增加。

她的开口度为 30mm,5/5/5(右侧、左侧和前伸移动)。她的咀嚼肌和颈部的触诊揭示了她的咀嚼肌普遍疼痛。在较小程度上,她的颞下颌关节的触诊重现了她的疼痛,她的主要诊断是肌痛,二级诊断是 TMJ 关节痛。

她说她在 2 年前有持续的 6/10 的双侧耳前区和咬肌疼痛。她的牙医用复杂的技术来确定她的髁状突的"合适的位置"。给她制作一个咬合痕的咬合装置定位她的下颌骨,这样髁状突被定位在这些位置。为了进一步减少她的 TMD 症状,她被告知需要进行正颌手术和矫正牙齿,以使她在牙尖交错位时她的髁状突在适当的位置。

她正要准备入伍,我负责筛选新兵,以确定那些患有严重 TMD 的人无法被招募进军队。我讨论了她想要进入军队的愿望,我们要如何才可以让那些矫治器坏了或丢失了的军人不用修理或重新制作矫治器,军队的压力会如何影响她的 TMD 症状,以及我们有限的能力为她提供她想要的正颌手术和牙齿矫正。

尽管如此,她还是想参加这项工作。她被告知必须证明她可以忍受不戴矫治器。我提供给她"TMD 的自我管理疗法"(附录 D)和"闭合肌拉伸训练"(附录 F)。有人建议她使用这些指导。她把她的矫治器留给我,按照这些指导治疗,一周后回到我的办公室。

当她回来的时候,她说她的症状已经减少了,她现在可以在没有任何症状增加的情况下进入最大的牙尖交错位。我批准她进入军队,把她的矫治器还给她,并让她只在晚上戴。她接受了额外的 TMD 疗法,并加入了我们的习惯逆转和放松治疗课程。

2 周后,她回来了,说她的症状持续下降,但现在她的𬌗垫定位了她的髁状突,她的髁状突在那个位置感到不舒服。她的矫治器被调改为标准的稳定性矫治器。患者应用了从我们课程获得的知识,在夜间使用她的稳定型𬌗垫,在几周后症状消失了。在健康的个体中,在下颌窝内的髁突位置变化很大,没有科学的确定的理想髁状突位置。有不同的团体,每一个都倡导使用他们特有的技术将髁状突固定在一个特定的位置,每一个团体都认为这个位置是最好的髁状突位置。

一项研究比较了使用传统的下颌姿势技术制作的矫治器和使用了肌探测仪(获得肌

正中位置）。结果显示，这两种矫治器没有明显的肌电图活动差异，采用常规下颌姿态的矫治器有一个更积极的 EMG 结果，我不知道有比这本书推荐的矫治器更好的来定位下颌骨的矫治器。使用这些其他系统的矫治器显得是浪费时间和金钱。

▼ 专业提示

定位下颌骨

　　我不知道有没有比这本书更好的下颌𬌗垫定位方法。

第六部分

临床研究基础

临床研究的设计和建议

我做临床研究的主要原因是回答亟待解决的问题。由此部分结果让我感到惊讶，因为我此前从未预料到。几乎我做过的每一个临床实验都使我改变我的部分诊断、治疗方法或建议。

◉ 即刻会诊

> **临床研究的选择**
> 我选择能够回答我亟待解决的问题的研究。

关于得到结果并发表的动机不能忽视，因为研究过程很费时间，在完成研究前很可能会放弃。纵观已完成并且结果以摘要形式展示的临床研究，不到一半的研究最终在期刊上作为文章发表。首要原因是研究者工作繁忙无暇顾及文章写作。

文献回顾

进行临床研究前，我会阅读我可以找到的有关这一问题的所有资料。PubMed是一个很好的信息源，它由国家医学图书馆管理，对于专业人士免费开放。PubMed可经http://www.ncbi.nlm.nih.gov/pubmed网址登录。当我阅读相关的前期研究时，我会了解研究者使用的评价手段（如触诊疼痛、疼痛记录等）、研究设计、推测理论、随访时间及病人来源等。

◉ 要点

> 进行临床研究前，我会阅读我可以找到的有关这一问题的所有资料，了解研究者使用的评价手段（比如触诊疼痛、疼痛记录等）、研究设计、推测理论、随访时间及病人来源等。

考克兰图书馆里涵盖了许多保健学科的系统性综述，从他们的网站上可以找到有关您的研究课题或与其相近领域的综述。上面提供免费的摘要，可以通过http://www.thecochranelibrary.com/view/0/index.html网址登录。

研究群体

关于颞下颌紊乱病（TMD），我们一般讨论四种群体，每个群体需要接受不同治疗以达到令人满意的症状缓解效果。第一个群体指症状轻微不足以主动寻求治疗者。当研究者的病人来源不足，那么他们可能会向大众宣传，并承诺给予参与研究者一定报酬。这会导致研究者首先研究更易通过治疗获得满意效果的病人，而不是更加需要接受治疗的症状更加明显的病人。

第二个群体是指向他们的全科口腔医生诉说TMD症状的患者。如果这些全科口腔医生无法给予令人满意的治疗，病人会被介绍给社区中被认为是当地 TMD "专家"的口腔医生。这些口腔医生的病人组成了第三个群体。

目前全美国都有 TMD 的三级护理机构,其中许多位于牙学院。其中的口腔医生一般都有 TMD 和口面部疼痛方面的高级培训经历,并且这些机构一般都有内部附属人员,比如理疗师或心理医生。这些机构的病人属于组成第四个群体,他们一般需要接受更高水平的治疗从而获得满意的症状缓解。当我阅读一个 TMD 研究时,我会思考其病人群体或得到的结果是否适用于我治疗的病人。当您准备确定您研究的病人群体时,这些都应加以考虑。

机构审查委员会批准

临床研究中另一项需要考虑的问题是:对待受试者是否符合伦理标准。所有得到联邦资助进行人体研究的机构均设有审查委员会(IRBs),比如承担健康科研项目的大学、医院、军事基地等。这些机构与联邦政府达成共识(又被称为通则):机构内所有人员在进行临床研究前均应得到 IRB 许可。IRB 许可意味着对受试者将依照伦理原则对待。同时,这也是对研究者的一种保护。

IRB 成员由相关机构雇佣,所以您如果不属于一个拥有 IRB 的机构,那么就需要寻找这样机构中的成员作为合作者。许多杂志编辑会对没有 IRB 许可的研究文章拒稿。我会就我的研究争得 IRB 许可,因为我不希望被质疑我研究存在伦理问题,同时我也不想将我的文章局限于投递那些对 IRB 许可无要求的杂志。

▼ **专业提示**

> **研究中需要 IRB 的参与**
> IRB 成员由相关机构雇佣,若要借助 IRB,那么就需要寻找设有 IRB 的机构中的成员作为合作者。

制定研究参数

对于首次进行临床研究的人来说,应先从小规模研究开始,在有临床研究经验者指导下开展。一个杂志编委会或有经验的研究者撰写并发表的一系列优秀论文,将对研究者开展并规划研究很有帮助,同时也有利于进行壁报或摘要展示,撰写论文。

当您要开始考虑您认为可以并应该被回答的问题时,您应该致力于发掘一个正式的研究问题,即假说,可以被回答为"正确"或"错误"。当您开始思考研究设计、受试者数量、纳入或排除标准及检测手段等(务必有效、可靠、遵循标准),请与您的指导者和统计专家探讨。如果您的指导者和统计专家曾有过与您希望借助的 IRB 合作的经历,那么他们会告知您 IRB 可能会对您研究的某些方面提出的问题。

我从未得到过课题资助,所以我尽量在我的研究中让参与的病人受益,比如,减免检查或者治疗费用。研究者需要一些优惠条件来吸引病人。受资助的研究课题往往会付给参与的病人一定报酬,这是很有效的一种方式。

不良的研究设计是稿件被拒的最常见原因之一。病人流程图是帮助研究者更好理解研究设计中可能出现问题的好方法,并且还能提升随机临床实验(RCT)的质量,在临床研究论文中越来越常见。

▼ **专业提示**

> **研究设计的重要性**
> 不良的研究设计是稿件被拒的最常见原因之一。

强化研究

在多种医学论文中有超过一百种评价标准来评判一项研究的质量,并借此给出修改建议。为了推测一项研究的可能水平以及如何改良,研究者可以使用推荐分类强度(SORT)。具体解释及免费下载链接为 http://www. aafp. org/online/en/home/publications/journals/afp/afpsort. html.

当研究得到 IRB 的批准后,研究者应在美国国家医学图书馆注册此研究(http://www. clinicaltrials. gov)。注册文件涉及研究的多个方面内容,这样可以保证当实验结果与预期不同时研究者不会改动。当作者向期刊投稿时,应注明研究是否已在该网站注册。

您可能会发现许多期刊对其所要刊登的论文都有长度限制,使得在文章中囊括多个评价系统对本研究的评价或研究中的有趣发现变得十分困难。在我早年发表的研究中,我曾有过失误,遗漏了一些内容从而失去了让此研究得到更高评价的机会。因此,这些研究在系统评估中得到了比其应得更低的评价。那些评估者公正地认为,如果没有提到的就是没有做的。因此,我要提醒大家,一定要注意用来评价研究水平的相关内容,并把它们涵盖在文章中。

其他关于改良研究的方法会在这一章节中提到。

书写并投稿

我个人觉得在研究进行的同时撰写文章是最好的,这样可以让我保持对课题的热情。文章的引言和方法部分很容易在研究开始和实验设计前完成。结果和讨论的推测是建立在我对实验结果的预期基础上,然后我会根据相关文章和我自己研究的结果对推测做出改变。我发现,正如别人告诉我的一样,一旦得到了实验结果,研究者就会失去对课题的热情以及撰写文章的动力。

❖ 要点

> 我个人觉得在研究进行的同时撰写文章是最好的,这样可以让我保持对课题的热情。

一旦研究结束,我会觉得自己有义务将新得到的知识传播出去,而科学期刊也很愿意发表这类临床文章。我投递文章的经验是:①作者必须通读相关领域的文献,并全面理解。②文章必须认真撰写。③图表及照片有利于读者对文章的理解,也使其更易被接收。编辑会把作者对写作、语法、参考文献等的细节把握看成是对关注临床实验细节的表现,所以,准确性很重要。

选取一个发表过与您的文章相似论文的杂志,按照其作者指南修改稿件。投稿时附带一份附函,解释您文章内容的重要性及其是否符合杂志的目的。切记,几乎所有未经许可的研究或观察撰写的文章都要经过修改后才能发表。

如果一个出版商让我修改并重新提交稿件,我会认为文章暂时被接收,然后尽量满足审稿人所有的要求。回复对稿件的批评意见时态度一定要礼貌和积极,因为编辑选择了这些审稿人来审理稿件,而这些人付出了时间来帮助提高您的工作水平。回复开头最好先感谢审稿人的意见,并表示他们的意见会帮助提升文章水平。另外,我也建议对每一条意见逐条回复并解释做出的修改。如果认为意见不当或无法修改,我会列出参考文献来解释。只有一次一个期刊在让我修改并重新投递后最终没有接收我的文章。

如果您想发表一篇文章,而这又是您的第一篇文章,我建议您先从文献综述、临床技术汇报或病例报告开始。我建议您首先浏览曾发表过您感兴趣领域文章的杂志,从而决定您要投递的杂志。阅读其中的几篇文章并按照杂志要求修改格式。

基于实践的研究

如果您是一位私人医生,从事临床实验的最简单方法是加入国家口腔实践基础研究网(http://www. nationaldentalpbrn. org/)。该组织最初由美国国立口腔颌面研究院(NIDCR)资助,后者附属于美国国立卫生研究院(NIH)。他们会对您进行需要的培训，您可以借此获得某些培训的继续教育学分，并得到一定薪酬。现在他们要招募 5000 名口腔医生和卫生士，无需招募或会员费，招募报名可以在上述网址站完成。在网站上选择"赞词"可以聆听私人医生参与研究的感受。通常，已发表的研究需要经历大约 17 年进入临床实践，而理论上以实践为基础的研究可以显著缩短这一周期。此外，大约 90% 的口腔护理都来自实践基础，而仅有 2% 的已发表研究来自实践基础，这一网络可以帮助改变这种不一致的情况。这一网络中存在许多有关有争议的骀面龋损或邻面龋的修复治疗等的文章。在他们的网站上列出了很多相关文章。

除了美国，还有其他以实践为基础的研究网。例如，苏格兰口腔实践基础研究网（http://www.sdpbrn.org.uk/）。如果您的研究在美国以外，您可以咨询您当地的牙学院那里是否有实践基础研究网。

优秀的临床研究设计

下面是杰出临床设计，按严谨程度从低到高排列。这些设计并非包括所有研究，部分研究不属于里面任何一种。

尽管有时人们认为病例报告或病例系列报告要比其他科学文章简单，它们还是会对我们知识的发展有促进作用。这些临床文章会给我们带来许多新观点和潜在治疗方法，发现新的疾病或非预期的结果（有利或有害），因此对我们具有重要的教育意义。这些文章有时会成为未来临床实验的基础。

✖ 要点

> 病例报告或病例系列报告对于我们的知识进步具有重要意义。

大样本、病例对照、横断面研究设计属于观察性研究，因为它们不需要治疗干预。如果您想从事这其中一种研究，我建议您先阅读由方法学家、研究者和杂志编辑编写的《强化流行病学观察研究》(STROBE)，可以通过登录 http://www.strobe-statement.org 获取。这一声明内含有许多对临床研究文章有利的优秀建议。

另外，还有类似的《实验报告修整标准》(CONSORT)指导作者如何报道随机临床实验结果。它由调查者和编辑们制定，根据反馈意见修改，并可以在 http://www.consort-statement.org 网站获得。内容包括一个清单，列有题目、摘要、方法、结果、讨论以及一个供参考的病人树状图。这一标准对于任何临床实验文章的准备都很有帮助。

病例报告

病例报告可以让读者了解潜在的罕见病、可能发生的医源性问题、革新性技术或有效的治疗新方法。读者无法从这些报告中得到关于推荐的治疗方法的有效结论，原因是这些报告通常只讨论一个或几个病例而并没有对照组来与之比较。读者在从仅有一例病人的病例报告中获取信息用于自身实践时一定要谨慎。比如，在一项关于未调节软设备的研究中，TMD 症状好转、无变化、恶化例数分别为 1 例、2 例和 6 例。这一报告可能包含了一个接受未调节软设备得到 TMD 症状好转的病例。

✖ 要点

> 读者在从仅有一例病人的病例报告中获取信息用于自身实践时一定要谨慎。

病例报告可能描述了一个不常见的发现，比如我的一个病人患有双侧耳前痛和耳鸣，后来症状经我在他智齿牙周韧带注射后暂时消除。病人有智齿急性牙髓痛，牙齿接受根管治疗后，以上症状均显著缓解。此类病例报告告诉读者这种现象确实存在。

病例报告可能描述一个没有施加干预的发现。比如，一张普通的全景 X 线片，显示的是髁突颈骨折并明显移位。医师也会检查患者的咬合是否由于缺乏髁突支持而受到影响，以及病人是否有触诊压痛或 TMD 症状。这一报告提示有些髁突骨折的病人不做手术干预预后也不错。

病例报告对于更新我们的知识库很重要。上两个病例可以作为判断哪一种 TMD 样症状暗示牙髓痛或哪种髁突骨折不需要治疗的理论基础。鉴于病例报告是讨论对于某个或某些病人最佳的诊断或治疗方法，因此伦理委员会许可不是必要的。

病例系列研究

病例系列报告是一系列病例的观察，可以是回溯性或前瞻性（图Ⅵ-1），并且没有对照组。与病例对照相似，因为没有对照组，人们不能做出有效对比。

我的很多研究都是这种类型，我会用我习惯的方法治疗病人并报道发现。如果医师在研究中遵循他们自己惯常的诊断和治疗方法，那么就很容易得到伦理委员会的许可。此外，我的研究从未得到过资助，因此对于这种实验设计，我没有必要为病人参与支付费用。

病例系列研究可能报道异常或流行病。例如，我会在 230 位 TMD 病人初诊检查时触诊他们的咀嚼肌、颈部肌、颞下颌关节（TMJs），并询问是否会引起触诊之外某处肌肉的疼痛。若是，则我会记录我所触诊的位置然后画出疼痛部位。研究结束后，我会画出每种疼痛好发及少发部位示意图（见图 3-15）。我也会画图示意医师如何寻找不同部位疼痛的来源（见图 3-14）。口腔医生会发现这些图谱对于诊断病情很有帮助，比如，一位耳痛病人，内科医生觉得其没有耳科诱因，要求口腔医生会诊并医治疼痛来源。

在另一个病例系列中，我通过增加 10 例

病人扩增了先前发表的牙髓痛病例报告。通过这些病人的资料，我可以发现哪些症状能够提示具有 TMD 样症状的病人可由急性牙髓痛引起或被其所加强。我还会加入一些诊断性检查以及对这些牙齿的治疗策略，使得医师可以用来鉴别这类病人。这些内容在第 3 章中"口内检查"也会提及。

病例系列研究也会报道作者发现有效的实验性治疗方法。从这类病例系列研究中，我读到了我给那些不缓解开口受限而无法纠正关节盘移位患者使用的治疗方法。在这种方法中，我们指导病人首先最大程度向对侧移动其下颌并尽量大张口。这样可以减少髁突在关节盘上的接触，并使病人重新恢复其正常张口度。

病例系列研究也可报道治疗效果。我曾做过几项研究，随访了 TMD 治疗后耳部症状的变化，意在得到识别这类 TMD 治疗后有高度可能改善耳部症状的患者的临床指征。我仅通过评估 TMD 治疗后得到的耳部症状好转来开始这一系列研究。得知这一结果后，一位耳鼻喉科医生有兴趣开展一项类似的研究。他将我的病人分为耳鸣、耳痛、眩晕，然后我仅给予他们稳定性设备以及 TMD 自主性指南（应耳鼻喉科医师要求仅限于这些治疗）。在发现了许多病人出现多种耳部症状之一的好转，并且 TMD 治疗后出现进一步好转后，我进一步延伸了我的研究。随后，我随访了一些伴有耳鸣、耳痛、眩晕等症状的 TMD 病人的耳部症状，他们都接受了我认为对缓解 TMD 症状最有效的治疗方法。由此我可以确定更可能由 TMD 治疗带来耳部症状缓解的指征。

当您阅读一项研究或者评估您自己的数据时，需要观察您提供的治疗是否带来了明显的临床疗效。有可能数据提示治疗有统计学效果，但可能没有临床效果。所以要监测好转的数量，并考虑是否值得治疗。统计学有显著性差异的情况往往发生在受试者数量

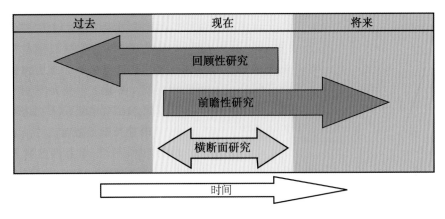

图Ⅵ-1 多个研究中发现评估的时间区段

较多,比如 124 位患者接受正颌手术,术后出现统计学上 TMD 症状的显著好转。但作者强调这仅仅代表一小部分临床 TMD 症状好转。

▼ 技术秘诀

统计学意义

评估具有统计学意义的数据是否代表临床意义上的好转。

横断面研究

这是一类观察性研究,检测的是某一时间点或一段较短时间内一组中个体特征(图Ⅵ-1)其目的是评估个体特征的普遍性。比如,没有 TMD 症状或颞下颌关节噪声的个体接受了磁共振检查,检查者发现 25%~38% 的受试者接受过关节盘置换。这些研究提示,关节盘置换是一种常见情况。

我用这一研究设计解决了一个困扰我的问题。之前,一些医师抱怨 TMD 病人中有很大一部分实际上存在未诊断的风湿病,并建议对所有 TMD 病人或那些对前期治疗无明显反应的病人进行血清学检测。所以我找了风湿学家评估 103 例 TMD 病人的风湿病症状。只有一例表现出炎症或自身免疫异常,最常见的两种风湿病性异常是非咀嚼肌肌痛和纤维肌痛。研究表明,伴有子宫颈肌痛或纤维肌痛的 TMD 病人与其他 TMD 病人一样对 TMD 治疗无明显效果。

在我研究中的 103 例患者中,风湿病学家发现 15% 有未诊断的子宫颈区域肌痛,20% 有未诊断的纤维肌痛(正常群体发生率 4%)。部分病人存在这两种异常,所以 31% 的 TMD 病人伴有未诊断的风湿病,后者会对他们的 TMD 症状和治疗效果带来不利影响。

肌痛和纤维肌痛可以通过病史和临床检查来诊断,而非血清学检测。这一研究提出问题提醒医师注意伴有上述异常之一的病人,这些问题在"初诊患者问卷调查表"中可以找到(第 2 章和附录 B)。在这项研究的基础上,我建议当医师评估一个 TMD 病人时,可以使用这一"初诊患者问卷调查表"来诊断病人,用来补充其他重要因素。在这一研究结果的基础上,我不建议对 TMD 病人行常规血清学检查,这一研究提示很少的 TMD 病人伴有炎症和自身免疫病。

病例对照研究

这是一类观察回溯性研究设计,其中患病个体(病例组)与未患该病个体(对照组)对比。研究者通过询问受试者病史来明确患病风险因素。各组中的个体总体配对(如年龄、性别、教育程度)来减少偏倚。这一研究设计可通过对比患肺癌病人(病例组)与未患肺癌病人(对照组)的答案来评估肺癌患病风险。检查者可能询问推测的危险因素,比如是否吸烟及平均每天吸烟量。

TMD 相关文献并没有很多真正的病例对照研究,可能因为病人对于 TMD 症状和危险因素的回忆并不够准确。TMD 危险因素最初通过群组研究得到,其中口腔检查、TMD 触诊、颞下颌关节影像学检查以及问卷调查在 10~20 年内逐步进行。

多中心研究

这也是一类用来评估某种疾病危险因素的观察性研究。大部分属于前瞻性研究,但也可能是回溯性研究(图Ⅵ-1)。在前瞻性研究设计中,检查者招募未患病个体并记录长时间暴露因素;部分个体患病,而多种暴露因素经过评估来确定它们是否是该病的危险因素。

一个前瞻性群组实验的例子是欧洲前瞻性癌症调查(EPIC)研究,这一研究在 10 个欧洲国家超过 50 万人中进行。该研究中,多种饮食和其他因素经过评估确定是否是不同癌症的危险因素。

一些群组 TMD 研究也用来确定 TMD 的危险因素。口腔检查、TMD 触诊、颞下颌关节影像学检查以及调查问卷在 10~20 年间依次进行,以确定多种潜在危险因素与 TMD 表现间的关系。

一项研究发现口腔异常功能习惯是 TMD 的首要危险因素,预示 TMD 治疗的必要性,而咬合干扰仅与 TMD 的表现存在微弱关系。本研究还发现,在青春期接受正畸治疗的个体发生 TMD 的可能性并没有增加。另一项研究发现,导致 TMD 的首要因素是口腔功能异常习惯、牙齿磨损、颞下颌关节弹响以及深覆𬌗,而个体发生颞下颌关节弹响的危险因素是牙齿磨损和夜磨牙病史。1/3 的研究发现 TMD 症状在 17-28 岁间会变得更加普遍,随着时间延长症状严重程度出现波动,男性较女性更容易好转。

非随机化临床实验

在这类研究设计中,受试者接受治疗性干预,然后治疗效果与对照组对比或在对照期内对比。对照组或对照期的控制共有 5 种选择:①非治疗对照;②安慰剂对照;③护理标准对照;④自身对照;⑤历史对照。

▼ 专业提示

> **对照组选择**
>
> 　对照组或对照期的控制共有 5 种选择:①非治疗对照;②安慰剂对照;③护理标准对照;④自身对照;⑤历史对照。

非治疗对照可涉及包含两组或更多组的临床实验设计,其中一组不施加治疗。另一种形式可能包含在等待治疗的病人,他们已经过一段时间的随访,这种形式的非治疗对照成为"等待治疗对照组"。第三种形式包含单独一组,其中受试者先经过一段非治疗对照期,随后接受治疗,称为"延迟治疗对照组"。

举一个非随机临床实验中延迟治疗对照的例子,其中包含 20 位头痛患者,由一位神经学从业护士介绍给我。病人们完成了头痛调查,并在他们同意加入这一临床实验后开始他们头痛持续时间和强度、TMD 的持续时间和强度、服药情况等记录。几周后,我评估他们是否适合纳入临床实验,如果他们符合纳入和排除标准,我会画像并做口内咬合记录,为制作稳定装置做准备。大约 2 周后,我为他们装上稳定装置,提供 TMD 自我护理指导,并要求受试者再次完成头痛问卷调查,继续用药。这就构成了一个 5 周多的延迟治疗对照期。

我做这一临床实验的目的在于制定一些临床指征,以便让医师识别哪些头痛病人可以最大限度地得益于 TMD 自我护理指南和稳定装置。这些病人在头痛症状好转方面差别较大,但没有明确的临床指征来明确哪些头痛病人可以从治疗中受益最大。有趣的一点是,紧张性头痛、先兆性偏头痛以及非先兆性偏头痛对上述治疗的效果相同。推荐的对慢性头痛病人治疗方法见表 1-3。

安慰剂对照常用于药物临床实验研究,其中一组给予目的药物,另一组给予与目的药物外观基本相同的安慰剂。安慰剂可被制成不引起生物学效应或含有能引起与目的药物相同副作用的底物成分,帮助受试者和研究者识别接受的药物种类。受试者不知道他们接受的哪种药物,所以他们对于自己属于哪个分组是不明的"单盲实验"。研究人员也可以不知道受试者接受的哪种药物,这称为"双盲实验"。如果研究人员知道受试者的分组情况,可能一些不经意的言论会使受试者了解到他们所属的分组,这样很可能影响受试者对治疗效果的评估,造成研究结果的偏倚。如果评估者知道受试者分组,那么评估者会不经意地做出不同的评估或对治疗效果做出不同的解读,从而造成研究结果的偏倚。

▼ 专业提示

> **对研究人员隐瞒受试者分组的重要性**
>
> 如果研究人员知道受试者的分组情况,可能一些不经意的言论会使受试者了解到他们所属的分组。

在 TMD 临床实验中设置真正意义上的安慰剂很难,但通过您的文献回顾,您可以发现或改善另一项研究中的安慰剂对照。一项革新性临床实验评估去除受试者主要咬合干扰后其 TMD 症状的改善。受试者随机分配至两组,处理组中的受试者接受传统手段对他们主要咬合干扰的纠正。安慰剂组中的受试者接受同等手段、花费同样时间对他们主要咬合干扰的"纠正"。唯一的不同在于,在安慰剂组中的患者接受治疗前,研究者会去掉钻头,将其向后安在机头上,这样抛光轴就可以在应该去除的干扰点上工作。本研究的结果,见第 18 章和图 18-1。

为了避免这种情况,应尽量保证各组中受试者与研究人员和研究者接触时间相同。否则,有可能接触时间较多的组会形成一种较好的受试者与研究者间的关系,从而不经意间给予治疗效果较好的评价,引起研究结果偏倚。

标准治疗对照广泛用于 TMD 临床实验。这种对照一般用于当研究者想要评估一个治疗是否比现有标准疗法或相对便宜的疗法更好时。有这样一组临床实验将 TMD 病人随机分配到改良硬质丙烯酸塑料稳定器组或改良软质热塑料稳定器组。稳定器由一位口腔医生制作并调节,另一位口腔医生负责评估,同时对受试者保密。两组的受试者得到了同等程度的咀嚼肌疼痛缓解。

⊗ 要点

> 标准治疗对照广泛用于 TMD 临床实验。

自身对照可用于口腔临床实验中,即对比两种修复方法在同一个病人中的效果,对比口内一侧的牙周变化与另一侧的不同。在 TMD 临床实验中,研究者可对比受试者一侧与另一侧的效果,或使用交叉设计,这部分内容会在后面的"交叉随机临床实验"部分中讨论。

历史对照(或回溯对照)是最不可取的对照形式。比如之前对照组中的数据被用来与处理组中的数据对比。目前尚存很多疑问,比如两组受试人群、两组实验设定、两组受试者与研究人员关系等是否存在不同?因此比较科学的方法是使用新的对照,如果研究者有意愿,可以在文章的讨论部分中对比两个研究的对照组的情况。

另一项研究设计时的顾虑是确定干预后随访评估的频率和时间间隔。这一间隔需要足够长从而能够解释治疗效果和潜在的问题。如果研究是评估修复材料或修复工艺,最少需要 3~5 年的时间。在 TMD 研究中,这一时间会根据不同的研究目的而不同,此时文献的阅读会为研究者提供信息,让我们参考其他研究者认为合适的时间。

研究者还需要注意退出实验的受试者人数。如果您的研究中有较多受试者退出 TMD 治疗组,这意味着治疗效果不佳,受试者退出研究寻求替代疗法以缓解疼痛。有时部分受试者搬离研究所在区域或由于某些原因仅仅为了得到免费的治疗而并不准备遵守其之前做出的复诊随访承诺,这种情况也是正常的。原因是当受试者参与有偿研究时,很大一部分报酬是在最后一次复诊时给予的。一些团体在招募考克兰研究时允许失访率在 10%~30% 之间。如果随访期较短,失访率应该控制在较低水平以便与长期随访研究相比。

随机对照实验

这类设计随机分配受试者到两个或多个组(其中之一一般是对照组)。随机分组意在平均分配各组间的变量,但难以保证各组间的预测性因素平均分配。有很多种方法平均分配受试者入组,我建议您与统计学家讨论确定研究的最实用方式。

随机对照实验中有四个对照组可用:①非处理对照;②安慰剂对照;③标准治疗对照;④受试者自身对照。这四种对照在前述的"非随机临床实验"部分已经讨论过。前述的治疗等待对照、延迟治疗对照、历史对照无法用于随机对照实验。对受试者和研究者隐瞒受试者分组情况的重要性、保持受试者-研究人员交流在各组中对等的重要性、注意随访评估和受试者失访情况均在前面部分讨论

过,并可用于随机对照实验。

随机对照实验有两种基础设计。最常见的设计是平行分组形式,其中受试者平均分配至各组,并按各组要求依次接受干预。另一类随机对照实验设计是交叉随机临床实验。其中所有受试者接受相同干预,但涉及两种或多种干预的次序是随机分配的。

平行分组对照临床实验

随机对照实验是制定治疗有效决定的金标准,但研究者需要关于如何进行实验并报道结果的更好的指导。因此,一个由临床实验专家、统计学家、流行病学家、生物医学杂志编辑组成的国际组织制定了 CONSORT 指南,可以在 http://www.consort-statement.org 找到。列表中包括题目、摘要、方法、结果和讨论部分,此外还有推荐的病人流程图。一些杂志要求作者投递的随机临床实验的文章必须遵守 CONSORT 指南。

一项研究使用 CONSORT 指南来评估 TMD 治疗的随机临床实验,发现多年后研究的质量提升了,更加符合标准的要求。作者同时为其他研究者从事随机临床实验提供了建议。

我做过两个 TMD 相关的随机分组随机临床对照研究。其中之一包含三组:①经过良好调节的软质稳定器组;②TMD 自我护理指南组;③非处理对照组。软质稳定器组中的受试者其 TMD 症状明显好转,接受 TMD 自我护理组中的患者其 TMD 症状无明显好转。非处理对照组中的患者其 TMD 症状略微加重。

在做第二次平行组随机对照临床实验之前,我发现部分病人仅通过接受姿势训练就能得到明显的 TMD 症状改善,并且我还听说一个 TMD 专科诊所对其病人首先施加姿势训练。有几项研究曾对比 TMD 病人和非 TMD 病人的姿势,没有得到有说服力的结果。我觉得我们需要知道姿势训练是否有好处,若是,那么对 TMD 病人的治疗效果

如何。

通过与专业的理疗专家和统计学专家合作，我们为我的 TMD 病人制定了治疗方案。在完成了 TMD 的初始评估后，病人们根据是否满足排除和纳入标准被招募入研究中，并被给予 TMD 自我护理指导。随后，他们被随机分配到姿势训练组或非深度治疗对照组。这种设计方法带来了受试者与工作人员交流的差异性，但理疗专家认为任何安慰剂训练均可带来姿势变化，所以反对这种设计。这种设计因这一弱点而被质疑。理疗专家认为对改善病人姿势最有效的姿势改进训练将在附录 G"姿势改善训练"中谈到，研究结果将在第 14 章"姿势训练"中讨论。

交叉随机临床实验

当评估或治疗得到的效果因为使用受试者自身对照被彻底去除时，这是一种非常好的实验设计。这一设计总体包括一种干预或对照，一个持续数天到一周的"冲刷期"，随后是另一种干预或对照。这种设计可包含两种以上的干预或对照，两次干预或对照间间隔有冲刷期。

这一设计被用来评估哪种咀嚼或磨牙活动会引起 TMD 症状，服用雌激素是否会增加一个人对 TMD 症状的易感性，睡眠治疗是否对 TMD 症状有缓解作用，佩戴多种治疗器械是否可以缓解 TMD 症状。

一项我常引用的交叉实验，支持认真调节软质稳定器的必要性，其中研究者给予无症状紧咬牙患者调节好的硬质丙烯酸稳定器和未经调节处于自由下颌位的软质稳定器。受试者随机分组接受一种稳定器治疗，两组均有一周冲刷期，期间不佩戴任何稳定器，随后接受另一组的稳定器治疗。在 10 位佩戴硬质丙烯酸稳定器的患者中，8 位有明显的肌肉活动减弱，但当他们佩戴软质稳定器时，只有 1 位表现出明显的肌肉活动减弱，而 5 位肌肉活动明显增强。

其他类型的文章发表方式

下列文章类型不是临床实验，但通过整合前期发表的文章来为专家们提供补充信息。

文献回顾

文献回顾可以是关于一个很多口腔医生不是很了解的主题。我和我的同事不赞同目前对于伴有隐裂症状牙的治疗，因此我对于这方面内容做了回顾，以便更好地了解如何诊断和治疗这类问题。整合了相关信息后，我撰写了文章来帮助其他口腔医生更好理解这部分知识。

我也做过关于 NTI 和软质稳定器的类似的文献回顾。我很喜欢做这类回顾，因为它们可以扩充我所感兴趣的某一领域的知识，并且出版商很乐意发表这类临床类回顾。我认为以最易理解的方式组织和呈现这些整合后的资料很重要，照片和图表常被用来帮助解释相关概念。如果您从未在科学期刊上发表过文章，我建议您从这种文献回顾或病例报告开始。

⊗ 要点

> 如果您从未在科学期刊上发表过文章，我建议您从这种文献回顾或病例报告开始。

系统回顾

我们总是被淹没在一些可靠和不可靠的信息中。据估计，每天生物医学文献会报道 75 项实验和 11 项系统性回顾。

系统性回顾在 20 世纪 90 年代出现，主要就医学期刊中日益积累的大量信息提供系统性总结。系统性回顾的质量差别较大，其方法学质量持续提升，并被认为是研究证据的最高标准。PubMed（http://www.ncbi.nlm.nih.gov/pubmed/）和考克兰图书馆

（http://www. thecochranelibrary. com/view/0/index. html）是理想的回顾来源。这两个网站均可提供免费的摘要。

系统性回顾已经涵盖过 TMD 的许多方面内容。在读这些综述时，我偶然发现了两个问题。首先是既然作者回顾了关于一个问题的所有高质量文献，那么我想知道这一问题的结论，而有些作者仅仅提供这些文献的质量的结论。其次是有些作者放任他们个人偏见对于撰写讨论和结论时的影响。

如果您想撰写一篇系统性综述，两个最普遍的工具是"总体质量评估调查表"（OQAQ）和"多重系统性回顾评估"（AMSTAR）。所以您可以在撰写综述之前先熟悉这些工具。OQAQ 由 Oxman 等提出，而 AMSTAR 可以在 http://www. nccmt. ca/registry/view/eng/97. html 网站得到。

系统性综述的撰写较为费时。它涵盖了相关研究的广泛搜索，采用严格的方法对数据进行评估、收集和整合，最终提供更加可靠和准确的结论。它们通常包括对有可比性的研究所得同类结果的 meta 分析。

❀ 要点

> 系统性回顾的撰写较为费时。

Meta 分析

这类文章对两个或多个前期可比性临床研究所得数据进行统计学分析。在 20 世纪 80 年代的医学期刊逐渐流行起来，现在每年在医学期刊发表的 meta 分析文章数量众多。它们一般整合数据来分析某一特定干预的有效性。

为了提高 meta 分析的质量，一个由有经验的作者和方法学家组成的国际组织提出了"系统回顾和 meta 分析首选报道内容"（PRISMA）声明，其中包含了一个详细列表和流程图。这一声明可通过网站 http://

www. prisma-statement. org/登录得到，并由 Moher 等的免费文章提供。

如果您想做一个 meta 分析，我建议您遵从 PRISMA 声明并与一位对 meta 分析有经验的统计学家合作。例如，一项 TMD 文献的系统性综述和 meta 分析是对十分相同研究结果统计分析后所得的口内正畸矫治器的分析。

评估临床实验的考量

关于评估某项研究的质量和结果的重要性约有超过 100 种评价标准。下列内容并非是提出另一个评价系统，而只是提供一些在阅读一项临床研究时需要有的一些普遍想法。

猜想：本研究的猜想是否与我们目前对这一主题的认识相适应？

伦理：本研究中的干预（或非干预）因素是否在伦理上适于在人类身上进行？

可概括性：本研究的结果对于哪类病人具有可概括性？是本研究中的病人吗？

随机性：受试者是否是随机分组？随机过程是否恰当？

盲法：受试者是否对于他们所属组别已行盲法处理？研究人员是否也对实验分组接受盲法处理？

对照组：分组中是否含有对照组？若是，则使用了哪种对照？所有组别中研究者与病人接触程度是否相同？

结果评价：评价手段是否合理可靠？是否是此类研究的标准评价手段？

随访：受试者的随访时间是否足够？是否有足够的受试者回访？失访者是否有特殊原因需要纳入考虑？

结果：具有统计学意义的发现是否也有临床意义？

结论：研究发现是否支持所得的结论？

当您阅读一项研究时，留意作者从结果中得到的结论，部分作者对于他们发现的重要性过于乐观。具体例子来自于我多年前看的一个笑话。一项假说性系列研究试图评估人们所选择的食物与其体重间的关系。研究发现 64% 的肥胖者选择农家干酪，而仅有 3% 正常体重者选择农家干酪。通过这些数据，作者总结出农家干酪很可能是美国人肥胖问题的主要元凶。

小结

医师用来评估、诊断、处理病人的知识来自于严格控制的临床实验中的很多个人临床经验和证据。因此，病例报告、文献综述、临床实验、系统性综述均可以丰富我们的知识。

当进行临床实验的动机是丰富我们的知识时，这些临床研究就可以造福我们的社会。有时，动机是获得政治或经济效益，医学的每个领域都会受到动机不良的研究者的影响。

我认为最好的 TMD 研究主要来自于基于大学的颅颌面痛（TMD）项目，原因是其有丰富的 TMD 病人资源，使其得以更容易地进行随机临床实验。其工作人员一般在临床实验方面更有经验，可以在出现问题时为经验尚浅的研究者们提供帮助。

拥有良好的组织体系对于进行此类临床研究很有帮助。任何拥有良好 TMD 病人群体的医师均可以利用大学或其他机构的资源进行出色的临床研究，就像我在美国空军工作时一样。

对参加临床研究感兴趣的私人医师可能想要在其所在地区加入一个以实践为基础的研究网络。

我希望本部分内容可以在关于如何为您的问题寻找答案及在阅读临床实验时如何思考提供方向。一旦您找到了问题的答案，那就需要花费很多时间和精力去撰写文章并发表。我希望您在您所感兴趣的领域更好地增进我们的知识，同时我也很荣幸能够有机会为您的成功贡献我的力量。

卫生士转诊标准

在出现以下症状时考虑转诊进行 TMD 评估：

1. 咀嚼肌或颞下颌关节区域疼痛
2. 咀嚼肌系统肌肉僵硬
3. 颞下颌关节绞锁
4. 以下症状的新发或进展期
   (1)前牙开𬌗
   (2)后牙开𬌗
   (3)下颌中线偏移
5. 频发性头痛
6. 下颌运动受限
   (1)张口度小于 40mm,包括覆盖
   (2)左侧或右侧水平运动度低于 7mm
   (3)前伸运动度低于 6mm

当病人出现以下症状时考虑转诊进行稳定性矫治器治疗：

1. 过度牙齿磨耗
2. 松动牙
3. 劈裂牙病史
4. 困扰床伴的夜磨牙

附录B

初诊患者问卷调查表

姓名：_____ 日期：_____

1. 在下图中填涂您的疼痛区域：

右侧   左侧

2. 您的疼痛开始的时间？_____

_____

_____

3. 诱因？_____

_____

_____

4. 有何加重因素？_____

_____

_____

5. 有何缓解因素？_____

_____

_____

6. 曾接受过何种治疗？_____

_____

_____

7. 何时感到疼痛最重？

起床时_____起床后的某时_____每天不定_____其他_____

8. 疼痛使您无法从事何种活动？ _____

_____

_____

9. 您的疼痛是如下哪些情况(尽量选择全部合适选项)？

疼痛_____压痛_____钝痛_____锐痛_____跳痛_____灼痛_____

其他_____

10. 您的疼痛：

在夜间使您痛醒？是____否____

在躺下时加重？是____否____

在向前伸屈时加重？是____否____

在喝热或冰饮料时加重？是____否____

11. 请将下列数字圈起来以表示您现在的疼痛级别

(无痛)0 - 1 - 2 - 3 - 4 - 5 - 6 - 7 - 8 - 9 - 10(可以想象的最高疼痛级别)

12. 请将下列数字圈起来以表示您在过去 6 个月的平均疼痛级别

(无痛)0 - 1 - 2 - 3 - 4 - 5 - 6 - 7 - 8 - 9 - 10(可以想象的最高疼痛级别)

13. 您的疼痛经常出现吗？是____否____多久出现一次？ _____

_____

_____

14. 除了疼痛,请描述与您的问题有关的其他症状_____

_____

_____

_____

_____

15. 您是否有过

头颈部手术？是____否____

头颈部过度屈伸或外伤？是____否____

头颈部带状疱疹？是____否____

16. 您是否有

发热？是____否____

鼻塞或不通气？是____否____

面部肌肉、眼、嘴或舌头运动困难？是____否____

麻木或刺痛？是____否____

牙齿问题？是____否____

下颌关节或口腔或咽喉肿胀？是____否____

有某一点诱发疼痛？是____否____

反复出现的非下颌关节肿胀或压痛？是____否____

除了下颌关节外身体其他部位的晨起僵硬？是____否____

超过 50%时间出现除了头颈部之外身体其他部位的肌肉压痛？是____否____

17. 您的问题在哪种情况下加重？

   吞咽或转头时？是____否____

   阅读或视疲劳时？是____否____

18. 您的下颌关节会出现噪声吗？是____否____若是,哪一侧？右侧____左侧____

19. 您是否曾经无法大张口？是____否____若是,请解释_____

_____

_____

20. 您是否曾经无法闭口？是____否____若是,请解释_____

_____

_____

21. 您在夜间是否睡眠良好？是____否____若是,请解释_____

_____

_____

22. 您一天内多久出现一次紧张、易怒、沮丧？

   总是____一般时间____很少____从不____

23. 您一天内多久感到一次沮丧？

   总是____一般时间____很少____从不____

24. 您是否有过自残或自杀的想法？是____否____

25. 您一周内是否演奏乐器或唱歌 5 小时以上？是____否____

26. 您一天内牙齿接触的时间比例是？____%

27. 您是否有意识的紧咬牙或磨牙？

   睡觉时？____开车时？____用电脑时？____其他时间？____无意识？

28. 您是否有意识地出现如下口腔习惯？

   咬颊？____咬物？____啃指甲或手皮？____叩齿？____前伸下颌？

   其他习惯？____无意识？

29. 您认为您的问题需要接受何种治疗？_____

_____

_____

30. 您认为您的问题还有其他需要我们了解的吗？_____

_____

_____

31. 如果您的年龄为 50 岁或大于 50 岁,请圈出正确的选项：

   您的疼痛是否在吃东西时出现？是____否____

   您的疼痛是否在大张口是缓解？是____否____

   您是否有无法解释的头皮压痛？是____否____

   您是否正在经历无法解释或无意识的体重下降？是____否____

   您是否有多于一个半小时的晨起僵硬？是____否____

   您是否有视觉症状或视力丧失？是____否____

我保证上述信息正确，并且同意结果以书面报告的形式交给我的转诊和主诊医生或牙医。

签名＿＿＿＿＿＿＿＿＿＿＿＿＿＿＿＿

日期＿＿＿＿＿＿＿＿＿＿＿＿＿＿＿ ＿＿＿＿＿＿＿＿＿＿＿＿＿＿＿

注：选择使用本问卷的读者同意免除和保护出版社和作者免受一切诸如失败、责任、损伤[包括间接的、特殊的、必然的，以及花费（包括律师费）]

附录C

颞下颌关节盘-髁突复合体紊乱病

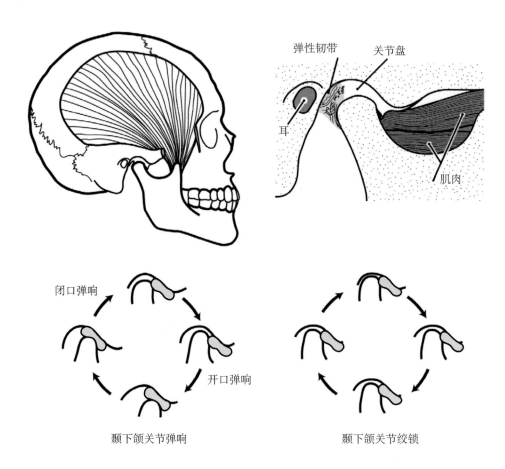

弹性韧带　　关节盘

耳

肌肉

闭口弹响

开口弹响

颞下颌关节弹响

颞下颌关节绞锁

TMD的自我管理疗法

您的口腔医生诊断您患有颞下颌紊乱病（TMD）。"T"代表太阳穴，"M"代表下颌骨，"D"代表这一复合体的紊乱。而这一紊乱常常由于对此系统的过度使用。

我们在很多活动中都要使用这一系统（谈话、进食、打哈欠、大笑），当我们没有从事这些活动时，我们需要放松下颌肌肉和关节。很多人养成了习惯，使得他们的肌肉和关节得不到充分的休息。下面的内容可以帮助指导您如何减少TMD疼痛：

1. 按摩疼痛肌肉，这会使您感觉有效。用示指、中指、环指以比引起疼痛略大的压力在皮肤上画圈。

a. 当按摩咬肌时，有些病人喜欢同时将拇指置于口内以提供对抗力。这种方法在用右手按摩左侧咬肌或左手按摩右侧咬肌时效果较好。

b. 有些病人发现找到并按摩肌肉最疼痛部位大约1分钟。注意不要太用力而伤到自己。

2. 在疼痛区域使用热、冰或热与冰相结合处理。使用您认为疼痛缓解效果最好的方法，大部分病人选择热处理。

a. 每天热处理2次或4次，每次20分钟。有些病人选择湿热处理，而其他人觉得干热处理一样有效并且减少麻烦。湿热处理可以通过使用热水浸湿较薄的浴巾得到。浴巾可以通过围在热水瓶上或放在经保鲜膜隔热的加热板上来保温。

b. 每天使用热与冰处理2次或4次。在疼痛区域使用热处理大约5分钟（若疼痛加重则减少时间）。随后使用包裹在薄层毛巾中的冰块。

c. 使用包裹在薄层毛巾中的冰块直到首次感到些许麻木，随后去除冰块。（这一过程约需10分钟）

3. 尽量吃较软的食物，比如炖菜、水果罐头、汤、鸡蛋、燕麦片、酸奶等。避免嚼口香糖或食用较硬食物（如生胡萝卜）或耐嚼的食物（如焦糖、牛排、硬面包圈等），将其切成片，用两侧咀嚼食物。

4. 避免摄入咖啡因，因为它会引起肌肉收缩和紧张。咖啡因或咖啡因样药物存在于咖啡、茶、大部分苏打水及巧克力中。去咖啡因咖啡中也有咖啡因。

5. 除了吞咽时牙齿有轻度接触外其他时候您的牙齿不应有接触。密切关注您是否有紧咬牙或磨牙习惯。人们经常在发怒、开车、使用电脑、集中精力时紧咬牙。学会保持咀嚼肌松弛，牙齿分开，舌头放松轻轻置于上颌前牙后面上腭部。

6. 关注并避免多余的习惯带给咀嚼肌或关节不必要的负担。这些习惯包括，但不限于叩齿、将下颌置于手上、咬颊、咬唇、咬指甲、咬手皮或其他放入您口中的东西、用舌头抵牙齿或将下颌保持在不舒服或有张力的位置。

7. 姿势在TMD的症状中起作用。试着保持头、颈和肩部姿势。您可能会感觉使用小枕头或成卷的毛巾支持下背部有所帮助。确保使用电脑时保持良好的姿势，避免不良姿势习惯，比如用肩膀夹着电话。

8. 您的睡眠姿势也很重要。避免拉伸颈部或下颌的姿势，比如趴着睡觉。若您侧卧睡，请保持颈部和下颌成一直线。

9. 规定时间确保一天有一次或两次放松并缓解下颌及颈部的张力。病人通常会从简单的放松方法中受益，比如坐在安静的房间中听着舒缓的音乐，洗个热水澡，缓慢的深呼吸。一旦您学会了如何放松下颌及颈部的张力，持续监测。当张力出现时，及时释放。

10. 禁止大张口，比如打哈欠、大叫、长时间的口腔操作。

11. 一天 4 次使用水杨酸三乙醇胺乳膏剂霜涂抹受累区域。或服用抗炎或镇痛药物，比如萘普生钠、布洛芬、泰诺、阿司匹林等以减轻关节和肌肉疼痛。避免与咖啡因同服。

目前尚无 TMD 的治愈方法，您需要终生遵从这些指导方法。您的口腔医生可能建议您在这些方法之外配合接受其他治疗。没有单独一种疗法对于 TMD 完全有效，部分病人接受治疗后无症状缓解（10%～20%的病人接受咬合治疗后无缓解）。基于您的症状以及致病因素，建议采用个体化的治疗方案并可根据症状反应修改。

咬合矫治器护理指南

咬合矫治器用于保护和稳定下颌肌肉和关节，并使您感到更加舒服，促进恢复。为取得最佳效果，请按照下列方法使用：

1. 不要咬您的咬合矫治器。咬合矫治器具是用来提醒并帮助您学会保持牙齿分开，下颌肌肉和舌头放松。持续监测您的下颌位置和张力，记住保持舌头位于器具上方，牙齿离开器械。

2. 有些病人需要逐渐增加佩戴咬合矫治器具的时间直到其达到建议的佩戴周期。咬合矫治器具偶尔会引起下颌张力或关节噪声的一过性增加，此时需要缓慢增加佩戴时间。如果您的器械伤到了您的牙齿或牙龈，请丢弃并请医生做调整。

3. 进食时不要佩戴咬合矫治器。

4. 每天用牙膏牙刷清洗咬合矫治器的内面和外面。可以用苏打水或器具清洗液浸泡以帮助清洗。

5. 不佩戴矫治器时：

a. 小心留意放置的地方，因为它们很脆弱。

b. 不要随意放置，因为猫狗喜欢咀嚼它们。

c. 不要放在温度较高的地方（比如在天热时放在车里），否则会弯曲。

d. 如果不佩戴时间超过 8 小时，请存放于潮湿环境。您可以将其放在拉链包或黄油桶中，滴加几滴水。

6. 有些病人发现矫治器会引起他们流口水，而有些病人觉得矫治器会引起口干。这些仅仅是暂时的情况。

7. 当您将矫治器取出，您的下颌将需要几秒时间适应回复到通常的状态。

8. 口腔复诊时请佩戴矫治器，尤其是初诊时，这样我们可以做出调整。

上述建议可以帮助您最大限度地优化咬合矫治器的疗效，并保持口腔健康。

附录F

闭合肌拉伸训练

人们在一天中会无意识地伸展许多块肌肉。下颌拉伸训练会极大地缓解患有下颌肌肉僵硬或疼痛的病人的临床症状。牙医认为如果您能保证每天做 6 次这种简单的下颌拉伸练习，每次持续 30～60 秒，那么您的症状会好转。

最好在拉伸之前通过大约 10 次的缓慢开闭口运动进行热身。或者您也可以通过施加热量来活化肌肉（给予足够的时间让热量进入肌肉）。拉伸时，您需要集中精神来放松嘴唇、面部肌肉及下颌。拉伸时不要咬手指，后者仅仅是为拉伸的开口度给予指示。

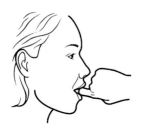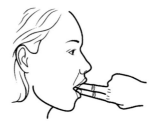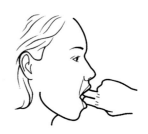

首先，您需要确定怎样的张口度和持续时间最适合您的情况。有鉴于此，当您首次拉伸训练时，弯曲示指，将中间关节置于上下前牙之间（见第一幅图）。保持这个姿势 30 秒。若症状未加重，第二次拉伸时，将时间增加至 45 秒，若症状还未加重，下次拉伸时，将时间增加至 60 秒。若症状仍未加重，增大张口度至两个指尖（见第二幅图），并缩减时间至 30 秒。按上述方法持续增加时间和张口度，但不要超过三个指尖。在不引起不适或加重症状的前提下，找到最佳的张口度和持续时间，用于每次的拉伸训练。如果您出现不适或症状加重，那么您需要减少张口度和张口时间。

随着您症状的好转，您需要增加或减少张口度和持续时间。一定要小心确保拉伸练习不会引起任何症状的加重。

病人反馈称这一练习不会立刻带来症状好转，而需要 1～2 周才会有明显的效果。同样，停止练习也不会马上引起效果丧失，也需要 1～2 周才能发现。鉴于大部分 TMD 病人都经历过症状的波动，通常难以将他们症状的好转或加重归因于拉伸训练的开始或停止。

姿势改善训练

指南

下巴折叠　　　将下巴抵在胸骨陷窝中,使得耳朵与肩部上端平齐。

胸部拉伸　　　站在门口或屋子的角落,身体前倾,手扶墙,直到您感到前胸明显的拉伸
　　　　　　　感。按要求在两个姿势上重复上述动作。

靠墙拉伸　　　靠墙站立,手臂放置如图所示。伸直上背部,使下背部平靠在墙上。按压
　　　　　　　脑后低头,将肘部拉回至墙面。按要求在两个姿势上重复上述动作。

背颈部拉伸　　仰卧,同时手抱后脑。呼气时将两肘缓慢向前于面前接触。吸气时,两肘
　　　　　　　缓慢分开触地。

面朝下抬臂　　俯卧腹部着地如图(第一种姿势使肘部位于肩部水平,屈肘至90°,第二种
　　　　　　　姿势使肘部位于耳部水平)。抬起手臂、头部、胸部、离开地面,重复上
　　　　　　　述动作直到您只能抬起至50%水平或力竭。在两个姿势上重复上述
　　　　　　　动作。

练习

下巴折叠

动作:10 次/小时

保持:5 秒

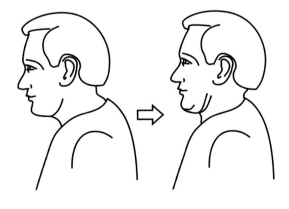

胸部拉伸

动作:3 次/天,重复 2 次

保持:15 秒

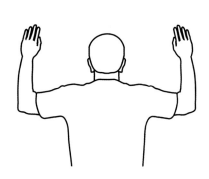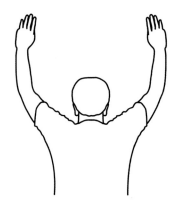

靠墙拉伸

动作:3 次/天,重复 2 次

保持:15 秒

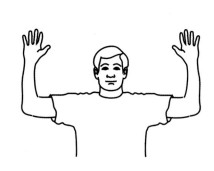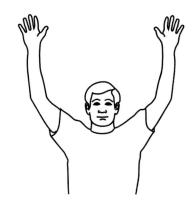

背颈部拉伸

动作:睡前,重复 10 次

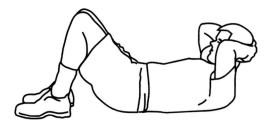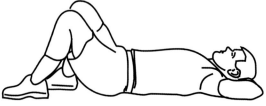

面朝下抬臂

动作:1 次/天,5 天/周

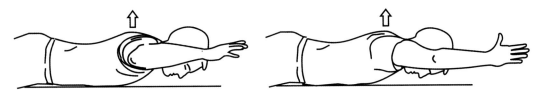

附录H

实验室稳定矫治器制作指南

上颌或下颌 Impak 稳定矫治器

请：

1. 铸件去气泡并遮住①牙齿上和牙齿间的深沟；②除后牙颊侧外展隙之外所有的凹槽。包埋铸件后，调节切导针使得器具的最小咬合厚度为2.5～3mm。

2. 延长边缘，使得①外展隙位于前牙和后牙的邻面接触点以下2mm；②舌部从舌侧缘扩展＿＿mm（上颌5mm，下颌10mm），确保前庭部位边缘较短。

3. 铸造殆面使其没有牙尖咬痕，后牙非支持尖不接触，前伸和尖牙引导导致最小的后牙开殆（0.5～1mm），咬合线角圆润。表面凸缘保持1mm厚度，贴合牙齿外形，舌侧凸缘仅1mm厚。

谢谢。

上颌或下颌 0.15 英寸软质热塑矫治器或双层热塑性稳定矫治器

铸件去气泡，不要遮住下凹间的沟槽，扩展边缘使得面部边缘扩展至龈缘，舌侧缘扩展＿＿mm（上颌5mm，下颌10mm），确保前庭部位边缘较短。

对于双层层压热塑矫治器而言，一旦双层层压材料安装在殆架上，调整切导针使得最近的对颌牙距离殆面1mm，从而保证添加

的丙烯酸厚度达到1mm以上。请将丙烯酸添加至殆面，使得殆面平坦无牙尖咬痕，后牙非支持尖不接触，前伸和尖牙引导导致最小的后牙开殆（0.5～1mm），咬合线角圆润。

谢谢。

上颌或下颌 2mm 硬质热塑矫治器或聚丙烯酸塑料热塑性稳定矫治器

请：

1. 铸件去气泡并遮住①牙齿上和牙齿间的深沟；②除后牙颊侧外展隙之外所有的凹槽。

2. 扩展丙烯酸范围，使得①颊侧边缘位于后牙接触点以下0.5mm，②唇侧边缘高于前牙切缘1～1.5mm，③舌侧缘扩展至距离龈缘＿＿mm（上颌5mm，下颌10mm），确保前庭部位边缘较短。

3. 对于丙烯酸稳定矫治器而言，调节切导针使得矫治器的最小咬合厚度为2.5～3mm，打磨殆面使其平坦无牙尖咬痕，后牙非支持尖不接触，前伸和尖牙引导导致最小的后牙开殆（0.5～1mm），咬合线角圆润。表面丙烯酸保持1mm厚度，贴合牙齿外形，舌侧凸缘仅1mm厚。

谢谢。

牙科病例记录范例

初诊检查

S：全面 TMD 评估；CC：持续性右侧耳前钝痛/按压痛，4/10 的情况出现于起床后，1/10 的情况出现于当天晚些时候。大约一周一次，2/10 的情况由于持续约 2 小时的右侧疼痛而惊醒。疼痛开始于 3 个月前工作压力的增加。

O：咀嚼肌和颈部结构触诊显示其双侧咬肌、右侧颞肌及右侧颞下颌关节柔软。右侧咬肌和右侧颞肌触诊出现其主诉疼痛。右侧颞下颌关节往复性弹响。张口度 38mm，下颌右侧、左侧、前伸移动分别为 6mm、6mm、5mm。

A：TMD 临床表现：肌痛、右侧颞下颌关节关节痛、右侧颞下颌关节盘移位。夜间和白天功能异常习惯、压力、咖啡因摄取量被认为是其主要诱发因素。

P：向病人解释其右侧颞下颌关节往复性弹响的原因。给予其书面和口头 TMD 自我护理方法指导。病人同意减少其咖啡因摄取量至每天一杯咖啡。藻酸盐取模，取口内咬合记录，预备做稳定器用于病人晚上佩戴。病人在 2 周内坚持使用稳定器。

治疗期复诊

肌痛、右侧颞下颌关节痛、右侧颞下颌关节盘移位。病人诉症状缓解，并将其归因于实施 TMD 自我护理指南。病人起床后的右侧耳前痛现在达到 3/10 的时间，而只有 1/10 的时间是白天间断症状，并继续出现 2/10 时间的每周右侧短暂痛。夜间佩戴稳定器。给予书面和口头稳定器护理指导。病人 3 周后进行复诊。

随访

肌痛、右侧颞下颌关节痛、右侧颞下颌关节盘移位。病人诉症状明显缓解，仅有一周大约一次的晨起耳前痛。调节稳定器，病人 2 个月后复诊，若症状停止好转则缩短复诊时间。

随访

肌痛、右侧颞下颌关节痛、右侧颞下颌关节盘移位。病人诉只要夜间佩戴稳定器，就不会出现 TMD 的不适症状。48mm 张口度。咀嚼肌触诊显示轻微压痛，右侧颞下颌关节仍有交互性弹响。调节稳定器让病人晚上佩戴。病人每年复诊，当出现症状反复、器具需要调节或其他问题时可缩短复诊时间。

附录J

理疗转诊范例

口腔医生通常将 TMD 病人转诊给理疗师治疗，以期改善 TMD 疼痛、颞下颌关节功能、扩大运动范围、改进白天或睡觉姿势，以及颈部症状。除了改善病人的症状，理疗的另一个目的是教会病人如何巩固疗效，通常是通过家庭练习达到目的。理疗与咬合矫治器联合使用效果优于单独使用咬合矫治器。与一位精通 TMD 治疗的理疗师合作的内容在第 15 章的"理疗"部分中讨论。

下面是两个例子：第一个是一位患者其 TMD 症状局限在咀嚼肌系统，第二个是一位伴随颈部痛的患者，转诊给理疗师并要求其仅仅处理肌筋膜痛的症状。

转诊申请可以写在医用棉垫或办公信纸上。若您想转诊给某一位特定理疗师，我建议您向该理疗师要一张转诊单，原因是您只需要在上面填上空白处的信息，并且上面还有地图以方便病人找到相关机构。

许多第三方支付者要求给出治疗的频率。一个月内，每周两到三次属于合理要求。通常第三方支付者会允许医师请求向理疗师建议那样做。告知理疗师要留意任何意外（比如前期手术、肿瘤、此区域内存在螺丝钉和电线）和并发症，这些均可使治疗过程变得更复杂。

我通常喜欢将我出诊的检查发现传真给理疗师，使其了解我所查到的疼痛表现、病人致病因素的推断，以及我的治疗计划中收益。如果病人并未按预期好转，我会给理疗师打电话讨论我们的观点，商讨怎样才能加快治疗。

主诉：持续右侧耳前痛。

检查：右侧颞下颌关节关节痛、肌痛、右侧颞下颌关节盘移位。

请您评估和处理。病人同时反映其有时趴着睡觉并且无法变换睡姿。可否请您帮助病人摆脱这种不良习惯？谢谢！

警惕：无

给予自己咬合矫治器以及 TMD 自我护理指导。

主诉：每天晨起持续一小时的双侧耳前和咬肌痛，持续性颈部疼痛。

转诊治疗咬肌痛和颈部肌筋膜痛。

请评估和处理病人的颈部异常。触诊颈部肌肉出现其咀嚼肌疼痛。我们认为 TMD 治疗可以适当缓解其局部咀嚼肌症状，但病人需要治疗其颈部痛从而缓解其颈部症状。

警惕：无

给予病人 TMD 自我护理指导并在下一次复诊时给予咬合矫治器。

临床经验告诉我们如果出现以下情况，则需要为 TMD 病人进行理疗：

1. 病人有需要治疗的颈部痛。TMD 病人伴发颈部痛与无颈部痛者一样对 TMD 治疗无反应。有些 TMD 症状原发于颈部，理疗结合家庭训练可以为颈部痛带来长期好转。

2. 病人有颈源性疼痛，即原发于颈部的疼痛，并可由按压颈部引起。临床上当

TMD病人伴有头痛时,其咀嚼肌张力往往较大。因此,伴颈源性疼痛的 TMD 病人若接受颈部治疗,其头痛将会减轻,并且 TMD 症状也会显著好转。

3. 病人有中到重度的前伸头部习惯。这些病人更有可能通过姿势训练结合 TMD 自身护理指导的到 TMD 症状的显著好转。

4. 病人 TMD 症状随着不良的姿势习惯而加重。指导病人做健身操(教会病人如何在不拉伸身体的情况下完成任务)可以帮助他们保持良好的姿势,从而改善其 TMD 症状。

5. 病人需要医生帮助他们改变不良睡眠姿势。趴着睡觉会持续出现 TMD 和颈部症状,若病人无法停止这种睡眠姿势,可以培训理疗师来帮助病人改变其睡眠姿势。

6. 病人接受其他治疗后其 TMD 症状未出现令人满意的好转。理疗师接受培训来治疗其全身肌肉骨骼异常,并可以用于治疗咀嚼肌系统的问题。

7. 病人需要接受颞下颌关节手术。据报道,病人在颞下颌关节手术后接受理疗疗效更佳。这些病人最好能在手术前接受理疗转诊,以便使其了解术后练习,得到其保险公司的预授权批准,并安排术后复诊。

附录K

心理咨询转诊范例

目前普遍认为白天不良习惯、压力、紧张、焦虑、愤怒、沮丧、小题大做（把事情往坏处想）、疼痛相关的信念、与人相处不良等等因素会加重 TMD 症状以及 TMD 治疗的效果。认知行为干预是 TMD 治疗的协同疗法，意在帮助病人减少白天的不良功能性习惯以及心理社会性致病因素。

伴有明显的持续性白天习惯和（或）心理社会致病因素的病人常常需要在认知行为干预中接受医师的帮助。这些干预方法包括习惯纠正、放松、催眠、生物反馈、压力管理、认知治疗（主要是改变病人的扭曲想法）等。

有些心理学家在认知行为干预之前对病人进行心理测试，以此了解哪些疗法效果最好。另一些心理学家选择先做标准化的认知行为干预，然后仅对疗效不佳的患者进行上述心理测试。

将病人转诊给心理医生很简单，只需要告诉病人心理医生的名字并让其与医生约复诊。初诊时，病人可能会告诉心理医生存在的问题，而心理医生会评估病人的状态。

我喜欢传真给心理医生一个便条（如下所示），来帮助他们更好地理解我的意图。在与理疗师合作时，如果病人没有出现预期的好转，我会致电心理医生来共同商量如何加快治疗进程。有时候，我和心理医生及理疗师会就一个没有按预期好转的复杂病人进行商讨。如何确定一位可以提供这种治疗的心理医生在第 16 章"认知行为干预"中讨论。

在下面提到的第一个例子中，心理医生首先使用习惯纠正疗法，而在第二个例子中，他们首先使用压力管理疗法。

琼斯女士因其白天口腔习惯造成的咀嚼肌系统超负荷而长期受到白天 TMD 症状的困扰。她无法自行改变这些习惯。她自诉白天有 90% 的时间牙齿处于接触状态，在诸如忙碌、沮丧、沉思等情况时会不自主的紧咬牙。琼斯女士希望得到您的帮助，从而改变其白天功能不良性口腔习惯。为了纠正夜间功能不良性口腔习惯，她佩戴了咬合器具。谢谢。

史密斯小姐主诉其有双侧下颌骨疼痛，后被诊断为肌痛。其主要致病因素可能是工作相关压力。她在 4 个月前出现疼痛，恰好是在她开始一份新工作后，当时她感到十分繁忙，压力很大。史密斯小姐想要学习如何进行压力管理，从而更好应对工作。可否请您在合适的时候评估并提供治疗？谢谢。

附录L

与保险公司的合作

美国部分州法律强制规定医疗保险公司保险范围涵盖 TMD 治疗的某些方面,包括阿肯色州、加利福尼亚州、佛罗里达州、佐治亚州、伊利诺伊州、肯塔基州、明尼苏达州、密西西比州、内布拉斯加州、内华达州、新墨西哥州、北卡罗来纳州、北达科他州、得克萨斯州、佛蒙特州、弗吉尼亚州、华盛顿州、西弗吉尼亚州、威斯康星州。小型私人保险公司可以免除上述法规。

附录 M "额外的 TMD 信息来源"中的"患者宣教组织"应可以为您提供您所在州法律强制规定 TMD 治疗保险覆盖范围的副本。此外,美国口颌面痛(附录 M 可见)学会也可联系护理协会为您解答许多保险方面的问题。

电子文件归档和适当的编码可以加速退款并减少"错位"债权表的数量。编码手册与软件由附录 M 中所列的公司提供。

医学 TMD 诊断编码

ICD-9	ICD-10	颞下颌关节紊乱
524.60	M26.60	颞下颌关节紊乱,非特异性
524.61	M26.61	颞下颌关节粘连和强直(骨性或纤维性)
524.62	M26.62	颞下颌关节关节痛
524.63	M26.63	关节盘异常(伴移位或不伴移位)
524.69	M26.69	其他特异性颞下颌关节紊乱(如关节炎)
830.1	S03.0	颞下颌关节开放性脱位(本书中亦作脱臼)
848.1	S03.4	颞下颌关节扭伤或拉伤
		肌性紊乱
728.85	M62.838	肌肉痉挛
729.1	M79.1	肌痛或肌炎(也称为肌筋膜痛)

口腔医学 TMD 治疗编码

CDT	CPT	初诊
D0150		全面口腔检查(常规 TMD 评估)
D0160		详细和广泛口腔检查(复杂 TMD 评估)
D9310		会诊
D9920		行为管理(每 15 分钟增加)

（续　表）

		治疗
D7880	21110	牙矫形装置
D9920		行为管理（每 15 分钟增加）
		随访
D9920		行为管理（每 15 分钟增加）
D9430		办公室随访观察（不提供其他服务）
		其他编码
D0330	70355	曲面断层片
D0321	70328	影像学检查,颞下颌关节,开闭口,单侧
D0321	70330	影像学检查,颞下颌关节,开闭口,双侧
D0321	76101	影像学检查,颞下颌关节 X 线断层照片,单侧
D0321	76102	影像学检查,颞下颌关节 X 线断层照片,双侧
D0460		牙髓活力测试
D9110		疼痛姑息疗法（急诊）
D9210		局部麻醉,不做其他处理
D9610		治疗性药物注射
D9940		𬌗垫
D9942		𬌗垫修理或椅旁重衬

办公室随访及会诊的 CPT 编码	
99201-99205	办公室新病人随访
99211-99215	已建档病人办公室随访
99241-99245	办公室会诊（新病人或已建档病人）

附录M

额外的TMD信息来源

患者手册和书

1. 我最喜欢的病人手册是有国家口腔颌颌面研究所出版的《颞下颌关节紊乱》。书中陈述了未经验证有效并会加重病情的不可逆性治疗方法——包括正畸改善咬合；冠桥修复平衡咬合；调磨牙齿以平衡咬合，称为"咬合调整"；复位夹板，又称"矫形术"，可以永久改变咬合。手册免费（包括邮寄和搬运），可以通过登录国家口腔健康信息交流中心网站 http://www.nidcr.nih.gov/ 或通过致电（866）232-4528 浏览及订购。

2. 美国颅颌面痛学会（AAOP）拥有很好的病人手册。可以登录其网站 http://www.aaop.org 并选择"病人来源"随后选择"病人信息"或通过致电（609）504-1311。

3. 我最喜欢的病人手册能够让我们更好地理解心理社会因素如何引起 TMD 症状，并全面概括了多种 TMD 治疗方法。

患者宣教组织

美国颞下颌关节和口颌面痛社团是一个非营利性组织，可以为病人提供帮助，出版季度通讯，并可为您提供您所在州法律规定强制性保险信息。登录网站 http:www.tmjss-ociety.org 或者致电 916-444-1985。

TMD 实践管理

1. TMData 资源提供实践发展咨询以及专门为 TMD 和打鼾相关问题设计的一系列服务。内容包括针对医生教育、病人教育、内科医生转诊等的 TMD 和打鼾相关教育性资料。它们为 TMD 病人提供信息以及全国范围治疗 TMD 的医生名单。您可通过登录网址 http://www.tmdataresources.com 浏览他们的产品和服务或致电 800-533-5121。

2. 尼尔曼实践管理为 TMD 治疗的诊断和治疗编码、叙事报告以及其他医疗和口腔保险收益等提供软件及说明书。它们也提供正畸、种植、普通牙科与美容牙科、睡眠紊乱等方面的服务。您可通过登录 http://www.rosenierman.com 浏览他们的产品和服务或致电 800-879-6468。

具有 TMD 专业知识和资质的专业医师

我认为拥有最强 TMD 专长的医生应为美国口颌面痛协会（ABOP）授权的专科医师。他们的名字和所在地均列在 ABOP 网站上 http://www.abop.net/，可通过选择"专科医师指南"查询。查询 TMD 或口颌面痛奖学金项目是寻找临床 TMD 专长医师的另一种方法。这些项目可通过登录网站 http://www.aaop.org/ 选择"教育"随后选择"项目"查询。

专业的 TMD 组织

共有两个主要的 TMD 专业组织。它们举办教育性会议来培训专业人员，与美国口腔组织合作使得 TMD 成为一个被承认的专业，拥有专科医师授权委员会，各自出版下列两个杂志之一并提供其他有益性活动：

1. 美国口颌面痛学会（AAOP）。其网站可通过 http://www.aaop.org 登录。AAOP 中心办公室电话为 856-423-3629。

2. 美国颅颌面痛学会（AACP）。其网站可通过 http://www.aacfp.org 登录。AAOP 中心办公室电话为 800-322-8651。

TMD 教科书

两本很好的 TMD 相关书籍如下：

1. Okeson JP. Management of Temporomandibular Disorders and Occlusion, 7th ed. St. Louis：CV Mosby, 2013. 电话 800-621-0387

2. American Academy of Orofacial Pain. de Leeuw R, Klasser GD.（eds.）. Orofacial Pain：Guidelines for Assessment, Diagnosis and Management. 5th ed. Chicago, IL：Quintessence, 2013. 电话 800-621-0387

TMD 杂志

TMD 相关文章可以在多数口腔和医学杂志上找到。下列两本杂志主要发表 TMD 和口颌面痛相关内容：

1. Journal of Orofacial Pain. Quintessence. 电话：800-621-0387

2. Cranio：The Journal of Craniomandibular Practice. Chroma. 电话：800-624-4141

词 汇 表

词汇表中列出的单词在整个文本中以粗体印刷。

前定位咬合矫治器：前定位咬合矫治器将下颌骨向前定位，通常髁突回到关节盘上（见图 13-1）。它主要用于可复性关节盘移位患者，这个位置时髁突位于后退位，关节盘-髁突之间机械干扰偶尔被消除，并且任何加载在髁突上力，是通过关节盘的中间区传导，而不是关节盘后组织。

正中关系：正中关系是指上下颌骨的关系是髁突位于最前上的位置，与关节盘的中间区（关节盘最薄的无血管部分）和关节隆起的后斜面相对。这是一个非常可重复的位置，也是下颌骨肌骨关系最稳定的位置。

颈痛：颈痛是 TMD 患者中较常见的，可直接影响咀嚼系统和对治疗的反应能力，也会导致咀嚼各结构的牵扯痛，这也是增加患者 TMD 症状的因素或者是症状的唯一原因。

认知行为干预：主要包括习惯逆转、放松、催眠、生物反馈、压力管理和认知治疗（专注于改变病人不正确的想法）。它们是 TMD 治疗的辅助疗法，用来减少患者白天的副功能习惯和心理社会致病因素。

致病因素：是直接或间接导致 TMD 症状的因素，引起肌肉和颞下颌关节的疼痛。

它可以分为诱发因素、引发因素和持续因素。持续的致病因素是导致 TMD 患者症状持续存在的因素（不能被去除），例如夜间的副功能习惯、嚼口香糖、日间紧咬、压力和不良姿势。

捻发音：一种磨碎或噼啪声，类似于一个人在海滩湿沙或潮湿的雪中走过产生的声音，通常被分为粗糙和细腻。最常与患有退行性关节疾病的病人有关。

直接创伤：是对咀嚼系统（微创伤）的物理打击，不同于间接创伤或微创伤。

外部提示：是 TMD 患者用来提醒自己检查口腔习惯或肌肉紧张的外部刺激。外部提示的示例是异常放置的黄色标签或计时器，它将每隔 5 分钟提醒患者。随着时间的推移，它们需要替换。许多患者更喜欢先用外部提示，再使用内部提示。

纤维肌痛：是广泛的肌肉疼痛，多部位的压痛，睡眠不良，强直和全身疲劳。TMD 患者常见，可增加患者的 TMD 症状，并可降低患者对 TMD 治疗的反应能力。

间接创伤：是对类似于颈部与颌骨非冲击振动，可能会因肌肉或 TMJ 的损坏而导致 TMD 症状。

引发因素：是一种导致 TMD 症状的事

件，例如颌骨创伤或修复冠的佩戴。

内部提示：是 TMD 患者在实施口腔习惯或咀嚼过度肌肉紧张时用来提醒自己的身体特征。病人变得非常习惯于观察所选择的内在暗示，所以当它发生时，病人会注意到它。TMD 患者使用的最常见的内部线索是对颌牙齿接触、咬合矫治器、疼痛强度和肌肉紧张。临床上，如果患者已经学会了使用内部暗示来保持他们想要的行为或姿势，那么他们可长期打破白天习惯。许多病人喜欢先用外部提示，再发展到内部提示。

翼外肌痉挛：是翼外肌下头在部分缩短的位置处于恒定非自主收缩的状态。这是患者自诉后牙咬合时剧痛的一个常见的原因。

最大牙尖吻合：是由牙齿决定的上颌与下颌的关系，在这种关系中，牙齿是最大程度的牙尖吻合（咬合）。

微创伤：是对咀嚼结构的慢性刺激，通常来自慢性的副功能习惯。它通常容易诱导或导致个体形成 TMD，并更难解决所表现的症状。

中性位置：是一种不受限制的髁突位置，接近正中关系，但不会侵犯发炎的关节盘后组织，也不会牢固地固定髁突上。

副功能习惯：是无效的运动习惯，对于TMD，这些可能是口腔习惯，例如咬唇、咬颊、磨牙、紧咬牙和舔嘴唇。

持续致病因素：是指直接或间接加重咀嚼系统的负担、有碍 TMD 症状消除的因素，例如夜间的副功能习惯、嚼口香糖、日间紧咬牙、压力和不良姿势。

诱发因素：是使个体更易发展为 TMD 的因素，例如，咬指甲、紧咬和咬物。有些个体，轻微的咬合变化也易于发展为 TMD，例如窝沟封闭。

主要诊断：是对患者主诉疾病的诊断。该诊断可以是 TMD 源性（例如，肌痛、TMJ 关节痛或 TMJ 不可复性关节盘移位伴开口受限），或其他来源（例如，牙髓病、窦性炎症或颈源性头痛）。

复位：是髁突对着关节盘的中间带（关节盘的中间部分）。通常用于讨论可复性关节盘移位，牙齿最大牙尖吻合，髁突对着关节盘后带组织，随着髁突向前移位，髁突从关节盘后带下，进入关节盘的中间区（复位）。这在"颞下颌关节盘-髁突复合体紊乱病"（附录 C）的左下角部分描述，复位如图 10-4 所示。复位的定义之一是回到正常位置，例如，开放性骨折复位，髁突脱位复位。在这种情况下，当髁突被充分地平移，髁突-关节盘回到"正常"位置。

牵扯痛：是指来源于其他部位的疼痛。这类似于心脏病发作的病人感觉到左臂的疼痛，而疼痛的源头是心脏。咀嚼肌、颞下颌关节、牙髓、颈部肌肉和颈椎通常会引起相互的疼痛。必须认识到病源，治疗病源，而不是疼痛感所在的部位。

继发性诊断：另一种有助于 TMD 的诊断。通常，主要诊断将是 TMD 来源（如肌痛）、二级和三级诊断将是其他 TMD 诊断（如颞下颌关节痛与可复性关节盘移位），都是患者的主诉。他们根据患者主诉来排序。

二级收益：在这种情况下，病人因患有TMD 而得到奖励。例如，病人领取残疾津贴或被免除不良家务或工作。临床上，我不常观察到这种情况,但如果它存在,病人可能不会从任何治疗中得到改善。

稳定性矫治器:一个平面与对颌牙咬合,这提供一个疾病状态下稳定的咬合环境。它允许患者从最大牙尖吻合自由移动,常用于那些牙齿磨损或 TMD 症状的患者。

压力管理:是一种处理患者遭遇的压力、刺激或挫折的认知方法。一些研究表明,TMD 患者应对压力不如非 TMD 患者。TMD 患者在这些环境中更易咀嚼肌收缩,压力管理教导其应对技能,以帮助他们更好地处理这些状况和他们的想法。

症状模式:包括症状发生或加重的时间(如醒时加重)和位置(如从颈部开始,然后移动到下颌)。

三级诊断:是一个有助于初诊的 TMD 诊断。通常,初诊是 TMD 起源(如肌痛),二级和三级诊断将是其他 TMD 诊断(如颞下颌关节痛和可复性关节盘移位),属于患者的主诉。它们是根据它们对病人主诉的贡献程度来排序的。

TMJ 弹响:TMD 患者和非 TMD 患者中非常普遍的杂声,最常关节盘移位有关,而其本身不需接受 TMD 治疗。

TMJ 捻发音:一种磨碎或噼啪声,类似于一个人在海滩湿沙或潮湿的雪中走过产生的声音,常与患有退行性关节疾病的病人有关。

TMJ 脱位(也称为解锁):患者无法从最大张口处闭口,需要或要求医生帮助。

TMJ 半脱位:患者偶尔不能从最大张口位闭口,患者需要手动帮助。

参考文献

请扫二维码